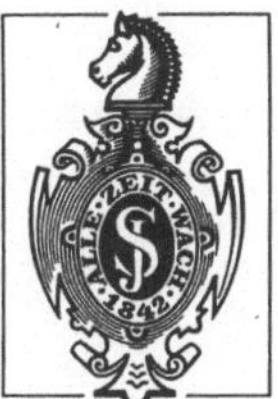

Toni Reinelt

Mensch und Sexualität

Psychosexuelle Entwicklung
und Fehlentwicklung
aus interdisziplinärer Sicht

Springer-Verlag Berlin Heidelberg New York
London Paris Tokyo Hong Kong

Univ. Doz. Dr. Toni Reinelt
Universitätsklinik für Neuropsychiatrie des Kindes- und Jugendalters
Währinger Gürtel 74–76, A-1090 Wien
und Interfakultäres Institut zur Sonder- und Heilpädagogik
der Universität Wien, Garnisonsgasse 15, P.F. 92, A-1090 Wien

ISBN-13: 978-3-540-18239-9   e-ISBN-13: 978-3-642-72928-7
DOI: 10.1007/978-3-642-72928-7

CIP-Titelaufnahme der Deutschen Bibliothek
Reinelt, Toni:
Mensch und Sexualität: psychosexuelle Entwicklung und Fehlentwicklung aus interdisziplinärer Sicht/Toni Reinelt. – Berlin; Heidelberg; New York; London; Paris; Tokyo; Hong Kong:
Springer, 1989
ISBN-13: 978-3-540-18239-9

2119/3140-543210 – Gedruckt auf säurefreiem Papier.

Geleitwort

Sowohl in der Allgemeinpädagogik als auch in der Sonder- und Heilpädagogik muß das Subjekt – also der leidende, liebende, trauernde Mensch – das wichtigste Anliegen der wissenschaftlichen Auseinandersetzung sein. Eine Wissenschaft, die nur das Symptom, die Verhaltensschwierigkeiten oder die Behinderung zum Gegenstand ihrer Arbeit macht, läuft Gefahr, das Subjekt und damit die jeweilige Einmaligkeit und Individualität des Menschen aus den Augen zu verlieren. Sexualität und ihre Störungen werden dann auf empirisch erfaßbare Daten reduziert und ihrer menschlichen Dimensionen von Liebe, Glück, Zweifel, Not und Hoffnung beraubt. Deshalb ist es um so mehr zu begrüßen, daß in der vorliegenden Arbeit von T. Reinelt der Mensch als Subjekt im Vordergrund steht und die Fragen, Probleme und Verirrungen der Sexualität nicht abgespalten von interpersonellen, historischen, geisteswissenschaftlichen und kulturgeschichtlichen Bezügen abgehandelt werden.

Dieses Buch stellt einen wichtigen Beitrag zu einem interdisziplinären Dialog dar, den wir seit Bestehen des Interfakultären Instituts für Sonder- und Heilpädagogik in Wien besonders anzuregen und zu fördern trachten.

Wien, im Januar 1989   Univ.-Prof. Dr. Marian Heitger

(Vorstand des Instituts für Theoretische Pädagogik und des Interfakultären Instituts für Sonder- und Heilpädagogik der Universität Wien)

Geleitwort

T.Reinelt legt mit diesem Buch eine außergewöhnliche Arbeit vor, indem er wesentliche Dimensionen der geschlechtlichen und psychosexuellen Entwicklung und Fehlentwicklung über verschiedene theoretische Ansätze in ihrer Vielfalt und Komplexität darzustellen vermag. Er hat an meiner Klinik eine für die Thematik große Gruppe von Kindern und Jugendlichen mit derartigen Störungen untersucht und die Ergebnisse kasuistisch und statistisch aufbereitet, so daß in Anbetracht des Alters und der Spezifität der Problematik der Patienten ein wohl sonst kaum in so umfassender Weise bearbeitetes klinisches Material vorliegt. In diesem Band wird allerdings vorerst einmal die theoretische Arbeit publiziert.

T.Reinelt begreift den Menschen ganzheitlich und dessen Sexualität mit ihren Verirrungen als Teilaspekte übergeordneter Organisationen und Bezüge. Er integriert verschiedene wissenschaftliche Disziplinen in seine Arbeit und legt als Ergebnis eine Abhandlung vor, die von fachübergreifendem Interesse ist und damit an die spezifische Wiener Tradition interdisziplinärer Gespräche, wie sie z.B. im Rahmen des medizinisch-philosophischen Konversatoriums geführt werden, anknüpft.

Wien, im Januar 1989   Univ.-Prof. Dr. Walter Spiel

(Vorstand der Universitätsklinik für Neuropsychiatrie des Kindes- und Jugendalters und 2.Vorstand des Interfakultären Instituts für Sonder- und Heilpädagogik der Universität Wien)

Vorwort

Meine Vorstellungen, wie sich biopsychische Vorgänge aufbauen, entwickeln und organisieren, wurden durch die geistige Auseinandersetzung an nachstehend genannten Institutionen in besonderem Maße geprägt und beeinflußt:

- Psychologisches Institut der Universität Innsbruck (zu meiner Studienzeit war Ivo Kohler Vorstand), an dem über die Verknüpfung seelischen Erlebens mit neurophysiologischen Vorgängen gelehrt wurde;
- Universitätsklinik für Neuropsychiatrie des Kindes- und Jugendalters Wien (Vorstand Walter Spiel), an der Neurologie, Psychiatrie und Neuropsychologie als einander ergänzende und gegenseitig befruchtende Fachrichtungen erachtet werden;
- Interfakultäres Institut für Sonder- und Heilpädagogik Wien (1. Vorstand Marian Heitger, 2. Vorstand Walter Spiel), an dem es durch die fachliche Einbindung der medizinischen und grund- und integrativwissenschaftlichen Fakultäten zu intensiven Diskussionen um die Beziehung von Leib und Seele, von Subjekt- und Objekthaftigkeit des Menschen und um das Verhältnis von Geistes- und Naturwissenschaften kommt.

Die Ansiedlung des letztgenannten Instituts in einem interfakultären Bereich erfordert und fördert interdisziplinäre Begegnung und Gespräche. Dieses Institut hat dadurch, wie die schon vorher genannten Institutionen, Anteil an meiner Suche nach Wegen einer Versöhnung und Zusammenführung natur- und geisteswissenschaftlicher Ansätze und dem Forschen nach dem Besonderen im Allgemeinen und dem Allgemeinen im Besonderen. Diese beiden Grundsätze haben mich bei der Konzeption und Abfassung dieses Buches geleitet.

Mein besonderer Dank gebührt insbesondere Frau Irmgard Stütz für die mühevolle Schreibarbeit des Manuskripts.

Weiterer Dank gilt den Professoren Hans-Dieter Klein (Institut für Philosophie, Universität Wien), Rupert Riedl (Universität für Theoretische Zoologie, Universität Wien) und Hans Strotzka (Institut für Tiefenpsychologie, Universität Wien) dafür, daß sie mit mir verschiedene Fragen und Probleme meiner Arbeit diskutiert haben und den Professoren Walter Spiel und Marian Heitger, von denen ich in dankenswerter Weise Unterstützung und Förderung erfahren habe.

Wien, im Januar 1989   Toni Reinelt

Inhaltsverzeichnis

Die vielerorts angewandte drakonische Strenge, mit der man in der 2. Hälfte des vorigen Jahrhunderts sexuelle Entäußerungen des Kindes zu unterbinden trachtete, entlarvt bereits jeglichen Mythos von einer „unschuldigen", asexuellen Kindheit. Die Entwicklung und Organisation des sexuellen Triebes und seiner Abkömmlinge wurde zu einem zentralen Forschungsschwerpunkt Sigmund Freuds (1905, Ausg. 1972 b). Mit Hilfe der psychoanalytischen Methode leitete er vornehmlich aus den (wieder) bewußt werdenden Vorstellungen, Phantasien und Erinnerungen seiner Patienten gesetzmäßige Abfolgen der kindlichen Triebentwicklung ab. Die dabei erhobenen Materialien veranlaßten ihn, das Postulat des polymorph perversen Kindes aufzustellen.

Inspiriert durch seine Forschungsergebnisse haben sich psychoanalytisch geschulte Wissenschaftler und Therapeuten der Beobachtung und Analyse des Kindes zugewandt, um gleichsam in statu nascendi die genese- und phasenabhängige Organisation des Triebes und der Erogenisierung entsprechender Körperbereiche zu untersuchen. Und es war ja auch eine spannende Frage, ob die Kinderanalyse und die direkte Beobachtung Einsichten in ähnliche Prozesse freigeben würden wie die analytische Rückschau. Es wurden zahlreiche Fallstudien vorgelegt, die tatsächlich wesentliche Aussagen der Triebtheorie Freuds und deren universellen Anspruch zu bestätigen scheinen (A. Freud, Klein, Zulliger etc.). Trotzdem begegnet man immer wieder Kindern, bei denen das theoretisch Vorausgesetzte nicht greifbar ist bzw. nur als Torso in Erscheinung tritt. Aufgrund dieser empirischen Erkenntnis meine ich auch, daß nicht alle kleinen Kinder polymorph pervers sind, daß es aber unter ihnen *manche* gibt, deren sexuelle Neigungen und Interessen in die Devianz weisende Facetten widerspiegeln. Das wirft natürlich die Frage nach Bedingungen auf, die zu einer derartigen abwegigen Organisation und Entwicklung führen.

Nun ist es nicht so, daß sich Sexualität als eigenständiges Geschehen entwikkelt, sondern immer als Teilgeschehen der *„biopsychischen Gesamtorganisation Mensch"*. Dieser Mensch und seine Sexualität sind das Ergebnis eines evolutionären Entwicklungsprozesses, der von einfachen zu immer komplexeren Formen des Lernens führte und dessen geistige Tätigkeit sich schließlich in den kulturellen Errungenschaften materialisierte. Das jeweilig Vorhandene stellt somit den materiellen und geistigen Raum dar, in dem und durch den das Kind sich und seine Sexualität organisiert und aktualisiert.

Bei der Frage nach den Einflüssen, die Fehlentwicklungen des Geschlechtsrollen- und des Sexualverhaltens begünstigen, hat mich

1. der (evolutionäre) Entwicklungsgedanke als ein ordnendes Prinzip für meine Ausführungen geleitet; so kommt in der Abfolge der Abhandlung die Phylo- vor der Ontogenese, einfache Formen des Lernens vor komplexeren, und das Unbewußte vor dem Bewußten.
2. der Gestalt- und Ganzheitsgedanke organisierend auf den Aufbau des Buches eingewirkt, denn das Detail kann in seiner Wertigkeit und Bedeutung besser von übergeordneten Prinzipien her als durch isolierte Betrachtung und Untersuchung verstanden werden. Deshalb kommt auch in meinen Darstellungen das Allgemeine vor dem Besonderen und das Überindividuelle vor dem Individuellen.

Allerdings darf die Hervorkehrung und Betonung von „Ganzheiten" nicht zur Vernachlässigung von Details führen, da diese doch letztlich die Ganzheit konstituieren. In diesem Sinne wird menschliche Sexualität als Teil eines umfassenderen biopsychischen Geschehens verstanden, in dem leib-seelische Vorgänge organisiert werden. Das Verständnis derartiger komplexer biopsychischer Prozesse bedarf des Zusammenschlusses verschiedener wissenschaftlicher Disziplinen, die sich mit dem Menschen befassen. Dadurch werden Wissen und Erkenntnisse über den Menschen und seine Sexualität um jeweilig andere und neue Facetten angereichert. Denn dasselbe Phänomen läßt sich sowohl natural- als auch geisteswissenschaftlich untersuchen, wobei auf diese Weise gewonnene Erkenntnisse einander nicht ausschließen müssen, sondern auch ergänzen können.

Wie läßt sich also der Schritt vollziehen, daß Vertreter von Theorien nicht in oft unfruchtbaren Vorherrschaftsstreitigkeiten stecken bleiben bzw. im besten Fall die Koexistenz verschiedener theoretischer Konzeptionen als Gegebenheiten eher widerwillig anerkennen? Ist es nicht sinnvoller, jene Versuche weiterzuführen, in denen Theorien in einer Art dynamischen Zusammenspiels aufeinander bezogen werden, somit einander ergänzen und bei der Untersuchung eines einzelnen oder besonderen Ereignisses wechselnde Gewichtungen erfahren? So würden beispielsweise frühkindliche Beziehungsdefizite tiefenpsychologisch zu erörternde intrapsychische Gegebenheiten beschreiben, die einer homosexuellen Verführung entgegenkommen können. Die Genese und der Ablauf einer solchen ließen sich wiederum als Konditionierungsprozesse darstellen, die ihrerseits auf die Ausgestaltung intrapsychischer Repräsentanzen wirken. Ein derartiges dynamisches Zusammenspiel von Theorien würde einerseits zur Relativierung spezifischer Aussagen führen und andererseits ihre Bedeutsamkeiten verstärken.

Es ist nun nicht das Ziel dieses Buches, den hier angerissenen Anspruch zu erfüllen, doch wird die Wertigkeit, die verschiedene theoretische Modelle zur Erklärung der Genese und Aufrechterhaltung geschlechtsspezifischer und sexueller Fehlentwicklungen haben (können), angedeutet, und manche universalistischen Aussagen werden einer kritischen Betrachtung unterzogen, wobei zu beachten ist, daß im Einzelfall das durch Kritik Relativierte konstituierende Gewichtigkeit im Rahmen einer bestimmten sexuellen Abweichung erhalten kann.

Es sollen nun im folgenden einige Fragen und Problemstellungen, die den Menschen und seine Sexualität betreffen, angeschnitten werden:

- Welche Auswirkungen zeitigt die stammesgeschichtliche Entwicklung auf sexuelles Erleben und Verhalten?
- Welche Rolle spielen metagenetische Formen des Lernens und die Entwicklung des Bewußtseins und der Phantasie (sowohl in der Phylo- als auch Ontogenese)?
- Welche Bedeutung gewinnt die in der Kultur materialisierte geistige Tätigkeit für die sexuelle Entwicklung und Fehlentwicklung?
- Wie wirken sich der aus dem reflektierenden Denken hervorgehende Dualismus und die Entstehung und das Auseinanderdriften der Geistes- und Naturwissenschaften für das Selbstverständnis des Menschen und die Genese seiner sexuellen Identität und seines Geschlechtsrollenverhaltens aus?
- Läßt sich der Ganzheits- und Gestaltansatz für die Wiedererlangung der *Entität Mensch* fruchtbar machen? Welche Wertigkeiten kommen Details innerhalb von Ganzheiten zu?
- Besteht die Möglichkeit, aus der Tatsache gegenseitiger Bedingtheiten von Ganzheiten und der sie konstituierenden Anteile sexuelle Fehlentwicklungen zu beschreiben und zu interpretieren?
- Welche Geschehnisse, Abläufe und Prozesse können zu konstituierenden Anteilen einer Perversionsgestalt werden?

Diese und weitere Fragen werden explizit oder auch implizit angeschnitten und behandelt.

1 Folgen der Menschwerdung

1.1 Abbau genetischer Verbindlichkeiten und Zwänge

1.1.1 Phylogenetisches Lernen und Erkennen

Wenn uns jemand danach fragt, was denn Lebewesen seien, so werden wir große Schwierigkeiten bei der Beantwortung einer solchen Frage haben. Können wir sie beispielsweise hinreichend beantworten, wenn wir Leben als Fressen von Ordnung (Schrödinger 1951) definieren, wobei sich der Schrödingersche Satz auch dahingehend abwandeln läßt, daß Leben durch Fressen von Energie und die Hervorbringung von Ordnung charakterisierbar ist. Genauso gut läßt sich allerdings Leben auch als ein erkenntnisgewinnender Prozeß (Lorenz 1971) definieren.

Wenn wir versuchen, essentielle Merkmale des Lebens, oder – um unserer Fragestellung gerechter zu werden – von Lebewesen, anzugeben, so sind es unter anderem 3 Eigenschaften, die dieselben aufweisen:

- die ihnen immanente Entwicklungstendenz zur Ausformung von Strukturen und Modalitäten der Organisation, gemäß der ihnen
- zugrundeliegenden Information, wobei deren Materialisation
- autonom geschieht, sich gleichsam aus sich selbst hervorbringt.

Die Ausformung und -differenzierung von Strukturen und Modalitäten der Organisation – also die Materialisation der Information – leisten die Proteine, wobei das Auszuformende in der Nukleinsäure mit nahezu absoluter Genauigkeit und Unverfälschtheit festgehalten, gleichsam archiviert ist. Indem so die Information nahezu unwandelbar, immer gleichbleibend weitergegeben werden kann, kommt es nicht zu dauernden Veränderungen, gibt es Arten von Lebewesen, von denen alle ihnen zugehörige typische Merkmale aufweisen.

Wenn nun aber die genetische Information unverfälscht weitergegeben wird, wie ist dann Veränderung und Weiterentwicklung möglich?

Sieht man einmal davon ab, daß in der Natur vielleicht ein teleonomes Prinzip waltet und die Evolution um ihr Ziel „weiß", bleiben nach der Auffassung des Biologen Monod (1983) oder der Verhaltensforscher Lorenz (1984) und Riedl (1980) folgende Möglichkeiten, daß Evolution, also Veränderung, stattfindet:

- durch gewisse Unschärfen bei der fast vollkommenen Wiedergabe von Informationen;
- durch Änderungen der nahezu invarianten Informationen;
- durch Fehlablesungen bei der Informationsübertragung.

Derartige „Fehler" kann die Nukleinsäure nicht „ausbessern" und somit wird die neue Information mit „blinder Genauigkeit" reproduziert und in entsprechende Veränderungen von Formen, Strukturen und Organisationsweisen übersetzt. Vielleicht bedeutet das neu Erworbene eine Verbesserung und erweist sich als vorteilhaft gegenüber dem Alten, denn „angenommen werden allein jene Mutationen, die den teleonomischen Apparat in seiner schon eingeschlagenen Orientierung zumindestens nicht schwächen, sondern vielmehr stärken, oder gar – was sicher viel seltener vorkommt – mit neuen Möglichkeiten bereichern" (Monod 1983, S. 111). Das, was zweckvoll geplant erscheinen mag, geschieht demnach zufällig. „Die individuelle Ursache jedes einzelnen Schrittes dieser Evolution ist ein Übersetzungsfehler, eine ‚Störung' des normalen Ablaufes" (Eigen in Monod 1983, S. 12). Da derartige Störungen in eine Materie eingehen, die die Eigenschaft der invarianten Speicherung besitzt, werden sie festgehalten, erhalten eine entsprechende Ausformung und erfahren ihre Bewährung im Leben. So wird auch „der Zufall ... durch den Invarianzmechanismus eingefangen, konserviert und reproduziert ..." und dermaßen „in Ordnung, Regel und Notwendigkeit verwandelt" (Monod 1983, S. 95). Einflüsse, die die genetische Information adaptieren, also ein individuelles Lernen auf genetischer Ebene ermöglichen, gibt es nicht, ja kann es nicht geben, da die Desoxyribonukleinsäure (DNS) nur Träger der Information ist, und die Ribonukleinsäure (RNS) nur die Information ausformen kann. Somit ist es also nicht möglich, daß die RNS Informationen aufnimmt und diese an die DNS weitergibt, oder die DNS teleonomische Aufgaben übernimmt. Das Biologische ist also dermaßen organisiert, daß die DNS anweist und die RNS ausführt. Veränderungen der gespeicherten Information sind somit kein adaptiver Vorgang, sondern zufällige Ereignisse (wir sehen hier von gezielten Genmanipulationen ab), und erst über den Prozeß der Selektion wirkt die Außenwelt indirekt auf die Information und führt zu Formen, Strukturen und Modalitäten der Organisation, die besser auf die Umwelt abgestimmt sein können.

Indem üblicherweise die invariante Information immer in derselben Art und Weise materialisiert, wird auch garantiert, daß die einer Art zugehörigen Lebewesen sowohl ähnliche „Weltbilder" besitzen als auch Informationen in ähnlicher Weise organisieren. Solche Formen, Strukturen, Organisationsweisen, Verhaltensanweisungen etc. sind genetisch gespeichert und stellen gleichsam das „Wissen" einer Art um diese Welt, und wie man sich in ihr verhält, dar. Es handelt sich also um ein Wissen im voraus, welches aber nicht schon immerdar vorhanden war, sondern im Laufe der Evolution erworben wurde. Lorenz (1984) spricht in diesem Zusammenhang von angeborenen Lehrmeistern und zählt zu diesen auch jene Anschauungsformen und Denkkategorien, die nach der Auffassung Kants a priori gegeben sind und nach den Vorstellungen Humes (1979) und anderer Empiristen über die individuelle Erfahrung gebildet und erworben werden. Diese verschiedenen, teilweise kontroversiellen Standpunkte zwischen transzendentalem Idealismus, Empirismus und evolutionärer Erkenntnistheorie lassen sich möglicherweise dahingehend mildern oder gar auflösen, indem man

– *bestimmte Modalitäten der Organisation und Strukturierung als stammesgeschichtlich geworden erkennt;*

- *nicht aus den Augen verliert, daß diese angeborenen Lehrmeister uns nicht vermitteln, wie die Dinge wirklich sind und*
- *nicht übersieht, daß die Erfahrung in den Vorgang der individuellen Entwicklung, Strukturierung und Organisation eindringt.*

Somit sind unsere Systeme des Wahrnehmens einerseits stammesgeschichtlich geworden und erfahren andererseits eine *individuelle Eichung*. Dabei gibt es stammesgeschichtliche Grenzen des individuell Modifizierbaren und außerdem natürliche und kulturelle Rahmenbedingungen, die zu einer Homogenisierung in diesem individuellen Abstimmungsprozeß beitragen. Ein erstaunliches Beispiel der Belehrbarkeit der visuellen Wahrnehmung hat Kohler (1951) durch seine Selbstversuche mit Umkehrbrillen gegeben, die Oben und Unten vertauschen, also die Welt auf den Kopf stellen. Trägt man eine solche Brille lange genug, dreht sich das Bild um 180 Grad und alles wird wieder „richtig" wahrgenommen. Die Fähigkeit zur individuellen Adaptation wahrnehmender Systeme hängt also ab

- *vom genetischen Spielraum,*
- *von den jeweiligen natürlichen Gegebenheiten einer Umwelt und*
- *im Falle des Menschen von kulturspezifischen Einflüssen,*
- *wobei diese hier angeführten Möglichkeiten einander beeinflussen.*

Die genetische Information mag geradezu allumfassend sein, indem sie alles, was ein Lebewesen „wissen" muß, samt den entsprechenden Verhaltensanweisungen beinhaltet, so daß es sich in einer entsprechenden Umwelt „richtig" verhält, ohne daß individuelles Lernen stattfinden muß.

Riedl (1980) spricht von den vernünftigen Vorausurteilen, die weise innerhalb eines Selektionsbereiches Lebewesen leiten, die aber zu Irrungen und Fehlverhalten führen, wenn dieser Bereich verlassen wird oder sich verändert. Dann stimmen die angeborenen Programme nicht mehr und das Verhalten wird „sinnlos". Das wird eindrucksvoll verdeutlicht, wenn ein Rotkehlchen einen roten Federbusch umwirbt, weil es denselben für das Weibchen hält. Das Erkennungszeichen für seine Art stellt nämlich der rote Kehlfleck dar, wobei von allen anderen Merkmalen dabei abgesehen wird, wie Attrappenversuche gezeigt haben.

1.1.2 Phylogenetische Formung und Strukturierung sexueller Merkmale und Verhaltensweisen

Wenn wir eingangs die Frage gestellt haben, was denn das Leben sei, so haben wir dort noch nicht auf ein besonderes Merkmal verwiesen, nämlich auf die *Reproduktion*, auf das Werden und Vergehen, welches das Lebendige auszeichnet. Obwohl bereits lebloser Materie eine Tendenz zur Bildung von Formen und Strukturen innewohnen kann, wie wir das an den gleichmäßig „gewachsenen" geometrischen Formen eines Bergkristalls ersehen können, fehlt ihr eben jenes essentielle Merkmal des Lebendigen, die eigene Art wieder hervorzubringen, sich fortzupflanzen.

Im Laufe der Evolution wurden verschiedene Modalitäten der Fortpflanzung und Weitergabe des Lebendigen entwickelt, wobei wir die schon früher angeführten Vorstellungen zugrundelegen, daß über die Selektion neue Varianten der Vervielfachung von Organen der Fortpflanzung und entsprechender Funktionsweisen, sexueller Merkmale etc. „erprobt" und bei Bewährung durch die Invarianz der genetischen Information nahezu unverändert reproduziert werden. Aufgrund des Selektionsprozesses werden jene passenden Merkmale und Funktionsweisen ausgewählt, die mit bestimmten Gegebenheiten der Umwelt korrespondieren. Somit werden Gegebenheiten der Umwelt wirksam, wenn z. B. auf der Entwicklungsstufe von Säugetieren Strukturen, Formen und Funktionsweisen von Penis und Vagina gebildet werden, wobei beide Organe in ihren sexuellen Funktionen zumindest im Bereich der Fortpflanzung aufeinander bezogen und abgestimmt sind. Wenn nun die entsprechende genetische Information gestört ist, schlägt sich das in geschlechtsspezifischen morphologischen Strukturabweichungen und Änderungen von Funktionsweisen nieder. Üblicherweise führen Störungen der genetischen Information zu derartigen Verbildungen, Beeinträchtigungen und Behinderungen in einem sich ausformenden Organismus, daß eine Weitergabe dieser neuartigen Information nicht erfolgt. Allerdings begegnen wir auch Abweichungen sexuellen Verhaltens, bei denen Störungen der Struktur, der Organisation und der Funktionsabläufe zumindestens nicht nachweisbar sind und man entweder dieselben in ihrer Subtilität als nicht faßbar annimmt, oder – und das erscheint mir als zielführender – ihre Entstehung auf eine metagenetische Ebene zurückzuführen versucht. Dabei schließt das eine das andere nicht aus, kann sich zu genetisch ausgeformten Abweichungen von Formen und Funktionsweisen eine metagenetisch erworbene Sexualdeviation hinzugesellen. Um es noch einmal zu sagen: Das metagenetisch Erworbene kann die genetische Information nicht belehren,

so daß z. B. Perversionen, wenn sie nicht in der genetischen Information enthalten sind, auf dieser Ebene einer invarianten Reproduktion nicht weitergegeben werden können.

Wenn wir vorerst einmal eine differenzierte Definition sexueller Perversionen umgehen und sie als abweichendes Sexualverhalten beschreiben, dann läßt sich die Existenz derartig charakterisierter sexueller Störungen zumindest unter experimentellen Bedingungen bereits im natürlichen Selektionsbereich von Tieren nachweisen.[1] Allerdings nicht dermaßen, daß ein von der Art abweichendes Verhalten genetisch ausgeformt (wiewohl dasselbe durch Mutationen zustande kommen kann), sondern durch künstliche Veränderungen der Umweltbedingungen hervorgerufen wird. Somit verhält sich das Tier zwar richtig, aber die Umwelt ist falsch. Nicht das Verhalten ist „pervertiert", sondern das Ziel des Verhaltens stimmt nicht. Wenn ein Rotkehlchen einen roten Federbusch als Weib-

---

[1] Gemäß dem diagnostischen und statistischen Manual psychischer Störungen [DSM-III] (American Psychiatric Association 1984) ist dann die Diagnose einer Paraphilie zu stellen, wenn die Deviation eine bevorzugte oder ausschließliche Methode zur Erlangung sexueller Erregung darstellt.

chen umwirbt, ist das keine individuelle Kreation eines „Fetisch", sondern ein findiger Experimentator hat denselben an die Stelle des natürlichen attraktiven Merkmals gesetzt.

1.1.3 Wirkung der Außenwelt auf die Reproduktion genetischer Informationen

Wir haben bereits darauf hingewiesen, daß die Außenwelt sowohl indirekt über selektive Vorgänge, als auch direkt über die individuelle Eichung sich ausformender und die Wahrnehmung organisierender Systeme wirksam werden kann. Wenn wir nunmehr nochmals über den Vorgang der Selektion nachdenken – wir haben dabei die entsprechenden Ausführungen bei Lorenz (1984) und Riedl (1980) vor Augen – dann läßt sich feststellen, daß mit zunehmender Spezialisierung von Organismen die Selektionsrichtung deutlicher wird. Von Riedl wird angeführt, daß der „Urfisch" am Land unbeholfene Sprünge vollführte und dadurch ein Selektionsdruck zur Bildung von Gliedmaßen der Vierfüßler entstand. In ähnlicher Weise wirkt das selektive Optimierungsprinzip auf Formen, Strukturen, Modalitäten der Organisation und Verhaltensweisen im Bereich der Fortpflanzung und Sexualität.

Dort, wo es zweigeschlechtliche Arten gibt, verschränken sich Merkmale und Verhaltensweisen der Partner zu einem gleichsam „überindividuellen" Funktionskreis. Wenn dieser „überindividuelle" Funktionskreis im genetischen Programm enthalten ist, dann bedarf sexuelles Verhalten zwingend des Partners. Das ist allerdings auf der Entwicklungsstufe des Menschen nicht der Fall, da verschiedene sexuelle Verhaltensweisen auch ohne Partner ausführbar sind. Sieht man einmal von der Möglichkeit eines „biologischen Zwangs" zur sexuellen Partnerschaft ab, bleibt die wohl unverkennbare Tatsache, *daß Penis und Vagina aufeinander bezogene Organe sind*, also in evolutiven „Entwicklungsschritten" eine gegenseitige Abstimmung erfahren haben. So könnte man wohl im metaphorischen Sinn den Penis als Negativ der Vagina und die Vagina als Negativ des Penis bezeichnen. Jedes der beiden Organe sagt über das andere etwas aus, so wie der torpedoförmige Körper des Fisches hilft, Eigenschaften des Wassers zu beschreiben und zu definieren. Und jedes der beiden Organe hat auf das andere einen indirekten selektiven Einfluß genommen, was ebenso für die übrigen Geschlechtsorgane und -funktionen gilt. Wenn wir also über menschliches Sexualverhalten nachdenken, gilt es,

– *einerseits im Auge zu behalten, daß sich in der Gestaltung und Funktionsweise der Sexualorgane genetische Information materialisiert und*
– *andererseits darauf zu achten, daß es keine genetische und damit unausweichliche Vorschreibung für sexuelle Paarung oder eine bestimmte Form des sexuellen Verhaltens gibt.*

Die Existenz zweier Ebenen, nämlich einer genetischen und einer metagenetischen, hat zur Folge, daß der Einfluß der Außenwelt auf die Morphogenese als biologische Voraussetzung für sexuelles Verhalten ungleich geringer ist, als auf das Verhalten selbst und nur über die langen Zeiträume, die die stammesgeschichtliche Evolution für Veränderungen benötigt, (selektiv) wirksam werden kann.

1.1.4 Unwahrscheinlichkeit der ererbten sexuellen Deviation

Indem die genetische Information unverändert weitergegeben wird, überdauern biologische Merkmale und Funktionsweisen in nahezu unveränderter Weise. Wenn jedoch eine Änderung der genetischen Information eintritt, wird nunmehr dieselbe durch die Invarianz des Reproduktionsvorganges weitergegeben. Es wird also immer das, was da ist, kopiert. Wenn man also sexuelle Deviationen auf der Ebene genetischer Informationsweitergabe ansiedelt, wird sie zum Bestandteil eines genetischen Programms. Das würde bedeuten, daß in der Nachkommenschaft des Nekrophilen, falls er Kinder zeugt, die Wahrscheinlichkeit für das Auftreten der Nekrophilie erhöht ist. Außerdem muß man unter der Prämisse einer genetischen Genese der Perversionsgestalt – ich werde später ausführlicher abhandeln, was ich unter dem Begriff verstehe – annehmen, daß sie gleichsam als auszuformende Idee in den chromosomalen Informationsträgern enthalten ist. Da uns eine derartige Annahme nicht überzeugend erscheint, bevorzugen wir jene Erklärungsmodelle, die Perversionsgestalten als metagenetisch geworden ansehen. Allerdings dürfen dabei Veränderungen von Strukturen und Funktionsweisen, die aus gonosomalen Störungen hervorgehen, nicht übersehen werden, da sie sich meist auf die psychosexuelle Entwicklung auswirken. Doch können sie nicht als hinreichende Bedingungen sexueller Deviationen oder integraler Anteile der Perversionsgestalt deklariert werden. Somit wollen wir als Resümee aus den vorhergehenden Überlegungen festhalten, daß

– *sexuelle Abweichungen und Perversionen als genetische Information nicht existent sind, und*
– *damit auch die Vorstellung von der vererbten Perversion wenig Überzeugungskraft besitzt, da ja nicht vererbt werden kann, was nicht vorhanden ist.*

1.1.5 Das Quasiinstinkthafte der sexuellen Perversion

Wir haben uns im vorhergehenden Kapitel eindeutig für die Entstehung von sexuellen Deviationen auf metagenetischer Ebene ausgesprochen, auch wenn die Rigidität und Unbeirrbarkeit ihres Auftretens und Ablaufs manchmal an genetisch programmiertes Verhalten gemahnen. Wir haben bei der Abhandlung dieses Kapitels vorwiegend schwere und tiefgehende Sexualdeviationen vor Augen. Manches im Handeln sexuell Perverser verführt dazu, ihr Verhalten analog zu tierischen Instinkthandlungen zu sehen und es mit Begriffen der Biologie und Ethologie zu beschreiben und zu interpretieren. Ein derartiges Unterfangen erscheint unter der Voraussetzung legitimierbar, wenn sich auf verschiedenen Entwicklungsebenen der Organisation lebender Materie und/oder biologischer Prozesse ähnliche – aber, was ja nur natürlich ist, entsprechend modifizierte –

Abläufe finden lassen. Allerdings zwingt schon der Beginn einer genetisch-verhaltensbiologischen Formulierung zu ersten Abstrichen; denn wie bereits mehrmals erwähnt, existiert die sexuelle Perversion nicht auf der Ebene genetischer Informationen. Damit ist das Auszuformende nicht von vornherein festgelegt, sondern die „Elemente" der sich ausbildenden Perversionsgestalt erhalten oft erst im Prozeß der Ausdifferenzierung ihre spezifische Bedeutung. Die Idee und ihre Gestaltwerdung scheinen oft gleichzeitig aufzutreten bzw. läßt die Teilgestalt eine Idee entstehen, erweitert oder verändert sie etc., wie auch umgekehrt die Idee die Gestaltwerdung beeinflußt.

Mit diesen Überlegungen haben wir uns allerdings vom Prinzipiellen der genetischen Reproduktion (der Invarianz der Information und ihrer teleonomischen Umsetzung) entfernt, um uns nunmehr programmatischen Abläufen wieder anzunähern.

Denn wenn einmal die Perversionsgestalt entwickelt und optimiert ist, wird sie in ihrer Grundform, vielleicht mit gewissen Variationen und Modifikationen, wiederholt.

Auf dem Weg zu ihrer bestmöglichen Endform – die ein Höchstmaß an sexueller Befriedigung gewährt – ist sie adaptativen selektiven Prozessen unterworfen. *Was sich besonders bewährt, überdauert.* Bei diesem Vorgang werden nicht genetische Merkmale und Verhaltensweisen durch Selektion optimiert, verändert oder ausgeschieden, sondern individuell Erworbenes. Mit der Annäherung an die „Endform" wächst dabei die Starrheit des Ablaufs. Nicht nur auf der biologischen Organisationsebene wird somit „die Leistung einer fest angepaßten Struktur . . . durch den Verlust an Freiheitsgraden erkauft" (Lorenz 1984, S. 43).

Während die Invarianz genetischer Informationen von vornherein gegeben ist, entsteht sie auf metagenetischer Ebene mit wachsender Annäherung der Perversionsgestalt an ihre Endform, wobei sie in manchen Fällen nicht mehr auflösbar erscheint, so daß sogar derartige Wege der Behandlung beschritten werden (z. B. Lobotomie oder chemische Eingriffe), die Elemente der Perversionsgestalt abschwächen, herauslösen, oder die ganze Gestalt zerstören. Der Gedanke an das Instinkthafte in der devianten Handlung drängt sich da geradezu auf, wenn der Deviante, unbelehrbar durch verschiedenste gesellschaftliche Sanktionen wie Gerichtsverfahren, Inhaftierung etc., weiter an seinem Sexualverhalten festhält. Bei manchen Perversionen wie z. B. dem Fetischismus kann von einem üblicherweise unattraktiven, leblosen Objekt bei entsprechender sexueller Gestimmtheit des Fetischisten eine geradezu zwingende Attraktivität ausgehen, so daß dasselbe mit einer affektiven Valenz ausgestattet erscheint oder, präziser formuliert, durch die Wahrnehmung des Devianten zu einem sexuell anziehenden Objekt wird.

Beim Rotkehlchen ist der rote Fleck ein angeborener Auslösemechanismus (AAM), ein Schlüsselreiz für arterhaltendes Verhalten. In ähnlicher Weise erfolgt eine Zentrierung auf ein Detail beim Fetischisten, die Fokussierung oft künstlich geschaffener (sexueller) Merkmale, wobei wir es nicht mit angeborenen, sondern erworbenen „Auslösemechanismen" (EAM) zu tun haben. Somit spricht also vieles dafür, daß schwere Perversionen

– instinktähnlich anmutende Merkmale und Verhaltensweisen zeigen, jedoch
– durch ihre metagenetische Strukturierung und Organisation nur Quasi-
  instinkte sind.

1.1.6 Verlust angeborener Lehrmeister

Wir haben uns bisher vornehmlich mit genetischen Lernprozessen des Bioche-
mismus und Verhaltensregulativen befaßt, wobei wir bei unseren Ausführungen
immer wieder aus dem engen genetischen Rahmen ausgebrochen sind. Nach
der Auffassung von Biologen und Verhaltensforschern kam es im Lauf der evolutiven Entwicklung zu einem Öffnen molekular vererbter Programme (Riedl
1980), und dadurch zu einem beginnenden Freiwerden von sichernden, aber
gleichzeitig ehern umklammernden erbbiologischen Regulativen. Die Entwicklung beginnt gleichsam ihren Fuß auf die Schwelle der metagenetischen Ebene
zu setzen, und es wird als eine neue Variante des Lernens und Erkennens der
Vorgang der Prägung (Lorenz 1984) und des bedingten Reflexes (Pawlow 1903,
Ausg. 1972) erworben. Die freiwerdenden Räume und Lücken erbbiologischer
Programme werden nunmehr durch individuelle Lernvorgänge ersetzt, wodurch
die dermaßen ausgerüsteten Arten von Lebewesen einen größeren Spielraum
des Verhaltens erwerben. Allerdings erhöht sich dadurch auch die Wahrscheinlichkeit, daß Fehlerhaftes erworben wird, wobei mit zunehmender Flexibilität
des Lernens auf höheren Entwicklungsstufen auch die Möglichkeit zur Korrektur
wächst. Das wird am deutlichsten beim Menschen, bei dem „die angeborenen
und weise lenkenden Programme und Regulative ... überbaut" (Riedl 1980,
S. 29) werden. Damit einhergehend büßen die instinktiven Regulative ihre Wirksamkeit ein und zwingen ihn in zunehmendem Maß zur Selbstbestimmung.
Indem er frei zu vielem oder fast allem wird, schließt das auch die „Freiheit" zu
Störungen beim Erwerb des sexuellen Partners oder sexuellen Verhaltens ein.
Somit wirkt also die Abschwächung und Auflösung der angeborenen Lehrmeister auf vielerlei Ebenen menschlicher Existenz, und führt auch zu einer Ab-
nahme der Selbstverständlichkeit, zu einem Verlust des „Paradieses" („ ... Und
sie sahen, daß sie nackt waren" *Altes Testament*, Genesis 3,7). Der Keim des
(reflektierenden) Bewußtseins, *das Selbstverständnis, welches an die Stelle der*
Selbstverständlichkeit tritt, beginnt, sich zu entwickeln, wodurch auch irgendwann einmal Sexualität bewußt erlebbar und zum Gegenstand der Reflexion
gemacht werden kann.

  Was hier nur angedeutet wird, läßt bereits die weitreichenden Folgen der
„Abschaffung" instinktiver Verhaltensvorschriften und angeborener Auslösermechanismen erkennen. Es kommt zu einem stammesgeschichtlichen Über-
gang mit weitreichenden Folgen für die Entwicklung des Lebendigen, vielleicht
ähnlich in seiner Bedeutung wie das Auftreten der Fähigkeit zur eigenen Fortbewegung und zu selbständig vorgenommenen Ortsveränderungen. Wir dürfen
uns natürlich nicht vorstellen, daß plötzlich und unvermittelt alles anders
geworden ist, was wohl zu einer vollkommenen Desorientierung der sich entwickelnden Lebewesen geführt und die Wahrscheinlichkeit des Auftretens von
Störungen gewaltig erhöht hätte. Eher erscheint es uns wahrscheinlich, daß sich

im Lauf der stammesgeschichtlichen Entwicklung Perversionen, Psychosen und Neurosen allmählich „eingeschlichen" haben.

1.1.7 Neue Möglichkeiten sexuellen Erlebens und Verhaltens

Einhergehend mit der *evolutionären Entbindung von Instinkten* in der stammesgeschichtlichen menschlichen Entwicklung treten neue Variationen sexuellen Verhaltens als Folge und Anstoß für wiederum Neues auf. Wenn wir die Entbindung von Instinkten als ein Merkmal evolutionärer stammesgeschichtlicher Menschheitsentwicklung ansehen, dürfen wir trotzdem nicht das genetische Lernen aus dem Auge verlieren, da manches, was in der Folge besprochen wird, wohl ebenso als Auswirkung einer veränderten genetischen Information interpretierbar ist. Wir denken jedenfalls an 3 neu auftretende Varianten im Rahmen der Menschwerdung und deren Einflüsse auf das sexuelle Erleben und Verhalten:

- die Aufrichtung des Menschen und die dadurch für sein *dynamisches Körperselbst* (wir verwenden den Begriff statt der Bezeichnung „Körperschema") mit seinen sexuellen Anteilen entstehenden Wandlungen,
- den Wegfall der Brunftzeiten und die daraus resultierende zeitliche Entgrenzung sexueller Beziehungen,
- die Möglichkeit zur geschlechtlichen Vereinigung über verschiedene Stellungen als Basis für neue Erfahrungen vor dem Hintergrund von Trieb- und Bedürfnisbefriedigung.

Indem sich der „Mensch" im Lauf der stammesgeschichtlichen Entwicklung aufzurichten beginnt, werden Arme und Hände von ihrer primären Funktion der Fortbewegung befreit. Das hat zur Folge, daß die vorderen Gliedmaßen vielfältig nutzbar werden und für das „Begreifen" des Selbst als auch des anderen weiterführende Anstöße geben. Denn nunmehr kann sich der Mensch angreifen, sich betastend auch in seiner Geschlechtlichkeit entdecken, was vielen Tieren nicht möglich ist, da sie sich weder mit ihren Extremitäten im Genitalbereich berühren, noch denselben jemals sehen können, so daß sich die Frage stellt, in welchem Maß die Genitalzone als integrierter Teil des eigenen Körpers erfahren werden kann. Beobachtet man ein so hoch organisiertes Lebewesen wie eine junge Katze, die ihren Schwanz immer wieder zu „fangen" versucht, gewinnt man zumindestens den Eindruck, daß derselbe (noch) nicht dem eigenen Körper zugeordnet wird. Erst im Lauf der Zeit scheint das Tier eine diesbezügliche Sicherheit zu gewinnen, die eben aus den spielerischen Erfahrungen besonders über die Verschränkung von Spüren und Sehen gemacht wird. Auch nehmen wir an, daß der Katze in höherem Maße die Genitalzone über die Eigenaktivität erfahrbar wird, als beispielsweise einer Kuh, da sie sich dort belecken kann. Der Mensch aber besitzt nicht nur die Möglichkeit, sich selbst betastend erfahr- und begreifbar zu werden, sondern er kann auch dasselbe beim anderen tun. Somit werden bei den Primaten, insbesondere aber bei den Menschen, neue Formen der sexuellen Stimulation und Selbststimulation möglich, die zu einer Differenzierung und Entwicklung von sexueller „Identität" führen und eine „soziale

Dimension" einschließen. Dieser Entwicklung des „sexuellen Menschen" kommt entgegen, daß sein sexuelles Verhalten nicht in Brunftzeiten eingebunden ist. Bei Tieren tritt nur in derartigen Zeiten eine entsprechende „Gestimmtheit" auf bzw. drängt der Trieb nach Befriedigung. Indem beim Menschen die Brunftzeit wegfällt, ist die sexuelle Ansprechbarkeit (latent) immer vorhanden und können jederzeit sexuelle Beziehungen eingegangen werden.

Ein derartiger Körperkontakt, wie ihn eine sexuelle Beziehung darstellt, verläuft üblicherweise mit hochgradiger körperlich spürender und emotionaler Beteiligung, so daß dadurch auch zwischenmenschliche Bindungen hergestellt bzw. dieselben vertieft werden *können*. Damit wollen wir allerdings nicht sagen, daß die soziale Beziehungsfähigkeit (primär) aus der Sexualität erwächst, was ja auch eindrucksvoll durch das Beispiel des sexuell Devianten widerlegt wird, dessen Praktiken meist keine echten Bindungen bewirken.[1] Aber die Tatsache kann nicht geleugnet werden, daß die Sexualität bei zweigeschlechtlichen Wesen auf den andersgeschlechtlichen Partner gerichtet ist und zumindest auf der Ebene des Instinkthaften zur Begegnung zwingt.

Durch die Ablösung der Sexualität von der instinktiven Gebundenheit der Brunftzeiten wird sie verfügbarer und ermöglicht auch allmählich eine Handhabung der Fortpflanzungsfunktion.[2]

Die lange Tragezeit innerhalb einer begrenzten weiblichen Periode der Fruchtbarkeit schränkt die Geburt der Nachkommenzahl erheblich ein, woraus sich individuellere und längerdauernde Beziehungen zu den einzelnen Nachkommen entwickeln können, die wiederum Konsequenzen für die Sozialisierung derselben nach sich ziehen.

Neben dem Wegfall der Brunftzeiten erhöht sich außerdem der Spielraum für die Durchführung des Geschlechtsverkehrs. Bei den meisten Tieren zwingen körperliche Gegebenheiten und instinktive Verhaltensregulative zu einer ganz bestimmten und nicht variablen Form des Begattungsverhaltens. Dieses erfolgt bei den meisten Säugern durch ein Aufreiten von hinten durch das Männchen. Bei vielen Arten bleibt dabei die Kontaktfläche weitgehend auf die genitale Zone beschränkt. Beim Menschen läßt sich der Geschlechtsverkehr in verschiedenen Stellungen durchführen, und er ist unseres Wissens der einzige Säuger, der eine face-to-face-Stellung einnehmen kann. Dabei umfassen die Kontaktflächen große Bereiche des Körpers, wodurch die Partner mehr voneinander spüren und jeder der beiden mehr von sich selbst spürt. Somit bekommt menschliche Sexualität quasi eine konkrete Basis für ein ganzheitlicheres Erleben. Durch die face-to-face-Stellung wird der Bezug personaler, eröffnet Möglichkeiten zu einer stärkeren Partnerzentriertheit, jenseits genetischer Zwänge. So wächst die menschliche Sexualität allmählich über die Fortpflanzungsfunktion hinaus und

---

[1] Ember u. Ember (1984) vertreten die Auffassung, daß Paarbindungen nicht aus sexuellen Kontakten entstanden sind. Viele Tiere, die in derartigen Bindungen leben, besitzen keinen starken Sexualtrieb. Aus diesem Grund formulieren die Autoren: „If sex is not the ‚glue' for their bonds, why should it be in the human case" (S. 203).
[2] Die kontinuierliche sexuelle Bereitschaft der Frau soll sich nach der Auffassung von Ember u. Ember (1984) aus der langen Abhängigkeit der Babies, dem Leben in Gruppen und der Mann-Frau-Bindung entwickelt haben.

wirkt auf die Gestaltung und Ausformung der psychosexuellen Identität und auf die Beziehung zum andersgeschlechtlichen Partner.

1.1.8 Die neue „Freiheit", pervers zu werden

Bei der Auseinandersetzung mit psychosexuellen Entwicklungen und Fehlentwicklungen ergibt sich zwangsläufig die Frage nach den Bedingungen, die sexuelles Fehlverhalten hervorrufen, wobei verschiedene Ursachen denkbar sind:

- So kann man versuchen, die sexuellen Perversionen als das Durchbrechen „atavistischer" Instinkte zu interpretieren (Leonhard 1964).
- Als weitere Möglichkeit bietet sich eine instinktive Bindung an „Attrappen" an, die üblicherweise nicht als Auslöser für sexuelles Verhalten fungieren (Denken wir an das Rotkehlchen, dem der rote Federbusch unterschoben wurde).
- Des weiteren läßt sich auch eine Position beziehen, die jeglichen Einfluß einer angeborenen Attraktivität geschlechtsspezifischer Merkmale negiert, so daß nach einer derartigen Auffassung der natürliche Anreiz wegfällt und beliebiger Ersatz an dessen Stelle treten kann.
- Gegenüber den hier angeführten Möglichkeiten bevorzugen wir eine Position, die das Auftreten sexuellen Fehlverhaltens auf jene „Freiheit" des Menschen zurückführt, die durch die Abschwächung instinktiver Verhaltensweisen und den *Wegfall ihrer zwingenden Wirkung* entsteht.[1]

Das bedeutet aber nicht, daß (insbesondere bei einer ungestörten sexuellen Entwicklung) dadurch jeglicher natürlicher vitaler Anreiz durch Geschlechtsmerkmale wegfällt. Es bleibt m.E. etwas von einer nicht gelernten Attraktivität, die jedoch durch kulturelle Einflüsse modifizierbar ist und auch modifiziert wird.

Die Perversion ist für uns kein Rückfall in instinktive Vehaltensformen der Sexualität. Indem etwas (nämlich das sexuelle Verhalten), das ehemals instinktiv gesichert und reguliert war, wegfällt, entsteht eine neue „Freiheit" im Sexuellen und die Möglichkeit, pervers zu werden. Vieles, was den Partner und das Verhalten betrifft, muß nunmehr durch einen individuellen Lernprozeß erworben werden. Auch das Sexualverhalten des Menschen wird zu einem Teil seiner „Weltoffenheit" (Portmann 1976). Das Kind ist auch *nicht* „polymorph pervers" (Freud 1905, Ausg. 1972b), sondern es besitzt die Möglichkeit, verschiedene Perversionen zu entwickeln, wobei es sich nicht um „frei gewählte" Verhaltensformen etwa in dem Sinne handelt, daß es sich gleichsam gewollt entscheidet, ein Masochist oder Pädophiler zu werden. Unter entsprechenden Bedingungen, die bahnend wirksam werden, „sucht" sich der Perverse ein Surrogat (Spiel u. Spiel, 1987), einen Kompromiß und Ersatz für die sexuelle *Begegnung.*

---

[1] Pinkava (1971) hat eine „structural theory of automata" konzipiert, in der er das Auftreten sexueller Deviationen als Folge von Beeinträchtigungen des Instinktverhaltens postuliert. Somit wird das menschliche sexuelle Verhalten, ähnlich jenem der Tiere, als instinktgeleitet interpretiert.

Auch wenn wir uns einer Sichtweise der Abschwächungen des Instinktiven beim Menschen verpflichtet fühlen, die seiner schon erwähnten, begrenzten Freiheit zugrunde liegt, sind wir davon überzeugt, daß es nicht gelingen wird, eben weil es nicht der „Wirklichkeit" entspricht, *eine für alle Perversionen bindende Theorie* zu entwerfen. Wir haben daher ein ähnliches Modell vor Augen, wie es die Zoologen zur Erklärung der Genese der Arten annehmen. In der stammesgeschichtlichen Entwicklung entstehen auf verschiedenen Ebenen der biologischen Organisation verschiedene Arten und „Klassen" von Lebewesen. In ähnlicher Weise denken wir uns die Genese sexueller Varianten, denen nicht eine, sondern verschiedentliche Formen der biopsychischen Organisation zugrunde liegen. Manche Perversionen setzen eine höhere Organisationsform voraus als andere, ja können ohne dieselbe gar nicht entstehen. Damit nähern wir uns der Konzeption von Freud (1905, Ausg. 1972 b) an, nach der die diversen Formen der Perversion auf die verschiedenen Stufen frühkindlicher Libidoentwicklung rückführbar sind. Allerdings erscheint uns eine derartige konsistente Zuordnung nicht verabsolutierbar, da wir meinen, daß z. B. zu einer masochistischen Entwicklung nicht nur Störungen in der analen Entwicklungsstufe führen können, sondern ebenso ödipale Konfliktkonstellationen. Mit gewissen phasenspezifischen Variationen mag sich dann das deviante Verhalten ähneln, *doch kann die zugrundeliegende Dynamik und Motivstruktur eine jeweils verschiedene sein.* Damit eröffnen wir aber nicht jedweder Beliebigkeit Tür und Tor, womit wir ja unseren eigenen Ausführungen widersprechen würden, sondern halten fest, daß entwicklungsbiologisch und -psychologisch Späteres nicht vor dem Früheren auftreten kann. Das gilt sowohl für die Entwicklung der Arten als auch für die des einzelnen Individuums.

1.2 Orientierung und Verhaltensregulierung durch individuelles Lernen

Wir haben bei unseren bisherigen Ausführungen bereits immer wieder metagenetische Möglichkeiten des Lernens und der Organisation von Lebewesen erwähnt und wollen uns nunmehr primär auf Fragen derartiger Formen der Orientierung und Verhaltensregulierung zentrieren, wiewohl wir auch immer wieder auf die genetische Basis zurückkommen werden.

Wir kennen heute eine ganze Reihe von Vorgängen, die individuelles Lernen ermöglichen und sich durch ein variierendes Maß an Veränderbarkeit, Korrigierbarkeit und Flexibilität auszeichnen. Das Auftreten bestimmter Arten des Lernens und Erkennens hängt von der Differenziertheit und Organisiertheit einer vorhandenen Struktur und ihrer Funktion ab. Was für die stammesgeschichtliche Entwicklung gilt, findet dabei seine Entsprechung in der Ontogenese. So erwirbt das Baby seine Erkenntnisse vorerst auf einer „niedrigen Ebene" des Lernens, wobei wir darunter noch *relativ* wenig differenzierte biologische Strukturen und Organisationsweisen biopsychischer Prozesse verstehen.

Auf einer derartig frühen Ebene dürften bestimmte Wahrnehmungen und Erkenntnisse gleichsam ins Leibliche transformieren und das Materiell-Stoffliche und dessen Organisationsweise mitformen.

Über verschiedene, sich differenzierende Möglichkeiten des Lernens wird das erst einmal primär im Leiblichen Thematisierte auf immer weniger „stofflichen Ebenen" „wiederholt" und überbaut, wobei das neu Hinzukommende modifizierbarer ist, wenn die Morphogenese abgeschlossen ist.

Je tiefer Abweichungen des Sexualverhaltens und der Objektwahrnehmung im Biologischen wurzeln, desto größer wird ihre Invarianz sein. Wenn man sich beispielsweise psychotherapeutisch nur wenig beeinflußbare Störungen der geschlechtlichen Identität und des Geschlechtsrollenverhaltens vieler Transsexueller vor Augen führt, fragt man sich, ob man nicht an eine biologische Barriere stößt, die einerseits das genetisch Ausgeformte sowie andererseits früh Erworbenes umfaßt und gleichsam den unveränderbaren Kern des später Erworbenen und dadurch kaum mehr Korrigierbaren darstellt. Bei einer derartigen Sichtweise haben *transsexuelle Entwicklungen nicht immer gleich tiefgehende Wurzeln*, worin auch die Widersprüchlichkeit über ihre psychotherapeutische Behandelbarkeit begründet erscheint. Somit können Abweichungen und Perversionen auf verschiedenen Ebenen des Lernens entstehen, wobei sich die schon einmal gestellte Frage aufwirft, auf welcher Ebene etwas Fehlerworbenes als Perversion bezeichnet werden kann. Die Antwort auf diese Frage hängt unter anderem davon ab, ob wir uns ausschließlich am Verhalten orientieren, wenn wir Abweichungen zu definieren versuchen, oder die zugrundeliegende Dynamik und Motivstruktur in unsere Überlegungen einbeziehen, wobei wir der Überzeugung anhängen, daß kein Entweder – Oder wie beispielsweise Prägung vs. bedingter Reflex, sondern nur ein Sowohl-als-auch zur Erklärung sexueller Deviationen ausreichen kann.

1.2.1 Lernen und Fehllernen durch Prägung

Molekular vererbte Programme sind geschlossen und damit durch individuelle Lernprozesse nicht belehrbar. Nun kennt man seit einigen Jahrzehnten einen Vorgang im Tierreich, bei dem durch einen einmaligen und kurzfristigen Lernvorgang Information erworben werden kann, wobei Merkmale des zu Erwerbenden genetisch nicht vorgegeben sind. Indem eine (potentielle) Reaktion unverändert und irreversibel mit einer Reizsituation verbunden wird, erweckt sie den Eindruck, daß sie genetisch kodiert und damit angeboren ist. Wie uns die berühmten Untersuchungen von Lorenz an der Graugans eindrucksvoll aufgezeigt haben, gibt es bei dieser Spezies nach dem Ausschlüpfen eine kurze sensitive Periode, in der sich in dieser Zeit vorhandene Merkmale unauslöschlich einprägen und mit angeborenen Verhaltensweisen verbinden. Im natürlichen Lebensraum der Graugans werden das Merkmale der eigenen Art sein, doch ist das keine zwingende Voraussetzung dafür, daß Prägung (Heinroth 1910; Lorenz 1935) stattfindet. Damit eröffnet sich eine begrenzte „Freiheit zur Beliebigkeit", die allerdings nur kurze Zeit währt, da das Eingeprägte gleich einem angeborenen Auslösermechanismus mit Instinkthandlungen verschränkt wird und aus dieser Verkettung mit einem Erbprogramm nicht mehr herausgelöst werden kann. Unter experimentellen Bedingungen läßt sich verdeutlichen, wie völlig unnatürliche Merkmale und Verhaltensweisen biologisch „relevant" werden und damit den natürlichen Auslöser ersetzen. Indem also in der Evolution die Prägung als eine neue Lernvariante auftritt, wird gleichzeitig Fehllernen möglich.

1.2.1.1 Fehlprägungen sexueller Triebhandlungen

Die irreversible Fixierung eines Triebs auf ein Merkmal durch den Vorgang der Prägung spielt sich üblicherweise in einem umschreibbaren und natürlichen Lebensbereich des Tieres ab. Innerhalb dieses Lebensbereichs kann die Prägung mehr oder weniger umfassend sein, wie dies aus der Differenzierung der Nachfolgereaktion bei der Graugans hervorgeht (Lorenz 1984, S. 103). Die Nachfolgereaktion der kleinen Gans bezieht sich zunächst nur auf die Art und nicht auf die Individualität des prägenden Objekts. Damit kann eine lauffähig und eindeutig auf seine Art geprägte kleine Gans ohne weiteres von einer Gänsefamilie in eine andere versetzt werden. Folgt sie hingegen ihren Eltern 2 Tage lang, erkennt sie diese individuell und kann sie von anderen Gänsen sicher unterscheiden. Somit wird anhand der Analyse dieses Lernprozesses zweierlei deutlich, und zwar:

– *zeitlich und räumlich umschreibbare Bedingungen, die für das Lernen der eigenen Art eine notwendige Voraussetzung darstellen und*
– *der Zeitpunkt und das Ausmaß der zeitlichen Phase, welche die individuelle Unterscheidung von Artgenossen ermöglicht.*

Der Erwerb von sowohl natürlichen als auch unnatürlichen Prägungsobjekten scheint bar jeglicher Schwierigkeiten vonstatten zu gehen, so daß wir in übertragenem Sinn von einem *konfliktfreien oder automatischen Lernvorgang* sprechen können, auch wenn er eine Fehlentwicklung einleitet. So kann die Graugans in ihrem Sexualverhalten auf einen artfremden Vogel, den Menschen oder ein lebloses Objekt geprägt werden, ohne daß es während des Lernvorgangs selbst zu einer Irritierung kommt. In seiner späteren sexuellen Objektwahl bleibt das Tier in einer unveränderbaren Weise „pervers" und umwirbt „seinen Fetisch" oder den artfremden Menschen. In allen anderen Lebenssituationen kann sich das Tier jedoch „normal", also gemäß seiner Art, verhalten, so daß die Störung des sexuellen Verhaltens in keiner Weise mit anderen Aktions- und Reaktionsweisen interferiert. Das heißt allerdings nicht, daß sich die Störung einer Gans auf einen Funktionskreis beschränken muß, sind jedoch mehrere betroffen, dann müssen auch mehrere Prägungen stattgefunden haben. Wenn die kleine Gans dem Menschen nachfolgt und ihn mit Eintritt der sexuellen Reife umwirbt, dann haben zweierlei Prägungen stattgefunden, nämlich die der Nachfolgereaktion und – davon unabhängig – die der sexuellen Triebreaktion auf den Menschen.[1] Im Hinblick auf menschliche Sexualdeviationen erscheint uns dabei von Interesse,

daß immer nur einzelne umschreib- und abgrenzbare Verhaltensweisen und niemals das gesamte Verhaltensinventar betroffen ist,

denn bei der Diskussion über den perversen Menschen stößt man immer wieder auf Vertreter zweierlei Trends, und zwar

1. solche, die in der Deviation eine partielle Störung sehen, die eben nur das sexuelle Verhalten betrifft, oder
2. solche, die eine Abweichung und Fehlentwicklung der gesamten Persönlichkeit des Devianten annehmen,

wobei es wohl Fälle gibt, bei denen mehr die eine, und solche, bei denen mehr die andere Variante zutrifft.[2] Ich erinnere in diesem Zusammenhang an die früher besprochenen variierenden Ebenen der Komplexität der Organisation des Biopsychischen.

1.2.2 Die Annahme einer „prägsamen" Organisationsphase in der menschlichen Entwicklung

In Abgrenzung zum Begriff der Prägung – als irreversiblen Lernvorgang im Tierreich – wollen wir beim Menschen von einer *prägsamen Organisationsphase* sprechen, wobei wir uns bewußt sind, daß eine derartige Benennung irreführende Assoziationen auslösen kann. Wir meinen jedenfalls damit nicht, daß etwas in derartiger Weise geschieht, wie das Eindrücken eines Siegels in Wachs, wodurch sich das „Negativ" genau und präzise abbildet. Bei Tier und Mensch trifft nämlich das Einprägbare auf ein Substrat, welches sich selbst und das Wahrgenommene mittels immanenter Regeln organisiert. Dabei hinterläßt das Einzuprägende Markierungen, Veränderungen und neu Gebildetes im Substrat und beeinflußt spezifische (künftige) Erlebens- und Verhaltensweisen. Während bei gewissen Tieren ein derartiger Vorgang innerhalb weniger Stunden vonstat-

---

[1] Das Modell der Prägung wird auch relativ häufig zur Erklärung menschlicher sexueller Deviationen herangezogen (Burian 1970; Pinkava 1971; Epstein 1975; Jones u. Frei 1979; Wilson 1981). Manchmal wird dieses Konzept der Prägung auch überstrapaziert, wenn beispielsweise Wilson (1981) den Anblick des weiblichen Genitales in einer kritischen Periode der Kindheit für eine normale sexuelle Entwicklung als essentiell erachtet. Hat das Kind keine Gelegenheit, das weibliche Genitale in der kritischen Prägungsphase zu sehen, soll es sich dem Original nahekommende Reizkonstellationen einprägen (z.B. einen Schuh).

[2] In einer Arbeit aus dem Jahr 1968 modifiziert Greenacre ihre frühere Ansicht von der polymorph perversen Organisation im Rahmen einer instabilen oder sogar psychopathischen Charakterstruktur des Devianten und formuliert:„Further experience has led me to modify this somewhat, as I have seen perverse development in relatively good character structures, especially in some creative people. Moreover, a perversion in well-defended isolation not infrequently is seen in clergymen and teachers" (S. 58).

ten gehen kann, scheinen beim Menschen Eindrücke und Wahrnehmungen vonnöten zu sein, die sich über einen längeren Zeitraum wiederholen.

Die erste Frage, die wir im Zusammenhang mit derartigen in die „lebende Substanz" eingehenden Apperzeptionen stellen, ist die nach dem Erlernen der eigenen Art. Ist uns dieselbe eingeboren, wissen wir also vor jeder Erfahrung um uns selbst? Eine derartige Frage läßt sich schwerlich beantworten, zumal es weder künstliche Versuche noch „natürliche Experimente" (Friedmann 1976) gibt, die ein Kind unter vollkommener Isolierung von jeglicher Begegnung mit Menschen aufwachsen ließen. Einige Berichte, wie jene über den Wilden von Aveyron (Schmidt 1955) oder die Wolfskinder von Midnapore (Singh 1964) lassen zu viele Fragen über frühe Lebensabschnitte offen, als daß sie uns klärend weiterhelfen könnten.

Aus der Mythologie ist uns bekannt, daß Romulus und Remus von einer Wölfin gesäugt wurden, ohne sich deshalb Wölfen zugehöriger als den Menschen zu fühlen. Aber auch ein Mythos reicht nicht aus, um die These, daß dem Menschen das Bild des Menschen eingeboren ist, zu erhärten.

Nach unseren Überlegungen, die wir allerdings ebensowenig belegen können, nehmen wir an, daß sich

- *der Mensch während der ersten Lebensmonate die eigene Art „einprägt", dieselbe also nicht oder nur beschränkt vor jeder Erfahrung gewußt wird, und*
- *ein „Entgegenkommen" besteht, sich arteigene vor artfremden Merkmalen anzueignen. Nur dann, wenn über eine längere Periode arteigene Merkmale nicht wahrgenommen werden können, werden sie durch artfremde ersetzt.*

Interessant erscheint uns in diesem Zusammenhang der Hinweis von Prekop (1985) über die Genese des Autismus, daß bei einem längerfristigen „Fehlen" des mütterlichen Gesichts während der ersten Lebenszeit dasselbe durch etwas anderes, z. B. eine Lampe, ersetzt wird.

Unabhängig davon, ob das Baby aufgrund genetischer Informationen um seine Art „weiß" oder diese „Zugehörigkeit" erwirbt, lernt es allmählich, zwischen Angehörigen seiner Art zu differenzieren und die primäre(n) Bezugsperson(en) von allen anderen zu unterscheiden, wobei wir der Ansicht sind, daß *ein taktil-kinästhetisches Erkennen vor dem visuellen erfolgt.*

Im 2. Halbjahr seines Lebens beginnt sich das Kind vornehmlich an einen Menschen zu binden und ist gleichzeitig besonders störanfällig für die längerfristige Abwesenheit der primären Bezugspersonen oder Beziehungsabbrüche. Eine besonders sensible Periode dürfte dabei der Zeitraum zwischen dem 6.- 8. Monat und dem 3. Lebensjahr darstellen (Spitz 1980; Bowlby 1972; Ainsworth 1972), in der auch das *Grundgefühl von Vertrauen und Sicherheit* entsteht. Derartige Entwicklungsschritte, wie wir sie hier postuliert haben, könnten natürlich weitreichende Auswirkungen auf die späteren sexuellen Beziehungen und die Entwicklung der geschlechtlichen Identität haben, indem

- *unter der Anahme, daß die eigene Art zumindest teilweise individuell gelernt werden muß, Sexualität ungerichtet bleibt, wenn dieser Lernprozeß nicht in ausreichendem Maße erfolgt, und*
- *bei Fehlen einer individuellen Bindungsfähigkeit sich das Sexualverhalten*

*zwar artgerichtet, aber unbezogen manifestiert, da eine konstante Beziehung
zu einem Menschen nicht hergestellt werden kann, und darüber hinaus*
*– die geschlechtliche Differenzierung beeinträchtigt wird, falls diese auch über
einprägsame Erfahrungen organisiert wird (zu denen allmähliche kognitive
Differenzierungsleistungen hinzutreten).*

Die Konsequenzen bei Zutreffen unserer Vorstellungen erscheinen uns deshalb
so schwerwiegend, weil nach unserer Ansicht bestimmte frühe, „einprägsame
Eindrücke" das Morphologische, Strukturelle und Funktionelle gleichermaßen
betreffen, *und was einmal während einer plastischen, substratsverändernden
Organisationsphase erworben wurde, kaum mehr verloren gehen,*[1] *oder bei
fehlendem Angebot später nur mehr auf einer weniger „substratverändernden"
Ebene des Lernens behalten werden kann.* Wenn auf einer tieferen Ebene Bindung nicht gelernt wurde, trifft die Erfahrung einer konstanten Beziehung zu
einem späteren Zeitpunkt auf eine andere Entwicklungs- und Differenzierungs-
stufe, kann also nicht dieselbe Ursprünglichkeit besitzen, wie in einer frühen
Phase. In dem Sinn sind *Modalitäten des Lernens hierarchisch organisiert,* so
daß bestimmte Formen im Lauf der Zeit ab- und andere zunehmen.

1.2.3 Lernen durch Angewöhnung

Unter Angewöhnung versteht Lorenz (1984 S. 102 ff.) einen Vorgang, bei dem
sich ein natürlicher Schlüsselreiz mit einem Reizkomplex der Umweltsituation
verbindet. Eine derartige Koppelung von Schlüsselreiz und Umweltsituation
wird über mehrmalige Auslösung des arteigenen Verhaltens angewöhnt. Zum
Unterschied von einer bedingten Reaktion vermindert sich dabei die natürliche
Attraktivität des Schlüsselreizes, da das Tier nur mehr dann die artspezifische
Reaktion zeigt, wenn der Schlüsselreiz samt dem assoziierten Reizkomplex auftritt. Es genügt also nicht mehr die einfache Konfiguration des Schlüsselreizes,
sondern der Komplex sämtlicher Reize – angeborener sowie angewöhnter –
wird zur Auslösung benötigt.

Auch im Bereich menschlichen Verhaltens können Vorlieben entstehen,
wobei allmählich natürliche, sexuell reizvolle Merkmale eines gewissen situativen Zusammenhanges bedürfen, um wirksam zu werden. Das können z. B. Vorlieben für bestimmte Wäschestücke sein, die ein Mann von einer Frau zu tragen
fordert, weil er erst dadurch sexuell erregt wird. Weder die Wäsche noch die
nackte Frau für sich allein haben für ihn sexuelle Attraktivität. Auch bei verschiedenen Formen masochistischer und sadistischer Perversionen muß der natürliche Anreiz mit bestimmten erniedrigenden oder aktiv aggressiven Handlungen
verknüpft sein, um dermaßen stimulativ zu wirken, daß eine sexuelle Befriedi-

---

[1] Die Unbeeinflußbarkeit verschiedener früh erworbener Verhaltensformen hat Money
(1984) folgendermaßen formuliert: „Neither native language nor G-I/R [gender-identity/
role] is present on the day of birth, though both need at birth a healthy brain (a human
brain) for their subsequent assimilation. Both then become inprinted into the brain. There-
after, they cannot be eradicated, except by a neurosurgeon's knife – or possible by a
stroke" (S. 233).

gung erreicht werden kann. Derartige Beispiele zeigen auf, daß die *begleitende Reizsituation ungleich größere Wichtigkeit für den Perversen* hat wie für Menschen, die natürliche sexuelle Beziehungen eingehen, ja, man gewinnt geradezu den Eindruck, daß das „Nebenbei und Drumherum" den wahren Reiz ausmachen, wobei jedoch nicht das Zielobjekt fehlen darf. In manchen Fällen, in denen der andersgeschlechtliche Partner durch ein befremdendes Objekt – z. B. eine Brille – ersetzt wird, kann das Bindeglied zu demselben die Phantasie darstellen, so daß sich der vorgestellte Partner als natürlicher Anreiz mit einem realen Objekt verbindet. Es würde an dieser Stelle allerdings zu weit führen, diese Gedanken noch weiter zu verfolgen, und wir werden deshalb später noch einmal darauf zurückkommen.

1.2.4 *Wie neutrale Reize durch bedingte Reflexe bedeutsam werden*

Im Jahre 1903 berichtete der russische Physiologe Iwan Pawlow über ein Phänomen, welches in hohem Maße die Forschungen über Lernen anstoßen sollte. Wie er in seiner berühmt gewordenen experimentellen Anordnung zeigen konnte, beginnt ein Hund beim Anblick und dem Geruch von Futter zu speicheln. Das ist nun natürlich keine neue Erkenntnis, da wohl jeder Besitzer eines Hundes diese Reaktion des Tieres kennt, wenn diesem Futter angeboten wird. Das Wesentliche an der Pawlowschen Versuchsanordnung war jedoch, daß mit der Vorgabe des Futters ein Licht aufleuchtete (oder in anderen Versuchen eine Glocke ertönte). Als er nun nach einigen Wiederholungen nur das Licht, ohne Futter „anbot", begann der Hund zu speicheln, wie auf den natürlichen Reiz. Er hatte einen bedingten Reflex – man könnte auch sagen, einen „Auslösermechanismus" – erworben, der allerdings nicht mit jenem Maß an Stabilität und unveränderbarer Wirksamkeit ausgestattet war, wie ein durch Prägung entstandener. Wir haben ja schon darauf hingewiesen, daß Prägung ein irreversibler und einmaliger Lernvorgang ist, während der bedingte Reflex meist erst über mehrmaliges Auftreten des natürlichen Auslösers mit einem anderen Reiz entsteht (wir sehen hier von einem one-trial-learning ab; siehe dazu Bures 1977, S. 493 f.). Darin ähnelt sein Erwerb dem Vorgang der Angewöhnung, doch läßt sich diese insofern abgrenzen, als der mit dem natürlichen Auslöser assoziierte Reiz allein nicht zur Reaktion führt, wie auch die alleinige Präsentation des natürlichen Reizes wirkungslos bleibt. Im Fall der Angewöhnung müssen also beide Komponenten zusammenfallen.

Darüber hinaus lassen sich auch bedingte Reflexe zweiter Ordnung erzeugen, indem man kurz vor der Darbietung des bedingenden Reizes einen neutralen Reiz vorgibt, der nach mehrmaliger Präsentation nun alleine die bedingte Reaktion auslösen kann. Wenn ein Hund beim Aufleuchten eines Lichts zu speicheln beginnt, kann man nunmehr einen Glockenton vor dem Erscheinen des Lichts erklingen lassen, wobei nach einigen Wiederholungen dieser Abfolge der Speichelfluß auf den Glockenton eintritt, ohne daß das Licht folgen muß.

Es liegt auf der Hand, daß sich das Auftreten des bedingten Reflexes in der stammesgeschichtlichen Entwicklung von großem Vorteil für die damit ausgestatteten Arten erweist, *da er mehr Flexibiliät und Anpassung an sich verän-*

dernde Situationen und Lebensumstände ermöglicht als z.B. eine unauflösbare Verkoppelung des Erlernten mit dem Angeborenen, wie sie die Prägung darstellt. Ein unbedingter Reflex kann bereits auf einer verhältnismäßig wenig differenzierten Organisationsstufe nervaler Prozesse ablaufen, indem sich dieser Ablauf auf das sensorische Neuron, das Rückenmark als Umschaltstelle und das motorische Neuron beschränkt. Für die Erzeugung bedingter Reflexe scheint jedoch der eben beschriebene Reflexbogen nicht auszureichen und es dürften subkortikale Strukturen an seinem Zustandekommen beteiligt sein. Er ist aber nicht an kortikale Bereiche gebunden, wie sich in Tierversuchen mit Hunden, Katzen oder Affen nachweisen läßt, denen die Hirnrinde exstirpiert wurde (Bures 1977).

In einer hierarchischen Abfolge des Auftretens von Formen des Lernens läßt sich damit jene Organisationsstufe in der Phylo- und Ontogenese abschätzen, auf der der bedingte Reflex erworben werden kann, wobei auf höherer Ebene das gleiche, aber nicht auf dieselbe Art und Weise, erlernbar ist.

Wir haben uns bisher mit der Frage befaßt, wie ein bedingter Reflex erworben werden kann, wobei das Erworbene nicht unauslöschlich behalten wird. Wir nehmen deshalb an, daß der bedingte Reflex *keinen* substantiellen, also „stofflich strukturierenden" Vorgang darstellt, da die Verbindung zwischen bedingendem Reiz und bedingter Reaktion auch wieder aufgelöst werden kann. Wird dem Hund, der auf einen Glockenton zu speicheln beginnt, derselbe oft und rasch hintereinander dargeboten, hört nach einiger Zeit die Speichelsekretion auf, wobei nach einigen Stunden der Ton nochmals Speicheln hervorruft, bis nun bei weiterem mehrmaligem Erklingen desselben der bedingte Reflex aufgelöst wird.

1.2.4.1 Die Sexualisierung neutraler Reize

Das besondere an der Ausbildung des bedingten Reflexes ist die Tatsache, daß über diesen Lernvorgang neutrale Reize Signalwirkung und damit spezifische Bedeutsamkeiten erhalten. Sein Ablauf ist nicht an kortikale Vorgänge und bewußtes Erleben gebunden, doch schließt sein Auftreten „begleitendes Bewußtsein" nicht aus, so daß dieses in die Reiz-Reflex-Konfiguration einbezogen sein kann.

Wenn ein bedingender Reiz Speichelfluß auslösen kann, dann fragt man sich, ob nicht durch die gleichen Prozesse des Lernens neutrale Reize einen sexuellen Anreiz bekommen. Indem wir streng auf der Ebene des Beobachtbaren (zu) bleiben (versuchen), stellen wir fest, daß – unter der Voraussetzung von sexueller Appetenz – die Wahrnehmung (natürlicher) anlockender Merkmale genitale Reaktionen hervorruft. Bieten wir nunmehr in Anlehnung an die Pawlowsche Versuchsordnung mit dem natürlichen Auslöser einen „neutralen" Reiz, sollten nach mehrmaligen Wiederholungen einer derartig weitgehend simultanen Präsentation bereits bei der Apperzeption des nunmehr bedingenden Reizes genitale Reaktionen auftreten, ohne daß der natürliche folgt. Im Idealfall löst dann das Aufleuchten eines Lichts sexuelle Reaktionen aus, da doch z. B. Bordellbesitzer sicherlich ohne Kenntnisse der Pawlowschen Versuchsanordnung ein rotes Licht über dem Eingang leuchten lassen, wohl aus der Erfahrung, daß durch dasselbe Kundschaft angelockt wird. Auf eine derartige Wirksamkeit erworbener Auslöser sexueller Erregung zielen auch erotische Literatur und pornographische Schriften, wobei die geschriebenen oder gehörten Worte die Qualität eines „bedingenden Reizes" aufweisen können. Wir haben hier deswegen Anführungszeichen gesetzt, weil wir der Phantasie bei diesem Lernprozß eine wesentliche und vermittelnde Rolle beimessen, was uns im Moment aber von einem „unverfälschten" Reiz-Reaktions-Modell bereits zu weit entfernt. Am ehesten mag dasselbe beim Menschen für ganz kleine Babies zutreffen, wenn jene Formen des Lernens und Behaltens, die die Ebenen des bedingten Reflexes und operanten Konditionierens übersteigen, erst rudimentär in Entwicklung begriffen sind, wobei wir damit nicht behaupten, daß die späteren Formen die früheren in dem Sinn ablösen, daß diese dann nicht mehr auftreten. *Sie werden jedoch zu Teilen von Lernprozessen, die verschiedene Formen des Lernens und Behaltens integrieren.* So wie Teile geschlossener Erbprogramme teilweise durch Prägung und bedingte Reflexe ersetzt werden, fügen sich im Lauf der Evolution neue Formen des Lernens in die bereits vorhandenen ein. Auch in der Ontogenese können Handlungen der Mutter die Qualität bedingender Reize erwerben und entsprechende genitale Reaktionen beim Baby hervorrufen. Derartige, verhältnismäßig einfache Reiz-Reaktions-Muster werden allmählich mit anderen Lernvorgängen vermischt und es wird dann zunehmend schwieriger, noch die ursprünglichen Muster bedingter Reflexe wahrzunehmen und zu erkennen.

Gemäß dem thematischen Schwerpunkt dieses Buchs geht es mir auch um die Analyse bedingender (optischer, akustischer, taktil-kinästhetischer, olfaktorischer) Reize und Reizketten, deren Apperzeption genitale Reaktionen hervorruft. Die Abfolge zunehmender Attraktivität bedingender Signale wird gezielt durch die Stripteasetänzerin eingesetzt, bei deren Vorführung jedes Wäschestück, das abgelegt wird, „Hinweischarakter" auf das Kommende besitzt. Es kann also die sexuelle Erregung gleichsam auf den Büstenhalter, die Unterhose, einen Schuh „abfärben", oder (in Umgehung der behavioristischen Position) auf die inneren Repräsentanzen derartiger Wäschestücke beim Zuschauer. Allerdings sind einem solchen Vorgang des „Abfärbens" üblicherweise Grenzen gesetzt, da mit schwindender Ähnlichkeit von Reizen einer Kategorie gegenüber den bedingenden die Reaktionstendenz auf deren Darbietung abnimmt (Reizgeneralisation).[1]

Die an sich einleuchtende Modellvorstellung des Lernens sexueller Signale über bedingte Reflexe vermag allerdings nicht die Entstehung der vielen Varianten menschlichen sexuellen Verhaltens und Fehlverhaltens hinreichend zu erklären. So kann beispielsweise ein Fetisch erworben werden, ohne daß derselbe

---

[1] Manchmal scheint sich jedoch eine Sexualisierungstendenz auch auf völlig unspezifische Reize auszubreiten. So konnte Binder (1968) durch eine Untersuchung hemmungslos getriebener Sexualverbrecher mit dem Rorschachtest aufzeigen, daß diese auch auf sexuell unspezifische, diffuse und informationsarme Reize sexuell reagierten.

simultan mit natürlichen Auslösern sexueller Reaktionen apperzipiert wird, so daß er eine „Kreation" des Individuums darstellt. Wenn aber der Fetisch doch nach klassischem Muster ein bedingender Reiz geworden ist, wie kommt es dazu, *daß er sich gleichsam verselbständigt und dem natürlichen Reiz vorgezogen wird,* da doch der Hund Pawlows sicher nicht das Licht dem Futter vorziehen wird, wenn ihm eine entsprechende Entscheidung abverlangt wird. Derartige und andere Phänomene zwingen uns, den Boden einer klassischen Reflexologie zu verlassen, wenn wir sie zu interpretieren versuchen.

Wir betonen nochmals, daß wir die Existenz bedingender Auslöser für menschliches Sexualverhalten keinesfalls ausschließen, doch bilden sie in vielen Fällen eben nicht die einzige Basis für eine sexuelle Fehlentwicklung. Bereits bei Versuchsanordnungen mit Tieren erweist es sich als außerordentlich schwierig, bedingende Auslöser für sexuelles Verhalten experimentell auszubilden und den Nachweis ihrer Wirksamkeit zu erbringen (Zamble et al. 1985). Ebenso kompliziert erscheint die Demonstration des „reinen" bedingten sexuellen Reflexes beim Menschen, da – wie wir ja schon angedeutet haben – gleichzeitig mit dem entsprechenden Vorgang des Verbindens des zu erwerbenden Auslösers mit der Reaktion Lernprozesse auf einer Metaebene bedingter Reflexe ablaufen (können), wodurch die Abgrenzung jener Ebene, auf der primär gelernt wurde, erschwert wird.

Bei einer Diskussion über das Auftreten bedingter Reflexe im Bereich menschlichen Sexualverhaltens halten wir extreme Positionen für falsch, deren jeweilige Vertreter sexuelle Fehlentwicklungen

– entweder ausschließlich über bedingte Reflexe zu begründen versuchen,
– oder deren Einfluß auf die Entstehung devianten Verhaltens radikal negieren,

da wir glauben, *daß die Vielfalt sexueller Perversionen mit ihren zahlreichen individuellen Varianten nicht auf eine einzige Form der Genese rückführbar ist.* Wenn bedingte Reflexe für die Entstehung mancher Störungen eine Rolle spielen – und daran zweifeln wir nicht – dann bleibt die schon oben angeschnittene Frage offen, warum manche Menschen dem gelernten sexuellen Reiz anstatt dem natürlichen den Vorzug geben. Das Modell des bedingten Reflexes muß bei diesem Problem die Antwort schuldig bleiben bzw. bedarf einer Reihe von Hilfskonstruktionen und Anleihen bei anderen Theorien, um klärende Hinweise geben zu können.

1.2.5 Lernen durch operantes Konditionieren

Beim bedingten Reflex im engeren Sinn werden durch den bedingenden Reiz Reaktionen einzelner Organe oder Muskeln ausgelöst. Dieses sehr begrenzte Konzept fand in der amerikanischen Lernpsychologie eine Ausweitung, indem an die Stelle des bedingten Reflexes der erweiterte Begriff der „konditionierten Reaktion" gesetzt wurde. Außerdem wird der natürliche Reiz als „unkonditionierter Reiz" bezeichnet und der bedingte als „konditioneller", wobei die Phase des Erwerbs bedingter und konditionierter Verhaltensweisen mit dem Begriff der Konditionierung beschrieben wird.

Wie schon bei Pawlow, sollte eine tierexperimentelle Anordnung neue Einsichten in einige Probleme des Lernens und Behaltens bei höher organisierten Lebewesen vermitteln. Setzt man eine Katze in einen Käfig, der durch einen Mechanismus von innen geöffnet werden kann, wird sie irgendwann einmal zufällig den Öffnungsmechanismus betätigen und dadurch dem Käfig entkommen. Wird das Tier nunmehr wieder in den Käfig gesperrt, wiederholt es vielleicht bereits jene Bewegung, die zum Öffnen der Tür geführt hatte (Thorndike 1898; 1932). Der positive Effekt, den somit eine bestimmte Bewegung bewirkt, erhöht die Wahrscheinlichkeit ihres Auftretens, wobei sich nach Thorndike jene Verhaltensweisen am besten einprägen, die die Befriedigung eines Triebs nach sich ziehen. Die Stärke der Einprägung wächst mit der Zahl der Versuche, wenn dieselben innerhalb kurzer Zeitintervalle wiederholt und von einer Triebreduktion begleitet werden (Hull 1943).

Mit dem Auftreten des *operanten Lernens* in der stammesgeschichtlichen Entwicklung wurde neben dem Erscheinen des bedingten Reflexes ein weiterer beträchtlicher Schritt aus der Umklammerung unveränderbarer ererbter Regulative und geprägter Triebreaktionen getan. Damit haben wir uns schon sehr weit von den geschlossenen Molekularprogrammen entfernt und bewegen uns bereits in einem relativ offenen und flexiblen Bereich der Organisation von Verhalten. Während bei der Versuchsanordnung von Pawlow der Hund das Licht oder den Glockenton in keiner Weise manipulieren kann – wir es also mit einer Form von „passivem Lernen" zu tun haben – finden die Katzen von Thorndike den Weg in die Freiheit durch ihr eigenes, aktives Verhalten. Eine derartige Form des Lernens ermöglicht eine größere Kontrolle der Reizsituation und weist ein höheres Maß sowohl an Möglichkeiten zur Adaptation als auch zur „Kreativität" auf. Sie erlaubt außerdem, einige Korrelate von Einprägungsvorgängen zu beobachten und andere indirekt zu erschließen. Zum Unterschied zu den hier beschriebenen Laboratoriumssituationen wird in der natürlichen Umgebung des Tieres Lernen nach den Modellen des bedingten Reflexes und des operanten Konditionierens meist in Verbindung miteinander auftreten.

Die Übertragung der hier angerissenen Lerngesetze auf menschliches Verhalten und Behalten wurde insbesondere durch Skinner (1953) angestoßen, der maßgeblich die Entwicklung von Lernmaschinen und die Einführung des programmierten Lernens beeinflußt hat, wobei aber bei letzterer Form eines instrumentellen Lernens eine triebreduzierende Wirkung im ursprünglichen Sinne wegfällt.

Welche Konsequenzen kann man nun aus diesen Erkenntnissen und Einsichten in Phänomene des operanten Lernens für die Erklärung und Interpretation sexuellen Fehlverhaltens ableiten?

Es ist z.B. bekannt, daß manche Säuglinge exzessiv bis zur physischen Erschöpfung onanieren, wobei wir ein derartiges Phänomen an dieser Stelle ohne Auseinandersetzung mit Fragen der Ätiologie näher beleuchten wollen. Wir gehen dabei in unseren Überlegungen davon aus, daß der kleine Säugling zufällig, vielleicht durch bedingte Reflexe „provoziert", Bewegungs- und Verhaltensweisen ausführt, die „lustvolles Spüren" in ihm auslösen und schließlich in einem offensichtlich orgastischen Höhepunkt münden, da alle Anzeichen psychovegetativer Reaktionen dafür sprechen, daß die steigende Phase der Spannung und Erregung in einem Höhepunkt gipfelt, der gleichzeitig eine Lösung und Entspannung einleitet. Die Wahrnehmung des Bewegungsmusters, das zu einer dermaßen spannungslösenden Wirkung (relief of tension) führt, hat eine „andressierende" Wirkung und kann zu einer erstaunlich häufigen Wiederholung des Onanierens innerhalb kürzester Zeit führen. Dieses exzessive Wiederholen eines Verhaltens, das spannungslösende Lust hervorruft, erinnert an die Experimente mit Ratten, die durch das Drücken eines Hebels Zentren ihres Gehirns über implantierte Elektroden stimulieren, die offensichtlich einen hohen Grad von lustvollen „Empfindungen" auslösen, da die Ratten bis zur vollkommenen Erschöpfung immer wieder die Taste betätigen.

Im Grunde genommen erscheint Verhalten kaum denkbar, welches nicht auch über operantes Konditionieren beeinflußt oder modifiziert wird, insbesondere wenn man sexuelles Verhalten und Fehlverhalten einer Analyse zuführt. Das Fehlverhalten selbst hat einen dermaßen verstärkenden Effekt durch sexuelle und andere Gratifikationen, daß therapeutischen Beeinflussungen massive Barrieren entgegenstehen können. Daß gerade auch im Bereich sexuellen Verhaltens verschiedene Lernformen einander überschneiden, zusammenspielen etc., liegt auf der Hand, da in einer sexuellen Beziehung natürliche und bedingende Reize zusammenspielen. Wenn wir allerdings eine so weitreichende These formulieren, daß von operanten Konditionierungen unbeeinflußtes Verhalten kaum vorstellbar ist, so erfordert das in vielen Fällen eine Ausweitung der Theorien von Thorndike und Hull, wie sie Tolman (1932) vorgenommen hat. Er gibt der Ratte ein Ziel, nämlich Futter zu finden oder aus einem Käfig zu flüchten etc., und interpretiert die Reize auf dem Weg zum Ziel als „Wegweiser" oder Hindernisse. Wenn die hungrige Ratte durch ein Labyrinth läuft, gewinnen die Reize Bedeutungen und können sogar Schmerzreize eine „positive Qualität" erhalten, indem sie den rechten Weg weisen. In Verbindung mit dieser *finalen* Interpretation des Lernens lassen sich in Hinblick auf sexuelle Deviationen die Gedanken formulieren, daß

- *das Verhalten des Devianten auf etwas abzielt und Reize auf diesem Weg zum Ziel positive oder negative Qualitäten erlangen und*
- *Schmerzen positive Hinweise bedeuten können.*

Das wirkliche Ziel des Devianten kann subtil und nicht sofort erkennbar sein. So mag es dem Masochisten offensichtlich um den Schmerz gehen, der ihm lustvolles Erleben bereitet, doch kann sein wahres Ziel in der Kontrolle des sadistischen Partners liegen, den er eben durch seine Qualen anreizt und manipuliert. Zu derartigen „geheimen Zielen" jenseits einer sexuellen Gratifikation kommen wir in einem späteren Abschnitt. Nach der Konzeption Tolmans bedeuten die Qualen des Masochisten Bestätigungen auf einem erfolgversprechenden Weg. Ein weiterer, uns bedeutsam erscheinender Aspekt der Theorie von Tolman soll hier noch angeführt werden, nämlich die Möglichkeit eines unterschwelligen, also latenten Lernens. Auch dann, wenn keine Triebreduktion damit verbunden ist, lernt die Ratte.[1] Ein derartiges subtiles und latentes Lernen von potentiellen

---

[1] Besonders Bandura (1965) hat sich mit jenen Lernvorgängen befaßt, die ohne Belohnung bestimmter Verhaltensmuster stattfinden. Es werden dabei Verhaltensweisen von „Vorbildern" imitiert.

sexuellen Reizen hat viel für sich, wenn man nicht annehmen will, daß das perverse Verhalten ohne Vorläufer mit seinem ersten Auftreten entsteht.

1.2.5.1 Die (experimentelle) Erzeugung und Entstehung skurriler Verhaltensweisen

In Tierversuchen läßt sich nachweisen, daß über Lernen durch operantes Konditionieren Tieren die seltsamsten Bewegungsabläufe andressiert werden können. Durch die positive Veränderung bestimmter Ab- und Ausschnitte des Verhaltens lassen sich beispielsweise vollkommen unnatürliche und „gezierte" Bewegungsmuster formen und ausbilden (shaping), so daß Tauben wahre „Tänze" vollführen oder die weltberühmten Lippizaner der Spanischen Hofreitschule in Wien komplizierteste Schrittmuster absolvieren. Uns sind keine entsprechenden Experimente und Dressurakte zur Erzeugung skurriler sexueller Verhaltensmuster bekannt, doch sehen wir keine Hindernisse für die Konditionierbarkeit derselben.

Auch aus dem menschlichen Bereich wissen wir um eigenartige Bewegungs- und Verhaltensauffälligkeiten, die Bestandteil einer Perversionsgestalt sein können. Die Entwicklung derartiger Verhaltensformen und situativer Arrangements wird erst auf der Lernebene des operanten Konditionierens denkbar, indem ein erfolgreiches Verhalten, das Befriedigung verspricht, beibehalten wird, wobei neben der sexuellen Triebreduktion individuelle (geheime) Zielvorstellungen abgesättigt werden.

Auffällige Verhaltensmuster werden allerdings meist nicht allein über „Versuch und Irrtum" erworben, sondern können auch eine „kreative" Leistung darstellen, die die Aufmerksamkeit eines potentiellen Mitspielers innerhalb eines perversen Arrangements planend „vorwegnimmt", wobei dessen Reaktionen bestätigende Hinweise darstellen können. Damit haben wir aber auch schon wieder eine reine, durch Konditionierung ausgebildete Abfolge eines devianten Sexualverhaltens hinter uns gelassen und auf Prozesse hingewiesen, die die Möglichkeiten des konditionierenden Lernens übersteigen und mit in die Perversionsgestalt integriert sind.[1]

Für die Aufrechterhaltung sexueller Perversionen dürfte aber gerade das konditionierte Lernen eine wesentliche Rolle spielen.

---

[1] Besonders mit der „kognitiven Wende" haben die klassischen lerntheoretischen Konzeptionen eine beachtliche Ausweitung erfahren. Denn durch Konditionierungsvorgänge entstehen auch „innere Repräsentationen von sich und der Welt", die adaptierend und modifizierend auf das Verhalten wirken (Kraiker, in Reinelt und Datler 1989).

1.2.5.2 Die Konditionierung von Konflikten – simultane Annäherung und Vermeidung – Konsequenzen der Unentscheidbarkeit

Bei einigen der bisher genannten Formen des Lernens waren es Experimente mit Tieren, die uns über die Modi ihres Lernens einige Einsichten vermittelten. Derartige Erkenntnisse lassen sich teilweise auf das Lernen beim Menschen übertragen, da auch dieser auf verschiedenen phylogenetisch entstandenen Ebenen der neuronalen Organisation lernt, wobei aber seine diesbezüglichen Fähigkeiten die tierischen Möglichkeiten weit übersteigen. Ohne eine umfassende Beschreibung eines Laboratoriumversuchs mit Ratten geben zu wollen (Brown 1942; 1948), werden wir dessen wichtigste Ergebnisse herausgreifen, da dieses Experiment die theoretischen Konzeptionen von Hull (1943) beeinflußt hat. Zuerst lernten die hungrigen Tiere, über einen geraden Steg zum Futter zu laufen. Hernach wurden sie mit einer Zugfeder verbunden, über deren Ausmaß an Dehnung die Kraft bemessen wurde, mit der die Ratten zur Futterquelle strebten.

Eine andere Gruppe von Tieren erhielt am Ziel einen elektrischen Schlag und lernte, dasselbe über die schmerzliche Wahrnehmung zu vermeiden. Die Stärke, mit der sie vom Ziel wegstrebten, wurde in derselben Weise wie die Annäherung registriert. Indem nun die Tiere beider Gruppen an verschiedenen Stellen auf den Laufsteg gesetzt wurden, ließ sich die Dehnung der Feder zur jeweiligen Distanz der Ratten zum Ziel in Beziehung setzen, wobei mit steigender Nähe zu diesem sowohl beim Hin- als auch beim Wegstreben der Kraftaufwand der Tiere zunahm. Nun lassen sich bei einem derartigen Experiment Positionen skalieren, denen eine bestimmte Stärke der Annäherungs- oder Vermeidungstendenz zugeordnet werden kann. Die Reize auf dem Weg zum Ziel erhalten einen zu- oder abnehmenden Aufforderungscharakter und beeinflussen dadurch das Verhalten der Tiere.

Darüber hinaus ist eine weitere und für unser Thema wesentliche Variante eines solchen Versuchs die Vorgabe eines Ziels, welches sowohl positive als auch negative Qualitäten aufweist. In der experimentellen Situation lernen die Tiere, daß sie am Zielpunkt sowohl Futter als auch ein elektrischer Schlag erwarten, was eine beträchtliche Veränderung der oben beschriebenen Verhaltensmuster hervorruft. Die hungrige Ratte beginnt zwar, zum Futter zu laufen, doch sobald sie in den Bereich starker Hinweisreize kommt, verlangsamt sich ihr Tempo, bis sie auf einen Wegabschnitt gelangt, an dem Appetenz und Aversion ungefähr gleichermaßen wirksam sind, wobei die Tiere nun einen gespannten, gehemmten und verängstigten Eindruck machen.

Gemäß einem solchen, an tierexperimentellen Untersuchungen gewonnenen Modell eines Annäherungs-Vermeidungs-Konflikts lassen sich auch manche menschliche Verhaltensformen im Rahmen sexueller Deviationen beschreiben. So kann für einen Exhibitionisten die Frau als Ziel seines sexuellen Verlangens sowohl anziehende als auch abstoßende Facetten in sich vereinen. Er möchte sich ihr nähern (z.B. sexuelle Attraktion), gleichzeitig vermeidet er dies aber (z.B. Erwartung abwertenden Verhaltens). Den Konflikt versucht er aus einer „kritischen Distanz" zu lösen, indem er sich verbirgt und zugleich zeigt. Anstelle einer sexuellen Beziehung wird das Genitale präsentiert. Kommt ihm die Frau zu nahe, flüchtet er.

In ähnlicher Weise kann aus einem Annäherungs-Vermeidungs-Konflikt bei einem unsicheren Jugendlichen ein sexuelles „Ersatzverhalten" resultieren, wenn er eine verlockende und zugängliche sexuelle Beziehung nicht wagt und statt dessen Unterwäsche von der Wäscheleine stiehlt, um damit, in Verbindung mit masturbatorischen Handlungen, den natürlichen Körper der Frau zu ersetzen.

In Zusammenhang mit dieser Art von Konflikten wollen wir auch noch ein beachtliches Experiment von Pawlow anführen (Pawlow 1926, Ausg. 1972), bei dem Hunde über den bedingten Reflex die Form eines Kreises von einer Ellipse zu unterscheiden lernten. Die Versuchsanordnung wurde dermaßen gestaltet, daß der Kreis regelmäßig vor der Vorgabe des Futters gezeigt wurde, während auf die Präsentation der Ellipse keine Nahrung folgte. Die Formen der beiden geometrischen Figuren wurden hierauf dermaßen einander angenähert, daß sie die Tiere nicht mehr unterscheiden konnten und in dieser Situation eines Wahlkonflikts derart dekompensierten, daß Kreislaufstörungen, Nahrungsverweigerungen und *genitale Reaktionen* auftraten. Wenn wir stark vereinfachen, übersetzte sich die Spannung aus diesem Entscheidungskonflikt in somatische Reaktionen und Verhaltensauffälligkeiten, wobei an diesem Beispiel deutlich wird, *wie trotz fehlender sexueller Appetenz die Spannung zu derartiger Erregung führen kann.* Diese Beobachtung gibt vielleicht einen Hinweis darauf, daß manche Säuglinge deswegen exzessiv bis zum Orgasmus onanieren, weil eben nicht nur ein sexuelles Bedürfnis, sondern auch „unspezifische" Spannungszustände zu genitalen Erregungen führen, die über den Orgasmus abgeführt werden, wobei aber die Spannung nicht dort gelöst wird, wo sie entsteht, so daß die Phase der Entspanntheit rasch vorübergeht.

1.2.6 Vom „Zufall" zum Einfall – sexuelles Verhalten als Mittel für nichtsexuelle Zwecke

In seinem ursprünglichen Sinn bezeichnet der Begriff der Mimikry die „Nachahmung" der körperlichen Gestalt und Färbung eines anderen Tiers, welches wegen Gefährlichkeit, üblen Geschmacks, großer Unverletzbarkeit usw. mehr Überlebenschancen besitzt. Auf diese Weise wird von einem wehrlosen Tier etwas „vorgetäuscht", was natürlich nicht aus einer Absicht entstanden, sondern das Ergebnis der natürlichen Auslese ist. Besondere Formen von Mimikry liegen dann vor, wenn Auslösemechanismen einer anderen Art nachgeahmt werden und das Tier dadurch zum Adressaten des ausgelösten Verhaltens wird, oder Merkmale der eigenen Gattung „vorgetäuscht" werden, wie das etwa bei verschiedenen Affenarten der Fall ist, bei denen Männchen Nachahmungen des weiblichen Genitales besitzen, die im Zuge einer Demutsgeste gegenüber einem überlegenen Tier präsentiert werden und den Rivalen beruhigen (Lorenz 1982).

In einem erweiterten Sinn des Begriffs der Mimikry können nicht nur Körperformen, einzelne Merkmale und Farben, sondern auch Verhaltensmuster nachgeahmt werden, um dadurch einen Adressaten zu täuschen. Wenn ein Affe ein sexuelles Verhaltensmuster benützt, um über diesen Weg den Artgenossen abzulenken und ihm eine Banane zu entwenden, stoßen wir damit auf ein Handeln, welches von hoher kognitiver Leistungsfähigkeit zeugt. Ein derartiges Handeln konnte erst zu einem Zeitpunkt der Evolution auftreten, an dem Verhaltenssequenzen aus einem sexuellen Funktionskreis herauslösbar wurden. Besonders auf der Entwicklungsebene des Menschen kann in subtilster Weise das Schauspiel an die Stelle eines aus „rein" sexuellen Bedürfnissen motivierten Verhaltens treten, wie später noch ausführlicher gezeigt werden wird.

1.2.6.1 Die „Erschaffung" der sexuellen Perversion

Wenn eine Katze durch „Versuch und Irrtum" den Mechanismus zum Öffnen eines Käfigs entdeckt und sich damit einen zielführenden Bewegungsablauf erwirbt, oder gar ein Affe aus der Vorspiegelung falscher Tatsachen Nutzen schlägt und sich eine Banane verschafft, so sind dafür hoch organisierte Strukturen und Funktionen des Gehirns notwendig, wobei wir dem trickreichen Verhalten des Affen bereits echte Denkvorgänge zugrundelegen.

Mit der Herauslösung von Bewegungsabläufen und Verhaltensmustern aus starren Erbprogrammen und ihrer flexibleren Übertragbarkeit auf variierende Situationen erweitert sich der Spielraum des Möglichen, wobei bei Tieren vorerst Erfindungen vornehmlich zufällig gemacht werden (Ausnahme sind die Hominiden). Sobald jedoch das „Versuch-und-Irrtum-Verhalten" „verinnerlichbar" wird und damit auch an die Stelle äußeren Handelns treten kann, wird die Tür zum Denken aufgestoßen.

Die neue Möglichkeit, zwischen mehreren Varianten wählen zu können, bedeutet eine Zunahme an Freiheitsgraden und beinhaltet eine aktive Leistung des Individuums. Wir nähern uns damit auch jener Ebene, auf der sexuelle Deviationen, oder zumindest die auf dieser Ebene entstehenden Anteile derselben, „spezifische Leistungen darstellen". Das ist sicher nicht der Fall, wenn eine Graugans durch den Versuchsleiter in ihrem „Liebesverlangen" auf einen Luftballon geprägt, oder eine Ratte durch widernatürliche Reize über bedingte Reflexe sexualisiert wird. Auch die skurrilen Tänze einer Taube sind keine Erfindung von ihr, sondern in Verhalten umgesetztes Denken des Dresseurs. Trotzdem wollen wir auch jenes abweichende Sexualverhalten, das „ohne Zutun" des Tiers entstanden ist, als deviant bezeichnen, denn auch beim Menschen wurzeln so manche schwerste Störungen der Objektwahl, der psychosexuellen Identität und des Geschlechtsrollenverhaltens offensichtlich in solchen frühen Formen des Lernens und besitzen infolgedessen einen sehr einfach strukturierten Kern, der auf späteren Entwicklungsebenen angereichert wird. Wenn wir hier von frühen Formen des Lernens sprechen, dann meinen wir nicht, daß die sexuelle Fehlentwicklung bis in die genetische Information reicht, wiewohl auch dieselbe über ausgeformte Störungen der Morphologie und Funktion in eine Perversionsgestalt integriert sein kann.

Vieles in der Entwicklung des Menschen liegt jenseits seiner freien Entscheidbarkeit,

doch er ist seinen Umweltbedingungen nicht hoffnungslos ausgeliefert, sondern „verwendet" dieselben im Prozeß der bio-psychischen Entwicklung.

Somit wird der Mensch „erschaffen" und „erschafft" sich zugleich selbst, wird durch das Vorgegebene beeinflußt und beeinflußt wiederum dasselbe. Indem er äußere und innere Bedingungen in ungleich höherem Maß organisieren und kombinieren kann als das Tier, entsteht Neues, indem selbstverständlich auch der Zufall, der wiederum individuell organisiert wird, seine Bedeutsamkeit hat. Die Perversion ist ursprünglich sicher kein absichtlich angestrebtes Sexualerleben und -verhalten, doch kann sie intentional ausgebaut werden. Manchmal ist es die Intention eines Verführers oder Zuhälters, der dem heranwachsenden Kind eine solche Perversion anlernt, und *manchmal liegen Bedingungen der Lebenssituation vor, die ihm vielleicht keinen anderen Ausweg lassen, als sie in devianter Weise zu organisieren*, wobei Latentes erst später manifest werden kann. In diesem Sinne „erschafft" der Mensch Anteile der Perversionsgestalt, wobei „Schöpferisches" auf der Ebene der Konditionierung nur rudimentär und erst auf einer Metaebene deutlich zutage tritt.

Parallel mit den hier vorerst nur angedeuteten Übergängen von Lernvorgängen, wie sie von der Ethologie und den klassischen Lerntheorien beschrieben wurden, zum intentionalen Denken, entwickelt sich allmählich Bewußtsein. Sowohl dieses als auch biologische Prozesse und Verhalten stellen integrale Bestandteile der biopsychischen Organisation dar und bedürfen zu ihrer Erklärung und Analyse einander ergänzender Theorien.

1.2.7 *Beharrungstendenz sexueller Perversionen gegenüber Veränderungen*

Wenn einmal die „Gestalt" einer Perversion entstanden und gleichsam optimiert ist, wird sie, mit gewissen Modifikationen und Varianten, in immer derselben Art und Weise reproduziert. Der Prozeß der Vervollkommnung bedeutet gleichzeitig Erstarrung. Das „Gefundene", „Erschaffene", „Kreierte" wird ritualisiert und invariant, so daß es schließlich einem instinktähnlichen Verhalten ähneln kann.

Ursachen und Gründe für die ausgeprägte Invarianz vieler Perversionen gibt es zahlreiche, und sie reichen von früh erworbenen strukturellen und damit unveränderbaren Anteilen bis zu orgastisch verstärkten Kontingenzen, die über bedingte Reflexe oder operantes Konditionieren etabliert wurden. Dermaßen verfestigte Verkettungen sollen nicht zu einem therapeutischen Pessimismus Anlaß geben, da manchmal zwar der Kern der Perversionsgestalt nicht erreichbar ist, aber dafür über den therapeutischen Prozeß das biopsychische Umfeld umorganisiert und verändert werden oder das nicht Gelebte, welches abgewehrt werden muß, zum Ausdruck kommen kann.

Nachdem wir bislang primär biologische und verhaltenstheoretische Konzeptionen bearbeitet haben, wenden wir uns nunmehr der Dimension des Psychischen zu und damit auch dem sexuellen Erleben.

1.3 Entwicklung des Bewußtseins

Schon bei Hegel finden wir eine Entwicklungslinie vorgezeichnet, die den wesentlichen und zentralen Gedanken der Menschheitsgeschichte in einem allmählichen Erwachen der Vernunft sieht, in einem Prozeß, in dem das Unbewußte zum Bewußtsein kommt und vom Anorganischen über das Organische bis zu den Errungenschaften der Kultur führt (Landmann 1964; S. 95). Mit Eigenschaftsworten wie „vernünftig" oder „erkenntnisreich" bezeichnen wir üblicherweise hochentwickelte und differenzierte Prozesse des Geistigen, die mit Bewußtsein verknüpft sind. Kaum jemand würde wohl die Katze, die aus dem Käfig einen Weg findet, als vernünftig bezeichnen, eben weil die Entdeckung des Fluchtwegs nicht durch einsichtiges Handeln, sondern über Versuch und Irrtum zustande gekommen ist. Oder hat man schon jemals eine vernünftige Zecke gesehen, obwohl doch ihr Handeln von hoher Zweckmäßigkeit und „Sinnhaftigkeit" zeugt?

Bei all unseren bisherigen Ausführungen konnten wir Dimensionen des seelischen Erlebens und unbewußter und bewußter seelischer Prozesse umgehen, zumal weder das Tier noch der Säugling und nur sehr begrenzt das Kleinkind über derartige Vorgänge zu berichten vermögen. Somit müssen wir also jene „Vernunft" oder „Weisheit", die in der Natur waltet, von jener individueller geistiger Prozesse unterscheiden, wobei es weniger verwirrend ist, wenn wir von einer der leblosen Materie und auch den Pflanzen innewohnenden Information sprechen, da doch die Moleküle des Kristalls „wissen", wie sie sich gemäß „potentieller Achsen" formieren und die Zellen der Pflanzen, deren Strukturen und Funktionen „meisterlich" organisieren. Aber dieses „Wissen" weiß nicht um sich selbst und hat keine materiellen (biologischen) Grundlagen, um entsprechende psychische Repräsentanzen aufzubauen, was erst bei Tieren einer hohen Entwicklungsstufe möglich wird, indem irgendwann einmal im Lauf der stammesgeschichtlichen Evolution Verhalten „verinnerlicht" werden kann. Damit beginnen Lebewesen, ein einfaches „In-der-Welt-Sein" zu durchbrechen und sich auch in einer „inneren Welt" zu bewegen. Mit diesem „inneren Verhalten" wird m. E.

— *unmittelbares Erleben bewußt wahrnehmbar und kann in der weiteren Entwicklung*
— *das unmittelbar Wahrgenommene zum Gegenstand von Reflexionen gemacht werden.*

Wenn „Verhalten" und „Handeln" in einem „zentral repräsentierten Raum" (Riedl 1980, S. 34) stattfinden kann, lassen sich Eventualitäten vorwegnehmen und das Risiko, daß man sich in Gefahr begibt, wird dadurch verringert. Die Möglichkeit, sich Verhalten vorzustellen und es vorzudenken, unterscheidet sich von jenen psychischen Prozessen, wie sie etwa im Traum auftreten, durch eine höhergradige bewußte Steuerung. Wenn das Erfahrene mit seinen Konsequenzen vorgedacht werden kann, wenn Bewegungen und Verhaltenssequenzen innerlich neu kombiniert werden, handelt es sich um psychische Prozesse, die dem Bereich der Phantasie zuzuordnen sind.

Wir nehmen an, daß bereits höher entwickelte Tiere die Fähigkeit zur Hervorbringung von Phantasien besitzen, auch wenn sie das nicht mitteilen können. *Wir vertreten somit die Überzeugung, daß der Hund von Pawlow nicht nur deswegen speichelt, weil ein Licht aufleuchtet, sondern weil mit dergestalten Experimenten und dem physiologischen Vorgang des Speichelns Korrelate verbunden sind wie beispielsweise innere Repräsentanzen des Futters mit den integrierten visuellen, geschmacklichen, olfaktorischen Erfahrungen des Fressens etc..*

Nun kennt zwar der Hund gewisse Verhaltenszeichen und „Gebärden", durch die er sich mit den Artgenossen verständigen kann, doch fehlt ihm eine „Sprachform", die inneres Verhalten symbolisch darstellbar macht, ohne daß dasselbe zur Verdeutlichung in entsprechende äußere Bewegungsmuster umgesetzt werden muß. Eine derartige Fähigkeit bleibt fast ausschließlich dem Menschen vorbehalten, in dessen stammesgeschichtlicher Entwicklung irgendwann einmal der Selektionsdruck zur Sprache einsetzte. Der Anstoß durch die Sprache und andere Einflüsse und Faktoren seiner evolutionären Entwicklung führten zu einem zunehmenden Selbstbewußtsein und ließen ihn eines Tages eine Schwelle überschreiten, jenseits der er sich als eine Individualität begreifen und wahrnehmen konnte. Damit begann erstmals das vage Ahnen von einem „Ich bin", einem Bewußtwerden des eigenen Selbst, welches sich in wohl ähnlicher Weise im heranwachsenden Kleinkind, allerdings nunmehr bereits zu einem frühen Zeitpunkt des Lebens, vollzieht und mit der erstmaligen sprachlichen Formulierung des Wortes „ich" auch klar zum Ausdruck gebracht werden kann. Indem der Mensch sich selbst entdeckte, wurde er sich gleichzeitig seiner selbst bewußt. Dadurch wurde es ihm auch möglich, sich als sexuelles Wesen wahrzunehmen und zu dieser Dimension seines Wesens Stellung zu beziehen, wodurch sich auch die Möglichkeit eröffnete, seine Unbefangenheit zu verlieren. „Und sie sahen, daß sie nackt waren" (*Altes Testament*, Genesis 3,7). Wir dürfen uns allerdings nicht vorstellen, daß dieses Bewußtsein dem eines heutigen gebildeten Erwachsenen, sondern viel eher dem eines kleinen Kindes entsprach. Denn unsere Vorfahren erfaßten nur begrenzt ihre Besonderheit und die außergewöhnliche Stellung, die sie im Reich des Lebendigen zu erwerben begannen, da sie sich wohl noch in einem viel stärkeren Maß als Teil der Natur empfanden, als das heute der Fall ist. Pflanzen, Tiere, ja, die gesamte Natur wurde vermenschlicht, indem ihr ein Seelenleben, gleich dem eigenen, zugeschrieben wurde. Damals gab es sie also noch, die „verzauberte Welt" (Berman 1983, S.16), in der der Mensch kein entfremdeter Betrachter und Beobachter der Natur und des Kosmos war, sondern partizipierender Teilseiender. Aus einem kosmischen Ganzen trat er allmählich heraus und stellte sich der Natur gegenüber, das Subjekt dem Objekt, das Ich dem Nicht-Ich, das Bewußte dem Unbewußten. Nicht überall erfolgte allerdings eine derartige Abtrennung von der übrigen Natur. So sind auch heute noch bei vielen Indern Pflanzen und Tiere Wesen gleicher Rangstufe wie die Menschen, und diese Nähe wird besonders deutlich durch den Glauben an eine Seelenwanderung zwischen Mensch und Tier (Landmann 1964, S.14). Auch im europäischen Raum existierten einstmals derartige Vorstellungen, wie wir unter anderem der Mythologie und Geschichte einer frühgriechischen Zeit entnehmen können.

Für das sexuelle Erleben und Verhalten des Menschen haben natürlich solche Entwicklungen des Psychischen Konsequenzen. Wenn wir uns vorstellen, daß mit der Hemmung und dem Abbau instinktiver Regulative und Verhaltensvorschriften auch eine angeborene Barriere gegen die Vermischung der Arten kleiner wurde, dann wurde nunmehr auch Sodomie möglich, wobei der Anstrich des Perversen eben durch die Nähe Mensch – Tier gemildert war.[1] Je mehr er sich aber seiner Verschiedenheit zur Tierwelt bewußt zu werden begann, desto mehr mußte er sich erst einmal drastisch von ihr abgrenzen, um sich in seiner eigenen Identität klarer formulieren zu können. Diese Bedrohung der neu gewonnenen Identität durch eine zu große Nähe zur Tierwelt und der Verlust der (instinktiven) Vorschreibung für den Umgang mit anderen Arten führten zur Einführung von Regeln, deren Übertritt mit schweren Sanktionen belegt wurden. So weist de Mause (1980, S. 393) darauf hin, daß noch im Frankreich des 17. Jahrhunderts eben wegen der niedrigen Sodomieschranke sexuelle Beziehungen zwischen Mensch und Tier mit Hinrichtung durch Verbrennung bestraft wurden. Indem von außen Grenzen gesetzt und allmählich verinnerlicht wurden, erhielt die sexuelle Intimität mit dem Fetisch oder einem Tier eine absonderliche oder verwerfliche Qualität.

In ähnlicher Weise, wie wir glauben, daß *sehr frühe und nicht an ein Bewußtsein gebundene Lernvorgänge kernhaft in einer Perversionsgestalt integriert sein mögen*, nehmen wir an,

daß psychische Prozesse früher Bewußtseinsstufen der Anthropomorphisierung, Beseelung und Irrationalität eine Rolle spielen können,

wenn dem Fetisch oder dem Toten (Nekrophilie) Leben eingehaucht wird und der Exhibitionist eine subjektivierende Skalierung an die Stelle der physikalischen „Wirklichkeit" setzt (Letzteres wird später ausführlicher erklärt und behandelt werden).

Als eine besondere und essentielle Folge der Entwicklung des Bewußtseins im Menschen und der Entäußerung und Materialisation des Geistigen muß aber die Entstehung von Kultur angesehen werden, die ihrerseits auf die Organisation bewußter und unbewußter Prozesse zurückwirkt.

1.3.1 Materialisation des Geistigen – kulturelles Lernen und Erkennen

Eine evolutionäre Entwicklung wäre schwerlich möglich, wenn Information nicht in irgendeiner Form aufbewahrt und weitergegeben werden könnte. Eine solche Möglichkeit wird durch die Organisationsweise genetischer Informationen gewährleistet, die über lange Zeiträume das Auszuformende nahezu unverändert festzuhalten und zu reproduzieren vermag und damit eine relative Unabhängigkeit ihres Überdauerns von einzelnen Organismen garantiert. Zeitlich ungleich begrenzter können hingegen (vorerst) *individuelle Erfahrungen* auf

---

[1] In 15 000 – 20 000 Jahre alten Höhlenmalereien findet man Darstellungen sexueller Kontakte zwischen Mensch und Tier. Derartige Szenen werden auch in ägyptischen Grabmalereien zur Darstellung gebracht (Peretti et al. 1983).

einer überindividuellen Ebene gespeichert und für alle zugänglich werden, da erst sehr spät in der stammesgeschichtlichen Entwicklung und wohl in einem ersten Schritt eher beiläufig sichtbare und überdauernde Spuren des menschlichen Handelns auch den Nachkommenden in ihren Bedeutungen teilweise verstehbar wurden. Diese Produkte und Spuren menschlicher Schöpfung ermöglichten eine allmähliche, auch intendierte Art überindividueller Bewahrung von etwas Erworbenem und bahnten eine Entwicklung immer besserer Formen des Behaltens, bis mit der Erfindung der Schrift Menschen, die einander nie gesehen hatten, sich etwas mitteilen konnten.

Die materielle Umsetzung geistiger Tätigkeit ist somit Basis der kulturellen Entwicklung des Menschen, deren Schöpfer und Geschöpf er gleichermaßen ist. Die Kultur stellt dabei die Gesamtheit der geistigen und künstlerischen Lebensäußerungen einer Gemeinschaft bzw. eines Volkes dar. Den Erwerb von Kultur an sich bezeichnet man als *Humanisierung* und die Aneignung einer bestimmten Kultur wird mit dem Begriff der *Ethnisierung* umschrieben (Devereux 1982, S. 346). Sie wirkt einerseits durch ihre Produkte und andererseits über die Vermittlung der Menschen, die ihr zugehören, auf das heranwachsende Kind.

Wir haben schon früher darauf hingewiesen, daß die Systeme unserer Wahrnehmung im stammesgeschichtlichen Werden entstanden sind (Lorenz 1984) und möchten gerade in Zusammenhang mit dem hier abgehandelten Kapitel nochmals unsere Überlegung festhalten, daß durch die umgebende Welt und damit natürlich auch *durch die spezifische Kultur*, eine Eichung der Wahrnehmungssysteme innerhalb bestimmter Grenzen erfolgt. Wir schreiben deshalb „innerhalb bestimmter Grenzen", weil die Apperzeption nicht beliebig modifizierbar ist und Kulturen nicht vollkommen verschiedene (oft allerdings sehr divergierende) Weltbilder vermitteln. Somit wirkt vom ersten Tag an die Kultur „formend" und „bildend" auf ein Kind, auch wenn es (noch) nicht um dieses Geschehen weiß. Ebenso wird von den Bezugspersonen vieles, was aus dem kulturellen Hintergrund kommt, unreflektiert weitergegeben und bildet eine Art *„unbewußtes kulturelles Wissen"*. Außerdem ist der Mensch das einzige Wesen, das „absichtlich" erzieherisch auf seine Nachkommen einwirkt.

So beeinflußt die Kultur, gewollt und ungewollt, die Selektion des Möglichen und die Variationen bestimmter „Themen".

Über die Erziehung werden Äußerungen des Biologischen gefördert, ausgeformt, verändert, überbaut, gehemmt etc. und in die Großhirnrinde materiell und/oder funktionell „aufgenommen".

Die Aneignung des Kulturellen geschieht einerseits über die schon besprochenen Formen des Lernens und andererseits durch neue, hinzukommende, wie beispielsweise die *Gewinnung von Erkenntnissen durch Einsicht*, welche durch ein Begreifen von Zusammenhängen zustandekommt und *schöpferisches Denken*, das durch Herauslösung von Anteilen aus einer gewohnten Struktur und Neukombinationen derselben erwächst. Sie wirkt in alle Bereiche unseres Lebens und damit auch auf die sexuelle Entwicklung und Fehlentwicklung. Ihre Einflüsse können dermaßen gravierend sein, daß sie der biologischen Tendenz von Wachstum und Entwicklung zuwiderwirken, indem beispielsweise Füße aufgrund eines Schönheitsideals gezielt verkrüppelt, oder schmerzhafte Prozeduren für Tätowierungen auf sich genommen werden. Wenn biologische Bedürfnisse und kulturelle Forderungen sich zu sehr polarisieren (Konflikt), kann der Mensch an der daraus resultierenden Spannung krank werden und Psychosomatosen, Neurosen oder Perversionen entwickeln. Ähnliches kann auch dann geschehen, wenn eine bestehende Kultur durch eine neue so verfremdet wird, daß die Menschen orientierungslos werden und sich nicht mehr zurechtfinden können. Solch massive Einbrüche in das Bestehende haben z.B. Indianerstämme in den Vereinigten Staaten erfahren, so daß sie körperlich-seelisch daran zugrunde gingen.

1.3.1.1 Kulturelle Geschlechtstypisierung und Sexualisierung von Merkmalen und Verhaltensweisen

Es existieren 2 Formen eines überindividuellen Lernens, wobei vorerst nur über das Erbmaterial und zu einem späteren Zeitpunkt der Evolution auch über die Kultur gelernt wird. Um die fundamentale Bedeutsamkeit dieser 2 Formen des Lernens herauszustreichen, nennt sie Riedl (1980) die erste und zweite Evolution.

Wir haben uns bereits damit auseinandergesetzt, wie auf der Ebene der ersten Evolution sexuelle Merkmale und Verhaltensweisen in einem lange währenden Prozeß gebildet werden und stellen nun einige Überlegungen über die entsprechenden Einwirkungen der Kultur dar. *Von der ersten Stunde seines Lebens an ist das Kind kulturellen Einflüssen ausgesetzt,* die nach unserer Meinung Auswirkungen zeitigen, *die bis ins Substantielle der Morphogenese hineinwirken.* Derartige Einwirkungen können in deutlich sichtbaren Zeichen und in subtilsten, überhaupt nicht faßbaren Strukturveränderungen ihren Niederschlag finden. Sie „weben" sich gleichsam in die zentralnervösen Repräsentanzen der sich ausformenden und differenzierenden geschlechtlichen Kernidentität und des Geschlechtsrollenverhaltens. So ist es weniger der Determinismus des Genetisch-Biologischen, welcher die weibliche oder männliche Wesensart formt, sondern insbesondere der kulturelle Hintergrund. Devereux (1982 S. 130) sieht deshalb in der traditionellen psychologischen Vorstellung einer weiblichen Seele eine kulturelle Fiktion, da die Bezeichnung einer Frau als feminin eine kulturelle und keine biologische Charakterisierung darstellt. In diesem Zusammenhang verweist er auf den indianischen Transvestiten, der sich nicht biologisch weiblich, sondern gemäß seinen Stammesnormen verhält.

Maskulinität und Femininität werden demgemäß hochgradig von der Kultur beeinflußt und dabei einem Selektionsdruck unterworfen, der spezifische Merkmale und Verhaltensformen hervorhebt und ausgestaltet.[1]

---

[1] Beispielsweise hat Staples (1973) die Bedeutung soziokultureller Einflüsse auf die Differenzierung des Geschlechtsrollenverhaltens herausgearbeitet und beruft sich bei seinen Ausführungen auch auf Berichte von Mead (1935), aus denen essentielle Unterschiede im geschlechtstypischen Verhalten von Angehörigen verschiedener Kulturen hervorgehen.

Die frühen Einflüsse der soziokulturellen Selektion werden natürlich nicht bewußt wahrgenommen, und so kann dieser Prozeß in seiner Entwicklung auch nicht reflektiert werden. *Auf diesem Weg kann kulturell Erworbenes eine Selbstverständlichkeit erhalten, die dem von der Natur Ausgeformten nahekommt.*

Es ist eben nicht nur das Genetisch-Biologische, welches „bestimmt", was sexuell attraktiv ist, sondern ebenso die Kultur, die den natürlichen Aufforderungscharakter sexueller Merkmale bestärkt und Bewegungsmustern mehr Eindeutigkeit und Wirksamkeit verleiht. Angeborene attraktive Merkmale können natürlich nicht nur betont und überzeichnet, ja bei ihrem Fehlen sogar durch Attrappen ersetzt (wir können hier von einer kulturellen Mimikry sprechen), sondern ebenso abgeschwächt und minimalisiert werden. Im Fall einer sexuellen Fehlentwicklung besteht sogar die Möglichkeit, daß Attrappen vom Merkmalsträger abgelöst werden und für sich allein sexuell stimulierend wirken. Darüber hinaus können manchmal auch Objekte sexuell erregen, die üblicherweise keinerlei Bezug zur Sexualität aufweisen. Wenn eine Sicherheitsnadel als Fetisch Verwendung findet (Mitchel et al. 1954), handelt es sich nicht um ein „angeborenes sexuelles Objekt", so daß damit die Bedeutungsgebung auch keine biologische sein kann. Ebenso kennen wir keine Kulturen, die die Typisierung von Sicherheitsnadeln als Sexualobjekt unterstützen, so daß es sich *um eine individuell gestaltete Sexualisierung eines durch Kultur geschaffenen Objekts* handeln muß. Wir werden später noch einige Beispiele geben, in denen Objekte von ihrer ursprünglichen kulturellen Bestimmung abgelöst und sexuellen Zwecken zugeführt werden. Derartige Beispiele stützen auch die Ansicht, daß die Ausgestaltung der Perversion ein „kreativer" Prozeß ist, in dem aus dem vorhandenen biologischen und kulturellen „Material" die Perversionsgestalt organisiert wird. Auch bei einer größtmöglichen Privatisierung sexuellen Fehlverhaltens haben wir es *niemals* mit einer rein biologischen Entäußerung zu tun, welche in einem *kulturfreien „inneren" oder „äußeren" Raum* stattfindet.

Die Kultur bestimmt auch in hohem Maß, in welchem Rahmen sexuelle Verhaltensformen lebbar sind und ob Homosexualität, Pädophilie und andere Deviationen mit Sanktionen belegt werden oder nicht.[1]

Die Differenzierung des Geistig-Psychischen, die nur als interaktioneller Prozeß mit der Kulturentwicklung verstanden werden kann, findet auch einen Niederschlag in der Art, wie sich Störungen ausformen und äußern, wobei sich oft ein primitiv-archaischer Perversionskern mit der psychokulturellen Entwicklung anreichert.

Wenn wir die stammesgeschichtliche Entwicklung vor Augen haben, die von einfachen biologischen Strukturen und Funktionsweisen bis zu hochorganisierten biopsychischen Prozessen reicht, so lassen sich Organisationsmodi sexueller Deviationen wohl gemäß der Abfolge ihres evolutionären Auftretens ord-

---

[1] Im alten Rom gab es beispielsweise Zeiten, während derer in den Bordellen auch Tiere angeboten wurden. Im Mittelalter hingegen landeten der Sodomit und das mißbrauchte Tier auf dem Scheiterhaufen. Noch 1722 wurde in der Schweiz ein Zoophiler hingerichtet (Baumgartner 1947).

nen. Je komplexer die Störung organisiert ist, desto später kann sie erst auftreten. Die wirkliche Klärung und Belegung einer derartigen Feststellung erachten wir jedoch kaum für möglich, da wir wenig Anhaltspunkte für die vorgeschichtliche Vergangenheit des Menschen besitzen und nur an wenigen primitiven Stämmen zu studieren vermögen, welche Arten sexuellen Fehlverhaltens dort auftreten können.

Bei Kindern manifestieren sich in der Entwicklungsabfolge am frühesten Störungen der geschlechtlichen Identität und des Geschlechtsrollenverhaltens. Zu einem späteren Zeitpunkt des Kleinkindalters findet man manchmal auch Hinweise auf (potentielle) perverse Tendenzen der Objektwahl und des sexuellen Verhaltens. Die Schwierigkeiten der Abklärung derartiger Tendenzen bei kleinen Kindern bestehen u. a. darin, daß sie manchmal zwar latent vorhanden sind, aber erst in der Pubertät manifest werden.

Wie kulturelle Einwirkungen verschiedenen Merkmalen oder Verhaltensweisen innerhalb eines Kontexts variierende Bedeutungen und Gewichtungen geben, hat Watzlawick (1969 et al.) an dem Beispiel des Kusses verdeutlicht, dem in der amerikanischen Kultur ein anderer Stellenwert zukommt als in der europäischen. Ein solches Exempel verdeutlicht die Flexibilität und Plastizität menschlichen Verhaltens und, daß gleiches in verschiedenen Kulturen nicht dasselbe bedeuten muß.

Ebenso besitzt Sprache neben ihren archetypischen „Vorformen" und Anteilen, die wohl primär an die Gefühlssphäre geknüpft sind, kulturspezifische Symbole mit emotionalen Bedeutungen und Wertungen. So verwendet erotische Literatur eine Symbolik, die möglichst viele Angehörige eines Kulturkreises ansprechen soll, während perverse Pornographie auf ganz bestimmte, umschreibbare Gruppen sexueller Deviationen abzielt und damit eine mehr *private Symbolik* verwendet.

Die Schaffung eines individuellen Symbols ist ein „kreativer Prozeß". So kann z.B. eine Sicherheitsnadel eine besondere sexuelle Bedeutung erhalten, die nicht der kulturspezifischen entspricht.

Je universeller sexuelle Merkmale und Verhaltensweisen anreizen, desto deutlicher wird ihre biologische Basis. Wenn in verschiedenen Kulturkreisen die sexuelle Attraktivität eines Merkmals oder einer Verhaltensweise divergieren, dann geht das meistens auf kulturspezifische Einflüsse zurück. Eine dergestaltige Kultivierung der Sexualität tritt allerdings bei der Perversion gegenüber privaten Organisationsweisen in den Hintergrund.

Wo und wann immer sexuelles Verhalten beim Menschen auftaucht, enthält es biologische, kulturelle und individuelle Anteile, wobei deren Gewichtung variiert. Der Mensch kann sich jedenfalls der kulturellen Evolution nicht mehr entziehen und ihre spezifischen Ausformungen wirken

1. *bis in die vitalsten Antriebe und Bedürfnisse, indem sie die Modalitäten ihrer Äußerungen mitgestalten und*
2. *auf diese Weise auch das sexuelle Erleben und Verhalten mit seinen Fehlformen beeinflussen, wobei*
3. *kulturelle Typisierungen spezifisch in der Perversion teilweise unterbleiben oder eine Umdeutung erfahren.*

Die Ausgestaltung der Perversion ist abhängig von der *Kreativität eines Individuums* und der *Differenziertheit der internalisierten Kultur.*

1.3.1.2 Die Selbstverschreibung von Regeln und Gesetzen

Religiöse Orientierung und Verhaltensregulierung. Als sich in der stammesgeschichtlichen menschlichen Entwicklung die instinktiven Programme für die Regelung sozialer Beziehungen abzuschwächen beginnen, müssen an deren Stelle andere Formen von Vorschriften und Anweisungen treten, um die Ordnung in Verbänden, sozialen Gruppen und größeren Gemeinschaften aufrecht zu erhalten. Die Menschen werden nunmehr gezwungen, sich selbst Gebote und Verbote vorzuschreiben, wobei an die Stelle der zwingenden Kraft des Instinkts jene des göttlichen Gesetzes tritt. Um den 10 Geboten Wirkung zu verleihen, müssen sie von Gott am Berge Sinai in die Gesetzestafeln eingeschrieben werden. Damit ein Gott mit derartiger Macht ausgestattet werden kann, muß er erst einmal denkbar werden, was zu jenem Zeitpunkt der Evolution möglich wird, an dem die Bewußtwerdung des Menschen beginnt. Allerdings können weder die Götter noch die Welt letztlich anders als die Menschen gedacht werden, und erst als die Fähigkeit zum abstrahierenden Denken wuchs, war es auch möglich, sich einen abstrakten Gott vorzustellen.

Die Vermenschlichung Gottes und der Welt zeigt sich eindrucksvoll in der griechischen und römischen Mythologie, in der den Göttern menschliche, ja oft allzu menschliche Eigenschaften zugeschrieben werden. Insofern ist das Verhalten der Götter entlastend, da es die Projektion unerlaubter und abgewehrter Impulse auf dieselben ermöglicht und der Mensch ihnen zuschreiben kann, was eigentlich in ihm selbst als Aktualisierungstendenz vorhanden ist. Das, was aber den Göttern erlaubt ist, steht den Menschen nicht zu und wird von ihnen oft mit rigorosen Strafandrohungen belegt. Die den Göttern zugeschriebene eigene Tendenz zur Gewalt, sexueller Promiskuität, Perversionen etc. kann über die Projektion sichtbar und indirekt im Zaum gehalten und bekämpft werden. Die anfänglich noch janusköpfigen Götter, die Gut und Böse in sich vereinigen, verlieren im Lauf der Zeit ihre Menschlichkeit, indem das Böse von ihnen abgespalten wird. Luzifer kann nur unter Kontrolle gehalten werden, wenn er in die Hölle verbannt wird und sein Reich von jenem des Guten abgetrennt ist. In diesem Kampf zwischen den himmlischen Mächten und jenen der Finsternis spiegelt sich etwas von dem inneren Zwiespalt im Menschen und der seelischen Tendenz zur Abspaltung und Verdrängung des Bedrohlichen. Eine Richtschnur für das Gute bildet Gott mit seinen Verheißungen und Geboten, und die Einhaltung des rechten Pfades wird mit der Androhung ewiger Verdammung gesichert. Man gewinnt den Eindruck, daß es Zeiten gegeben hat, in denen die Aggression, Destruktivität und sexuelle Ausschweifung eine derartige Gefahr für die Existenz einer Gesellschaft bedeutete, daß nur über die „Schaffung" solcher Kontrollen und hemmender Einflüsse eine Zersetzung und Zerstörung derselben verhindert werden konnte. Mit welchen drakonischen Strafen wirkliche und angenommene Vergehen von der Kirche bestraft wurden, wird uns durch die Inquisition vor Augen geführt, wobei wohl auch hier oft mit den Hexen die leibhaftig gewordene Projektion vieler Menschen vernichtet wurde. Jedenfalls stellen die göttlichen Gebote in zweifacher Hinsicht ein starkes gesellschaftliches Regulativ dar, indem ihre Übertretung

– mit Mitteln kirchlicher Strafgebung verfolgt und außerdem
– dem Irrenden ewige Verdammnis angedroht wird.

Wird nun diese äußere Abschnürung und Abgrenzung vitaler Bedürfnisse und Triebe verinnerlicht und deren Bewußtwerdung unterbunden, dann sucht sich das Verdrängte und Gehemmte über Umwege in Form von Psychosomatosen, Neurosen oder sexuellen Deviationen auszudrücken.

Weltliche Orientierung und Verhaltensregulierung. Das soziale Verhalten von Tieren ist einerseits durch Instinktprogramme und andererseits durch soziales Lernen geregelt. Der Druck zum sozialen Lernen ergibt sich aus dem Zusammenleben und ist nicht an das Vorhandensein von Bewußtsein gebunden.

Mit zunehmender Bewußtheit und Reflexionsfähigkeit können Regeln ganz gezielt eingeführt und durch entsprechende „Gesetze" gesichert werden. Es ist schwierig abzusehen, wann die Rechts- und Gesetzgebung als eigentlich menschliche Leistung erkannt wurde. Vorerst scheint in vielen historisch bekannten Erdteilen der Herrscher noch von „göttlicher Abstammung" gewesen zu sein, so daß sein Gesetz noch ein göttliches war. Erst im Lauf der weiteren Entwicklung und gesellschaftlichen Differenzierung entsteht das weltliche Recht, in dem zu ahndendes Fehlverhalten festgesetzt ist. Es werden zeitweise drastische Mittel eingesetzt, um das Recht zu sichern, wie Tötung, Folter, Verbannung und vielerlei andere Strafen, die uns heute als inhuman erscheinen und vielleicht zu einer anderen Zeit notwendig waren, um schwer Kontrollierbares unter Kontrolle zu halten.

Mit einer wachsenden Bewußtheit um sich und die Organisationsweisen menschlichen Zusammenlebens werden Verbote nicht mehr nur als Willensäußerung göttlicher oder menschlicher Obrigkeiten angesehen, sondern auch als Ausdruck der Meinung des Volkes. Im einzelnen kann nun das Gefühl und die Überzeugung des Beteiligten und Mitgestalters entstehen, so daß er sich nicht nur als Spielball von Mächten und Mächtigen erlebt. Eine solche Entwicklung setzt voraus, daß der Mensch eine bessere Einsicht in sich und seine seelischen Vorgänge erwirbt und immer differenzierter zu unterscheiden lernt, was in ihm und außer ihm ist, was „wirklich" in seiner Umwelt vorgeht und was er in sie hineinprojiziert. Er selbst ist es auch, der die Äußerungen von Varianten und Modalitäten sexuellen Verhaltens zuläßt oder begrenzt und Richtlinien einer „Normalität" entwirft. Nicht mehr der Instinkt oder ein numinoser Gott bestimmen, was rechtens ist, sondern „die Logik des menschlichen Zusammenlebens" (Adler), die in immer höherem Maß bewußt und reflektierbar wird.

Wenn man sich mit der phylo- und ontogenetischen Entwicklung von Störungen der geschlechtlichen Identität, der Objektwahl und des sexuellen Verhaltens auseinandersetzt, kann man an kulturellen Errungenschaften der religiösen und weltlichen Orientierung und Verhaltensregulierung nicht vorbeigehen, wenn man normales und abweichendes Verhalten zu definieren versucht. Denn es sind auch derartige kulturelle Einflüsse, die modulierend und modifizierend über die verschiedenen Formen des Lernens auf die Genese der geschlechtlichen Orientierung und der „Sexualgestalt" einwirken und „psychologische Nischen" freigeben oder nicht zulassen.[1]

Die Auswirkung religiöser und weltlicher Regeln auf die Sicht von Normalität. Ein durch den Instinkt geregeltes Verhalten enthebt uns, darüber zu befinden, ob dasselbe als normal bezeichnet werden kann oder nicht, es sei denn, daß eine Graugans einen Menschen oder Luftballon umwirbt, was für die Erhaltung der Art nicht sinnvoll ist und die Mehrheit der Graugänse auch nicht tut. Ungleich schwieriger wird die Einschätzung von Verhaltensweisen, für die keine instinktiven Regeln zur Verfügung stehen, so daß „Richtiges" und „Normales" erst festgesetzt werden muß. Dieses Richtige und Normale kann sich direkt vom Instinktverhalten ableiten, indem z.B. eine sexuelle Beziehung nur dann gelebt werden darf, wenn sie dem Ziel der Fortpflanzung und Nachkommenschaft dient, was in der Tat ja auch mit mehr oder weniger Nachdruck von der katholischen Kirche gefordert wird und in hohem Maß dem instinktiven Sicherungsmechanismus für das Lebendige ähnelt.

Während die Religion Hinweise gibt oder vorschreibt, wie es sein soll, beschränkt sich die Gesellschaft öfter darauf, festzusetzen, wie es nicht sein soll, und läßt mehr Spielraum. Abhängig von der jeweiligen Gesetzgebung eines Landes werden Grenzen gesetzt, um z.B. Minderjährige oder Erwachsene durch sexuelle Praktiken nicht zu Schaden kommen zu lassen. So wird der Spielraum des Möglichen durch verschiedene religiöse Vorschriften und Bestimmungen der weltlichen Gesetzgebung eingeengt, wobei es keine Verbote und Gebote gibt, die nicht reduktionistisch sind. Was in diesem Zusammenhang zu diskutieren ist, das ist die Frage, ob die jeweilige Enge oder Weite optimal wachstums- und entwicklungsfördernd ist, wobei aber nicht allein die Entwicklung des einzelnen im Auge behalten werden darf, *sondern immer auch die anderen und die Beziehung Mensch – Natur mitbedacht werden müssen.* An derartigen Richtlinien soll sich unseres Erachtens „Normalität" orientieren und nicht an dem, was viele andere tun (statistische Norm), oder an manchen idealen Forderungen (absolute Norm), die sich überholt haben.

Da Sexualität nicht mehr unter dem Zepter ihrer biologischen Funktion steht, sondern verfügbarer geworden ist, kann sie in Abhängigkeit von privaten, ökonomischen und politischen Interessen ihren variierenden Ausdruck finden. In Beziehung zum jeweiligen gesellschaftspolitischen Kontext wird sich das Gefühl von „Normalität" verändern, wobei aber das, was eine Mehrheit tut, durchaus

---

[1] Auerback schrieb 1968, daß in den USA eigentlich nur der normale Geschlechtsverkehr zwischen Mann und Frau toleriert werde. In Deutschland stellten Schmidt und Schorsch im Jahr 1974 einen erheblichen Wandel des sexuellen Verhaltens und der Einstellung gegenüber früheren Jahren in allen sozialen Gruppen fest (deutliche Vorverlegung des ersten Geschlechtsverkehrs, Zunahme an Bereitschaft zu verschiedenen sexuellen Praktiken in der älteren Generation und eine Verwischung geschlechtstypischer sexueller Rollen und Verhaltensweisen). Von Kosa et al. (1979) wird darauf hingewiesen, daß in den Strafgesetzbüchern der meisten Länder der Tatbestand der Sodomie nicht mehr auftaucht, da viele Juristen darin keine soziale Gefährdung mehr sehen.

einem ökologischen und damit „sinnvollen" Standpunkt zuwiderlaufen kann. Aber indem es die Mehrheit tut, entlastet sich der einzelne von Verantwortlichkeit und Schuldgefühl. Das Wissen um das Verhalten der anderen kann aber auch eine gesunde und befreiende Funktion bekommen, wenn es den Menschen aus seiner privaten Verstrickung erlöst und beispielsweise ein Jugendlicher sich mit seiner als krankhaft und abnormal erlebten Onanie plötzlich in der Gesellschaft von anderen weiß. In einem derartigen Fall können das von einer Religion geforderte Ideal der Keuschheit und die statistische Norm in Widerspruch geraten. Über eine sachliche Auseinandersetzung werden sich aber dem Jugendlichen auch Wahlmöglichkeiten eröffnen, so daß er vielleicht einen Kompromiß zwischen idealer und statistischer Norm finden kann.

1.3.1.3 Folgen des Verlusts kulturell tradierter Lehrmeister

Die jeweiligen Kulturen mit ihren Religionen, Sitten, Gebräuchen, Gesetzen etc. regeln in hohem Maß das Verhalten ihrer Angehörigen. Kulturelle Errungenschaften, Vorschriften und Regeln sind bei der Geburt eines Kindes bereits a priori vorhanden, so daß es vom ersten Lebenstag an auf „kulturell tradierte Lehrmeister" trifft, die ihm zum Unterschied von Instinktprogrammen nicht eingeboren, sondern Bestandteil der Außenwelt sind. Sie gewinnen aber im Lauf der Entwicklung eine biopsychische Repräsentanz und werden so auch zu inneren Anweisungen, Hinweisungen und Vorschriften. Wenn nun solche kulturellen Lehrmeister verloren gehen, wird der Mensch orientierungslos und weiß nicht mehr, wie er sich verhalten soll. Eine solche Situation kann dann eintreten, wenn eine neue Kultur zu rasch in eine andere einströmt oder mit Gewalt einem Volk aufgezwungen wird und keine Zeit für einen allmählichen Wandel und Neuorientierung bleibt. Außerdem kann in Kulturen, die unverändert Jahrhunderte überdauern, im Lauf der Zeit der ehemalige Sinngehalt für Verhaltensweisen, Sitten, Gebräuche und Regeln verloren gehen, so daß nur mehr eine Schablone bleibt, der ohne Überzeugung in einer Art Verhaltensautomatismus entsprochen wird.

Devereux (1982) vertritt die Auffassung, daß die Auflösung des kulturell Tradierten mit massiven gesellschaftlichen Veränderungen einhergeht und schwere psychische Krankheiten – er spricht von ethnischen Psychosen – hervorruft. Als es in Sparta seit dem 4. Jahrhundert und in spätrömischer Zeit zur kulturellen Zersetzung kam, begannen nach seiner Ansicht Menschen an Schizophrenie zu leiden, und Berman (1983) meint, daß es im 16. und 17. Jahrhundert zu einem Anstieg von Depressionen und Psychosen kam, als es immer schwieriger wurde, die Vorstellung eines göttlichen Interesses am Menschen und den Gedanken seiner Erlösung aufrecht zu erhalten.

Unsere bestehenden westlichen Gesellschaften sind durch die große Mobilität in einem kulturellen Wandel begriffen, so daß sich Neues bereits auflöst, bevor es Tradition gewinnt (Gerber 1980). Wir scheinen in keiner stabilen und gesunden Gesellschaft zu leben, wie es sie im vorplatonischen Athen gab, da in dieser Phase der griechischen Kultur nur gutartige ethnische Störungen wie z.B. Hysterien aufgetreten sein sollen (Devereux 1982).

Indem mit dem Verlust kultureller Lehrmeister auch sexuelle Riten und Bräuche verschwinden, eröffnet sich damit ein Freiraum für sexuelle Fehlentwicklung und Fehlverhalten, indem

- *aus einer Verunsicherung resultierende Spannungen einen „sexuellen Ausweg suchen" und*
- *das heranwachsende Kind nur mehr unklare und verschwommene kulturelle Unterweisungen für sexuelles Verhalten erhält.*

1.3.1.4 Sinnentleerte Tradition im Kulturellen und Individuellen

Kulturen beginnen zu verfallen, wenn sie das Entwicklungsstadium der Hochkultur überschritten haben. Es kann aber kulturell Überliefertes über einen langen Zeitraum weiterbestehen, ohne daß noch der innere Sinn für das tradierte Verhalten vorhanden ist. So können Tabus, Regeln und Vorschriften wirksam sein und auch befolgt werden, ohne daß ein Zusammenhang mit ihrer ursprünglichen Zweckmäßigkeit mehr sichtbar ist.

Eine starke Tendenz zur „kulturellen Invarianz" finden wir häufig auch im Rahmen gesetzlicher Regelungen, die manchmal schon lange keine gesellschaftliche Relevanz mehr aufweisen, wenn sie eines Tages abgeschafft oder novelliert werden.

Wenn Kulturen „versteinern" und keine Wandlungsfähigkeit mehr besitzen, wird auch Begegnung und Austausch mit anderen und kulturelle „Koevolution" (Willi 1985) nicht stattfinden.

Was wir auf der überindividuellen Ebene des Kulturellen vorfinden, läßt sich in ähnlicher Form bei einzelnen Menschen beobachten, wenn im Überich verankerte Tabus, Regeln und Vorschriften schon lange eine einstmals notwendige Regulierungsfunktion verloren haben, dieselben aber weiterwirken und dadurch neurotische Entwicklungen anstoßen. Und bei sexuellen Deviationen verhindert die Invarianz und Rigidität des perversen Verhaltens den Austausch zwischen zwei Menschen und führt dazu, daß sich Begegnung in Fiktionen erschöpft.

In einer sadomasochistischen Beziehung gibt es keine Koevolution, *sondern nur die Tradierung alter Muster, um deren eigentlichen Sinn oft gar nicht gewußt wird.* Das, was Menschen in perversen Inszenierungen „mitteilen", sind meist Botschaften unter der Hand, vielleicht latent Gewußtes oder auch nicht (mehr) Gewußtes (ich denke in diesem Zusammenhang an zeitlich früh organisierte archaische Kerne, die keine bewußten Denk- und Vorstellungsinhalte besitzen).

1.3.1.5 Der Preis von kulturellem Zerfall und Zerstörung

Mit der Entbindung des Menschen (und seiner Sexualität) aus einem instinktgeregelten Reiz-Reaktions-Komplex beginnt jene potentielle Freiheit, mit der der Mensch umzugehen lernen muß. Diese Freiheit war ihm sicher nicht von einem

Tag auf den anderen gegeben, sondern ist in den lange währenden evolutionären Entwicklungsschritten durch Mutation und Selektion entstanden, so daß ein gewisser Umgang mit ihr gelernt werden konnte. Individuelles, soziales und kulturelles Lernen traten an die Stelle des Instinkts und gaben Orientierung und Grenzen.

Wenn sich nun aber eine Kultur aufzulösen beginnt – und ein solcher Prozeß geht ja ungleich schneller als der Abbau von Instinkten – kann jeglicher Zügellosigkeit Tür und Tor geöffnet werden, da dem Menschen nur mehr sein „privatisierter Verstand" zur Anleitung und Kontrolle verfügbar ist. Je mehr sich Unkultur breitmacht, desto blindwütiger und destruktiver werden materielle und geistige Werte und Werke zerstört. *Somit heißt aber auch Kulturlosigkeit Vernunftlosigkeit*, da das eine ohne das andere schwer denkbar ist. Regiert die Unvernunft, wird alles Triebhafte uferlos und ohne Schranken sein, so daß sich eine Gesellschaft selbst zugrunde richtet.

So kann und soll es immer nur eine Freiheit in Grenzen geben, in der weder ein enges Korsett alle natürlichen Triebe und Bedürfnisse abschnürt, noch struktur- und grenzenlos einer ungezügelten Triebhaftigkeit jeglicher Freiraum gegeben ist.

2 Entwicklung des (reflektierenden) Bewußtseins – der Dualismus und seine Folgen

Wir haben uns in Kapitel 1 u. a. mit der Materialisation des Geistigen und dessen Rückwirkungen auf die menschliche Entwicklung befaßt und wollen uns im weiteren einer Bewußtseinsebene zuwenden, die es dem Menschen ermöglicht, Reflexionen über sich selbst anzustellen und Folgen einer derartigen Form der Erkenntnisgewinnung (auch für seine Sexualität) aufzeigen.

2.1 Der Mensch als Erlebender und Betrachter seines Erlebens

Irgendwann im Lauf der Evolution wird sich der Mensch seiner selbst bewußt und stößt damit ein Tor zu einer spezifisch menschlichen Fähigkeit auf, nämlich, sich als Erlebenden zu betrachten. Indem er über sich, seine körperlichen und seelischen Vorgänge nachzudenken beginnt, gewinnt er Distanz zu sich selbst. Er erkennt, daß er auch *ohne sinnliche Wahrnehmungen* empfindet, fühlt und denkt und daß Seele und Körper, Geist und Materie, *von substantieller Verschiedenheit zu sein scheinen.* Er ist sich nicht mehr sicher, wem er trauen soll, seinem Verstand, oder den sinnlichen Wahrnehmungen. Er beginnt zu zweifeln, ob die Dinge so sind, wie sie sind und nicht vielleicht unvollkommene Repräsentanten vollkommener und unvergänglicher Ideen (Idealismus). Er sieht in der Vernunft das, was eben den Menschen auszeichnet und ihn vom vernunftlosen Tier unterscheidet. Sie soll die aus dem Körper aufsteigenden Begierden kontrollieren und beherrschen. Das Ideal der Stoiker ist die vollkommene Gemütsruhe (Ataraxia), die durch die Unterdrückung der Affekte mit Hilfe des Verstands ermöglicht wird. Das, was mit der Abschwächung instinktiver Regulative begonnen hatte, wird nun intentional fortgesetzt, indem sich der Mensch aus einer trieb- und bedürfnisrelevanten Einbindung in die Welt freimachen will. Er ist damit auch an jener Schwelle angelangt, an der es ihm schon möglich wird, den Anthropomorphismus des homerischen Götterhimmels zu durchschauen, wie uns das von Xenophanes demonstriert wird (Landmann 1964, S. 39). Er beginnt, das zu sehen, was die Menschen bislang nicht sehen konnten, daß das Erleben und Verhalten der Götter jenes der Menschen widerspiegelt. Damit wird etwas von einem bislang unbewußten seelischen Vorgang erhellt, den Freud als Projektion bezeichnet hat. Durch diesen werden auch auf indirektem Wege sexuelle Tendenzen der Menschen veräußerlicht, wenn beispielsweise Zeus als Stier oder Schwan jene „tierische Seite" lebt, die doch die Vernunft nicht wahrhaben möchte. Je genauer wir derartige innere Vorgänge wie Projektionen, tendenziöse Apperzeptionen etc. durchschauen, desto besser wird es uns, wie Lorenz (1984, S. 13) formuliert, gelingen, sie im Prozeß des Erkennens der außersubjektiven Wirklichkeit einzubeziehen.

Wir haben schon angedeutet, daß Selbst*beobachtung* auch zugleich Distanzierung vom Erleben bedeutet, da der Beobachtende nicht mehr (völlig) in und durch das Erleben absorbiert ist. Sehr deutlich kommt das in den Meditationen des Descartes (1641) zum Ausdruck, wenn er schreibt: „Der Geist *erkennt* am Schmerz, daß er sich übel befindet." In seinen Ausführungen finden wir manchmal ein Ausmaß an Spaltung zwischen Geist und Körper und einen „Rückzug der Seele" aus dem Leib, *die aus einem psychosomatischen Blickwinkel geradezu pathologisch anmuten* und einen neuen Zeitgeist sichtbar werden läßt, der zu einer weiteren Distanzierung des Menschen von sich selbst führt.

2.2 Verlust des partizipierenden (kosmischen) Bewußtseins

Die Gefahr, daß *partizipierendes Bewußtsein* verloren geht, besteht dann, wenn der Mensch nicht mehr unmittelbar in der Welt lebt, sondern sich von ihr und auch sich selbst distanziert und sein Erleben gleichzeitig zum Objekt seiner Betrachtung macht. Und je intensiver er sich betrachtet und beobachtet, desto mehr tritt das „reine Erleben" in den Hintergrund, es sei denn, die Stärke äußerer oder innerer Reize zwingen zur „Partizipation".

Wir haben schon in einem früheren Kapitel darauf hingewiesen, daß zu einer frühen Zeit der Menschheitsgeschichte der Mensch in den Kosmos eingebunden war und das Bewußtsein, ein „teilseiendes" desselben war. Mit der Entzauberung der Welt (Max Weber) und ihrer Entgötterung (Schiller) beginnt jener Prozeß, in dem der Mensch aus seinem archaisch-ganzheitlichen Erleben hervortritt und dieses partizipierenden Seins verlustig geht.

Was wir in kollektiven Entwicklungen finden, wiederholt sich auf individueller Ebene, indem das heranwachsende Kind allmählich zu reflektieren beginnt. Besonders in der Zeit der Reifung sehen wir öfters ein Zurücktreten des partizipierenden Bewußtseins hinter die Beobachtung, wenn der verunsicherte Jugendliche erstmals eine sexuelle Beziehung eingeht. Noch deutlicher tritt aber das *Fehlen von innerer Ergriffenheit* beim perversen Akt hervor, da der Deviante mit der Regie und Inszenierung der Perversionsgestalt dermaßen befaßt ist,

daß er meist auch in ausschweifendsten Exzessen kontrolliert bleibt und sich nicht verliert.

Die Unfähigkeit zu partizipieren, führt zu einer *Unbeeindruckbarkeit, die immer stärkerer Reize bedarf,* wie uns seine Suche nach Steigerung der Lust beweist.

2.3 Spaltung zwischen Geist und Körper (Materie)

Das Auseinanderbrechen der archaischen Einheit des Menschen dokumentiert sich auch in der Entstehung zweier Wissenschaften vom Menschen, der Geistes- und der Naturwissenschaft. Die eine Seite des Menschen wird von der Psychologie untersucht, die andere von der Medizin, und erst in der Addition beider Bereiche summiert sich der „ganze Mensch", oder wohl eher sein Torso. Aus dem „zu sich Kommen" des „einheitlichen" Menschen entwickeln sich divergierend die idealistische und die materialistische Position, in der sich die Trennung von Geist und Materie präzisiert. Als Descartes den menschlichen Leib „verdinglichte" und seiner Lebendigkeit „beraubte", indem er zwar Geist und Körper nicht radikal voneinander trennte, aber deren grundlegende Verschiedenheit postulierte, gab er den Anstoß, daß sich die Einheit von Empfinden und Bewegen aufzulösen begann. Der res cogitans ist nunmehr alles zuzuordnen, was seelisch-geistiges Erleben ausmacht – Verstehen, Erkennen, Phantasieren, Empfinden – und so bleibt dem Stofflich-Materiellen, dem Körper, nur mehr seine Ausdehnung (res extensa) und die Bewegung. Der menschliche Leib wird also als ein physikalischer Körper verstanden und seine Bewegung wie die Mechanik des Himmels oder ein ablaufendes Uhrwerk interpretiert.

2.4 Spaltung des Leibes und Erschaffung von Zentauren, Minotauren und Satyren

Der frühe Mensch realisiert noch vielfach nicht die Unterlegenheit der Tiere und glaubt, daß sie Städte im Dschungel und eine eigene Sprache besitzen. Manchmal wird ihnen besondere Weisheit zugemessen und sie werden zu Lehrern des Menschen, wie wir das aus der griechischen Mythologie wissen, in der Chiron den Achilles unterweist (Landmann 1964). Indem der Mensch aber auch sein Anderssein zu erkennen beginnt, möchte er eine klare Trennungslinie zwischen sich und dem Tier setzen und versucht, seine „tierische Seite" zu verdrängen. Zu dieser gehört auch die Sexualität, denn sogar Zeus verwandelt sich in einen Stier oder Schwan, um sich sexuellen Vergnügungen hinzugeben. Die 2 Dimensionen des Menschseins, die vernünftige und die „tierische", werden aber insbesondere durch mythische Figuren veranschaulicht, die auf einem tierischen Unterleib einen menschlichen Oberkörper tragen. Auch in den schriftlichen und bildlichen Darstellungen der katholischen Kirche erfährt das Böse seine Verkörperung in der Gestalt des Teufels, der mit Bocksfüßen, einem Schwanz und Hörnern ausgestattet wird. Da dem Körper und besonders dem Unterkörper – dem Fleischlichen – das Böse innewohnt, versucht man, über Askese, Abtötung und Sublimierung dessen triebhafte Zügellosigkeit zu mildern und zu beherrschen. Der Kampf zwischen triebhaften Begierden und der „reinen" Vernunft wird in vielfältiger Weise in den Darstellungen der religiösen Kunst der katholischen Kirche veranschaulichend personifiziert, wie das die beeindruckenden Malereien der Verführung des Heiligen auf den Flügeln des Isenheimer Altars von Grünewald in Colmar oder des Höllensturzes von Hackhofer in Stift Vorau verdeutlichen.

Indem der Unterleib zur entmenschten Seite des Menschen wird, kann er auch nicht widerspruchslos in das Körperselbst integriert werden, so daß damit auch die Sexualität von diesem abgespalten und isoliert wird, besonders wenn sie nicht auf Fortpflanzung abzielt. Bei einer derartigen Abschnürung des Unterleibs reduziert sich Sexualität auf ein im Körper begrenztes Ereignis, welches noch dazu aus einer Distanz betrachtet wird.

2.5 Verlust von Unmittelbarkeit und Unbefangenheit

Mit der Gewahrwerdung ihrer selbst begannen die Menschen, über sich nachzudenken, sich zu bewerten, sich einzuordnen etc. In vielen Bereichen sind sie nun nicht mehr unmittelbar und verlieren den unbefangenen Zugang zu sich und der Welt, da der kritisch-analytische Verstand das Wahrzunehmende nicht mehr so nahe heranläßt. Darin liegt auch heute das Dilemma vieler Menschen, daß sie nichts mehr ergreifen kann, da die Natur, ein Bild, Musik oder der andere Mensch nicht unvoreingenommen wahrgenommen werden können, sondern im Akt des Wahrnehmens analysiert werden. Dadurch wird Distanz geschaffen, die dem Erleben und Erfühlen abträglich ist, wobei wir uns aber keinesfalls pauschal gegen das kritisch-analysierende Apperzepieren stellen wollen, da es doch in vielen Situationen der Realität gerechter wird als das ganzheitlich-intuitive Erfassen.

In der sexuellen Beziehung allerdings, die, wenn sie glücken soll, Unmittelbarkeit und Unbefangenheit erfordert, schafft der analysierende Verstand Distanz.

Ebenso werden zu enge innere Tabus, Vorschriften und Regeln einem *selbstvergessenen Sich-Verlieren* entgegenstehen und dort Kontrolle „ausüben", wo eine solche nicht angebracht ist.

2.6 Verlust an Sinnlichkeit

Bei Descartes wird sinnliches Wahrnehmen und Empfinden der „cogitatio" zugeschlagen, doch sind deren Erkenntnisse dunkel und verworren, da sie nicht unmittelbar aus der res cogitans kommen. Sinnliches Empfinden verbindet die geistige Dimension mit dem Körper und ist eben aus dieser Beziehung heraus täuschend und subjektiv. Wenn wir diesen Gedanken überzeichnen, ließe sich pointiert formulieren, daß sinnliches Wahrnehmen geradezu sinnlos ist. An die Stelle sinnes-voller Wahrnehmungen treten gehaltlose, formalistische Apperzeptionen.

Dieser Verlust an Sinnlichkeit geht unseres Erachtens auf 3 Quellen zurück:

- *auf den Dualismus, nach dem die wahren Erkenntnisse aus der Ratio und nicht aus der sinnlichen Wahrnehmung stammen;*
- *auf die Verdinglichung des Leiblichen, die dieses auf mechanische Abläufe reduziert, und*
- *auf eine Religion, in der der Leib mit seinen innewohnenden Begierden und Trieben kasteit werden muß.*

2.7 Verlust von sexueller Erlebensfähigkeit

Mit der Entsinnlichung des Menschen geht auch ein Verlust der sexuellen Erlebensfähigkeit einher. Sexualität erfährt eine Spaltung, indem einerseits ein mechanischer Akt der res extensa vollzogen wird und andererseits die damit verbundenen verworrenen Empfindungen von ihr abgetrennt dem „denkenden Ich" zugeordnet werden. Sie reduziert sich dadurch primär auf eine rein körperliche Dimension und zentriert sich in einer entwerteten, abgespaltenen und sündhaften Leiblichkeit. Der Gedanke von Descartes, daß der Geist am Schmerz erkennt, daß er sich übel befindet (1641), läßt sich zu der Aussage abwandeln: *„Der Geist erkennt an der sexuellen Lust, daß er etwas Lustvolles erfährt"*. Wobei ein dermaßen komplizierter Vorgang des Erkennens einem die Lust schon wieder vergehen lassen mag. Es besteht nicht mehr Unmittelbarkeit, wo dieselbe Voraussetzung ist, damit ein integriertes leibseelisches Erleben stattfinden kann. Eine derartige Unmittelbarkeit und Partizipation kann nur bei ausreichendem Urvertrauen (Erikson) zustandekommen, wenn sich der Mensch verlieren kann, ohne Angst zu haben, verloren zu gehen. Gerade der *Verlust sexueller Erlebensfähigkeit* ist nach unserem Ermessen ein wesentliches Merkmal bei sexuell gestörten Menschen, bei denen im Orgasmus bereits Distanz enthalten ist. Das erinnert uns an das Verhalten des Spinnenmännchens, welches mit erregtem Balztanz das Weibchen umwirbt und bei der Abhaltung der Begattung geradezu schläfrig wirkt (Lorenz 1984, S. 144). In ähnlicher Weise ist bei vielen Perversen die Erregung vor dem Orgasmus stärker und wird das Eintreten desselben flach und wenig durchflutend erlebt. Da meist Angst, die aus inneren oder äußeren Quellen gespeist wird, im perversen Akt eine Rolle spielt und die Spannung erhöht, tritt diese nach Erreichen des orgastischen Höhepunkts mit dem Abklingen desselben verstärkt hervor, da die lustvolle Erregung wegfällt und ein positives sinnliches Weiter- und Nachschwingen nicht mehr möglich ist.

2.8 Das Fehlen von Eros in der Perversion

Wenn Platon (427–347 v. Chr.; Ausg. 1982; 1986) vom Eros schreibt, dann meint er damit eine Kraft, die allem Werden innewohnt, die sowohl im Akt der Zeugung, als auch im künsterlischen oder geistigen Schaffen zu finden ist. Auf welche Weise der Eros seinen Ausdruck findet, hängt von der evolutionären Entwicklungsstufe eines Lebewesens ab, wobei sich mit einer höhergradigen Differenzierung die Formen seiner Entäußerung erweitern. Beim primitiven, noch geistig unentwickelten Menschen wird er sich in ähnlicher Weise manifestieren wie beim Tier und vornehmlich als Trieb zur Fortpflanzung in Erscheinung treten. Indem der Mensch jedoch Bewußtsein und Reflexionsfähigkeit entwickelt und Seelisches als real, ja als die eine Wirklichkeit anzusehen beginnt, erweitert sich die Möglichkeit des Manifestwerdens des Eros um die Ebene des Geistigen, sobald sich der Mensch diesem Reich der Ideen zuwendet. Zwar hat er noch Interesse am Sinnlichen, doch gibt er dem Geistigen eindeutig den Vorzug. Auf einer noch höheren Sublimierungsstufe drängt es ihn, sich dem, was wirklich und wahr ist, zuzuwenden. Wahr und wirklich sind jedoch nach Platons Auffassung die Ideen, von denen die irdischen Dinge nur Abbilder sind. Die Idee bedarf keiner Verkörperung im konkreten Objekt, welches eben nicht mehr als einen Hinweis auf sie darstellt. Der höchste Grad an Abstraktion und Sublimierung, in dem sich der Eros ausdrücken kann, ist letztlich die Liebe zu Gott, zu der allerdings nur jener fähig wird, der frühere Stufen des Eros gelebt hat.

Wenn wir nunmehr versuchen, vor dem Hintergrund von Platons Eroslehre das Wesen der Perversion auszumachen, dann stellt sich die Frage, ob sich in perversen Akten überhaupt Eros äußern kann.[1] Denn es ist oft weder Liebe oder auch nur Interesse für den anderen, noch der Drang sich fortzupflanzen, der den Sexualakten des Devianten innewohnt, sondern er bleibt letztlich bei sich selbst, auch dann, wenn er einen Mitspieler bei seinen devianten Inszenierungen hat. Wenn er sich aber nicht in seiner Körperlichkeit liebend „mitteilen" kann (weil er selber deren Konkretisierung nie wirklich erfahren hat), wie soll er dann echte Liebe zum Geistigen, Abstrakten oder einer Idee, die als absolut zu setzen ist, entwickeln? Denn erst die Erfahrung der Konkretheit (der Liebe) ermöglicht es, von ihr zu abstrahieren und ihr Wesen zu erfassen.

2.9 Sexualisierung des Geistigen

Wenn wir von einer Sexualisierung des Geistigen schreiben, dann verstehen wir darunter nicht die Hingabe an eine Idee, den „geistigen Orgasmus", wie das in der Eroslehre zum Ausdruck kommt. Es geht uns also nicht um eine transzendierte Sinnlichkeit, sondern um die sexuelle *Primitivisierung des Geistigen*. Die Sexualität wird gleichsam zum Moloch, der das Geistige auffrißt. Dieses tritt in den Dienst der pervertierten Sexualität, besonders, wenn wir es mit einer progredienten Entwicklung zu tun haben, die, ähnlich wie eine Sucht, in hohem Maße das Sinnen und Trachten des Menschen erfaßt. Einer solchen Entwicklung kann durch pornographische Schriften und Filme, Journale etc. Vorschub geleistet werden und mangelnde Sinnlichkeit und den fehlenden Eros widerspiegeln.

2.10 Zwischen Lust und Schuld – Neurotisierung der Sexualität

Die Entlassung des Menschen aus der Eingebundenheit instinktiver Programme macht es notwendig, neue Regulative und Orientierungshilfen einzuführen. Die fehlende Sicherheit im Umgang mit der Freiheit und die Angst vor dem Zerstörerisch-Destruktiven im Menschen lassen ihn zeitweise mit äußerster Strenge gegen Angehörige der eigenen Art vorgehen. Indem der Leib und insbesondere dessen sexueller Drang mit drastischen psychischen und physischen Maß-

---

[1] Bezüglich des Lustmörders meint Pfäfflin (1982): „Kein Augenblick ist kritischer als der, in dem der Täter spürt, daß die in ihm begrabene, zunderige Lust Flammen schlagen könnte. Jetzt sticht er zu, jetzt drückt er zu und würgt zugleich mit seinem Opfer auch die Lust. Lust ist nicht das Motiv der Tat, sondern ihr Objekt" (S. 550).

nahmen kontrolliert wird, treten zusammen mit der fleischlichen Lust Schuldgefühle als verinnerlichte gesellschaftliche Strafandrohungen auf. Dadurch wird der Prozeß der *Verdrängung* gefördert, der der Tendenz zur Eliminierung der Entäußerung des Sexuellen entgegenkommt, doch sind der Preis von zu rigoroser Hemmung und Unterdrückung neurotische Erkrankungen, die sich die Menschheit dafür einhandelt.

2.11 Deviantes Verhalten als Ausbruch aus vitalen und emotionalen Hemmungen und aus depravierenden Situationen

Durch rigorose gesellschaftliche Gebote und Verbote werden vitale und emotionale Antriebe in ihrem Ausdruck gehemmt, wobei nach einer Transponierung derartiger gesellschaftlicher Regulierungsfunktionen in das „Innere" des Subjekts u. a. über die Abwehrmechanismen Kontrolle ausgeübt wird. Diese funktionieren wie die Kreisprozesse einer negativen Rückkoppelung. Je mehr der Triebdruck ansteigt, desto stärker wird er gleichzeitig gedrosselt, wobei es fallweise zu Durchbrüchen des Unterdrückten kommen kann. Die Hemmung des Vitalen, die Entsinnlichung und „Abschnürung" des Unterleibs, die Entseelung des Leiblichen, *reduzieren den Körper nahezu auf ein mechanisches Objekt, von dem das Subjekt wenig spürt.*

Um sich selbst in seiner leiblichen Existenz besser wahrzunehmen, bedarf es daher intensiver Reizungen, wobei auch Schmerzerlebnisse diesem Zweck dienen können,

wie wir das beim Auftreten einer Trichotillomanie, exzessiv betriebener Sexualpraktiken etc. vermuten. Der sexuelle Reiz allein genügt oft nicht mehr für das „sinnliche Erleben", und deshalb müssen Schmerz und mit Angstlust gepaarte Spannungssituationen zugesellt werden. So wird der Perverse, und nicht nur er, über die sexuelle Aktion Spannung los, *wobei diese oft aus asexuellen Quellen stammt.* Ähnliches geschieht ja auch beim Säugling, der exzessiv Daumen lutscht oder onaniert und das nicht primär aus einem oralen Bedürfnis oder sexuellem Drängen tut. Khan (1983, S. 291) berichtete von der Analyse einer Frau, die im Alter zwischen 14 und 17 Jahren immer dann masturbierte, wenn sie ärgerlich oder deprimiert war. Phantasien oder sinnliche Lust waren damit kaum verbunden, so daß wir die Onanie als Abfuhr einer vorerst sexuellen Spannung interpretieren und als eine Flucht aus einer erstarrten inneren Welt, die über das sexuelle Agieren vorübergehend vollzogen wurde.

Eine weitere Möglichkeit für das Auftreten devianten Verhaltens stellen Lebenssituationen dar, in denen kein adäquater sexueller Partner erreichbar ist. Aus der Tierpsychologie und Verhaltensforschung wissen wir, daß der Ablauf sexueller Verhaltensprogramme gehemmt wird, bis der adäquate Auslöser auftaucht. Durch einen Anstieg des vitalen Antriebs sinkt die Auslöserschwelle und wird das betreffende Verhalten leichter in Gang gesetzt, so daß auch Attrappen wirken können, die dem ursprünglichen Merkmal nicht so genau gleichen. Ähn-

liches kann auch beim Menschen vorkommen, wenn trotz wachsenden sexu
len Drängens ein gegengeschlechtlicher Partner fehlt und mit Anstieg d
Drucks Ersatzobjekte gesucht werden, wie beispielsweise der gleichgeschlec
liche Mensch oder das Tier, *ohne daß dieselben primäre Sexualziele darstell*
Eine derartige Objektwahl erfolgt aus der Not einer depravierenden Situati
und bleibt zweite Wahl, da im Grunde der andersgeschlechtliche Partner vorg
zogen wird. Es ist wichtig, uns das vor Augen zu halten, da die einem abw
chenden Verhalten innewohnenden Motive unterschiedlich sein können.

3 Folgen eines naturwissenschaftlich-objektivierenden Selbstverständnisses des Menschen[1]

3.1 Mechanisierung und Mathematisierung des Körpers

Wir haben schon mehrmals auf jenen geschichtlichen Prozeß verwiesen, in dem sich die Seele aus dem Leib „zurückzieht". Indem die Empfindungen und damit das körperliche Spüren dem Verstand zugeordnet werden, wird der Körper auf spürlose (mechanische) Qualitäten reduziert. Er existiert ohne Eigenleben und seine Bewegung wird nicht durch die Seele angestoßen, sondern geschieht gleich einer Mechanik, die, einmal in Gang gesetzt, abläuft.

Die mechanische Betrachtungsweise des Körpers und seiner Funktionen geht Hand in Hand mit der Entwicklung naturwissenschaftlicher und mathematischer Denkmodelle. Der menschliche Körper wird nun, analog derartiger Modelle, als ein System erklärt, welches aus Hebeln und Pumpen besteht und wie eine Maschine funktioniert. Lebendigkeit wird damit mehr oder weniger dem mechanisch Bewegten gleichgesetzt. Aus einer derartigen Perspektive wird der Geschlechtsakt zu einem „Projekt" (Berman 1983, S. 18), bei dem es um die Anwendung von richtigen Techniken geht, wobei Lust und Vertrautheit schon fast als hinderlich bei der Durchführung angesehen werden. So bleiben Menschen letztlich ohne befriedigende sexuelle Beziehung, auch wenn in der Sexualität noch eine der wenigen Sensationen übrig bleibt, die Spürlosigkeit und abstrahierte Körperlichkeit durchbrechen.

3.2 Reduktion der Sexualität auf das Quantifizierbare

Wenn der lebendige Organismus gleich einem physikalischen Körper betrachtet wird, dann gelten für ihn die Gesetze der Kausalität und seine wesentlichen Merkmale können durch Messen bestimmt werden. Wenn der lebende Körper kaum andere Qualitäten aufweist als ein toter und in keinem anderen Verhältnis zu ihm steht wie eine „Uhr mit gespannter zu einer mit gebrochener Feder" (Descartes 1641, Ausg. 1971), dann bleibt nichts mehr, was ihn von den physikalischen Körpern unterscheidet. Wir untersuchen ihn damit nach denselben Kriterien wie andere Objekte der Naturwissenschaften. Für Newton ist es nicht so

---

[1] In einer Analyse des Romans „Lady Chatterly's Lover" wird von Dieckmann (1980) die Problematik eines rational-technischen Bewußtseins mit seinen Objektivierungszwängen und Entfremdungsprozessen verdeutlicht.

wichtig, daß er das Wesen der Schwerkraft nicht erklären kann, sondern wesentlich ist ihm das, was von ihr sichtbar und meßbar ist und Voraussagen ermöglicht, die auf ihre Wirkung zurückgehen. Er vertritt die Auffassung, daß einem Phänomen nur dann ein Platz in der „experimentellen Philosophie" gebührt, wenn es meßbar ist (siehe dazu Berman 1983, S. 38 ff.).

Wenn aber Wissenschaft messen und wägen heißt, dann muß sich demnach auch eine wissenschaftliche Untersuchung der menschlichen Sexualität an eben diesen Kriterien orientieren, und sie tut es auch vielerorts. Indem Phalli und Vaginae und ihre Funktionen gemessen, hormonelle Abläufe erfaßt und körperliche Korrelate der sexuellen Erregung registriert werden, hofft man, zu exakten Aussagen über Sexualität und ihre Störungen zu kommen.[1] Nun sind solche Untersuchungsergebnisse nicht falsch, aber eben nur ein Teil des Ganzen, der wenig für die Behandlung sexueller Fehlentwicklungen zu leisten vermag, es sei denn, daß ein primär im Organischen lokalisierbarer Fehler vorliegt.

3.3 Körperliche Entfremdung des Perversen

All das, was wir in den letzten Kapiteln über den Körper und seine Funktionen ausgesagt haben, mündet in eine *tiefgehende Entfremdung* vieler Menschen mit sexuellen Störungen von demselben. Sie bedürfen starker Reizintensitäten, die mit dem perversen Akt gekoppelt werden, oder eines aufregenden und außerordentlichen situativen Kontexts, um sich lebendig zu spüren. Derartige zusätzliche Reizungen können von sadomasochistischen Praktiken, fetischistisch-transvestitischen Akten bis zu sexuellen Handlungen mit Amputierten reichen. Auch können sie das ungewisse *„Ich weiß nicht, wer oder was mein Körper ist"* eben über perverse Verhaltensweisen zu erkennen versuchen, indem sie beispielsweise den Körper des homosexuellen Partners ergründen, um dadurch mehr über den eigenen zu erfahren.

3.4 Entseelung der Seele, ihre Mechanisierung und Mathematisierung

Descartes hat eine Körpermechanik formuliert, dem Menschen aber seine Seele gelassen. Mit der Entwicklung eines mechanistischen Materialismus wird aus ihm eine Maschine (beispielsweise Lammetries „L'homme machine") und seine

---

[1] Harte Kritik wird von Pfäfflin (1982) an einer derartig objektivierenden Form von Sexualwissenschaft geübt: „Vaginale Orgasmusdetektoren in Taschenformat zum Hausgebrauch, Penisplethysmographen, Hormonkurvenlabors, Fragebogen und Tagebücher zu Sexualverhalten und -einstellungen, der Psychoanalyse entlehnte und ohne Sinn und Verstand angewandte Interpretationsraster, das sind die Messer, Scheren, Schlagstöcke und Strangulationsinstrumente einer Horde bestallter Lustmörder, die sich immer breiter macht, ihre Ressourcen in Gynäkologie, Urologie, Andrologie, Medizinischer Psychologie, bildender Kunst und so weiter und so fort erweitert und immer neue Schergen rekrutiert. Der Lustmord breitet sich epidemisch aus. Zurück bleibt eine Landschaft versteinerter Symbole, schaler Lust, öder Sexualwissenschaft und noch viel öderer Sexualmedizin" (S. 550).

Seele zur denkenden und fühlenden Materie. Es mag nun durchaus stimmen – und wir hängen dieser Ansicht an – daß mit psychischen Vorgängen materielle Prozesse korreliert sind, *doch sind dieselben nicht das ganze Geschehen.*

Wenn die menschliche Seele einst ein Abbild Gottes war, so wird sie nun zum Konterfei einer Maschine. Mathematik und Naturwissenschaft werden damit auch auf die Erforschung des Seelenlebens angewendet, und ihre Vertreter wie Locke (1632–1704), Hume (1711–1776), Mill (1806–1837), Herbart (1776–1841) und Fechner (1801–1887) ergründen ihre Gesetzmäßigkeiten und objektivieren ihre Abläufe in mathematischen Formeln und Gleichungen. Eine solchermaßen mathematisierende und mechanistische Auffassung vom Seelenleben beeinflußte auch die Denkmodelle der großen psychologischen Richtungen nachhaltig und reicht von den physikalisch- mechanistischen Vorstellungen Freuds, der Reflexologie Pawlows und dem amerikanischen Behaviorismus bis zur Psychophysik als einem Zweig der modernen akademischen Psychologie, wobei besonders in der klassischen Reflexologie und im Behaviorismus die Seele verloren geht, da der Mensch nur mehr als Reiz-Reaktions-Modell gedacht wird. Die Seele der naturwissenschaftlichen Forschung ist eigentlich keine richtige Seele mehr, sondern Funktion, Korrelat etc., und das ist es, was wir mit „Entseelung" meinen. Diese existiert aber nicht nur in der „objektivierenden" Betrachtungsweise des Untersuchers, sondern häufig auch auf seiten des Subjekts als eine Erfahrung oder eher „Nichterfahrung". Letztere wird in manchen Perversionen augenscheinlich, wie an einem Fall von Fetischismus von Khan (1983, S.251) deutlich wird, der die doppelte Abwehr des Devianten dermaßen aufschlüsselt, daß sie ihn

1. *vor der affektiven Hörigkeit von seiner Mutter schützte und*
2. *gegen jenen autistischen, leeren, geheimen Zustand seiner selbst, der wie Nichtexistenz war.*

3.5 Atomismus, Detaillierung, Isolierung, Spaltung

Wir haben schon mehrmals darauf hingewiesen, daß in einer früheren Zeit der Menschheitsentwicklung das Individuum mehr in das kosmische Geschehen eingebettet war, sich als ein wenig reflektierter Teil desselben erlebte, oder vielleicht besser: einfach ein solcher war. Als sich die Vernunft des Menschen zu entwickeln begann und er die besondere Stellung, die ihn dadurch aus der Welt der Tiere hervorhob, erkennen konnte, begann ein Prozeß, in dem Geist und Körper allmählich vereinzelt und beide wiederum in kleinere Einheiten aufgelöst wurden. Der analytische Geist zergliederte die archaische ganzheitliche Wahrnehmung. Je mehr er sich allerdings auf das Detail, das Vereinzelte und das Atom zentrierte, desto mehr verlor er dabei die Ganzheit, die Gestalt aus dem Auge. So kommunizieren bei Descartes die Empfindungen nicht unmittelbar mit dem Ich, wiewohl er sie der „cogitatio" zuordnet. Da sie statisch, ruhend sind, erscheinen sie in der Mehrzahl als eine Menge voneinander getrennter Perzeptionen. Dieser Gedanke beeinflußte in hohem Maß eine Reihe von Entwicklungen in der Philosophie und Psychologie.

Für Mach (1906) sind die Empfindungen die kleinsten Erlebniseinheiten, die Atome des Seelenlebens, die Wundt in seinem psychologischen Laboratorium mit naturwissenschaftlichen Methoden zu untersuchen beginnt. Für Freud sind die Elemente des Psychischen kausal miteinander verkettet, so daß jedes Vorhergehende Ursache des Nachfolgenden ist, wobei fehlende Zusammenhänge durch unbewußte Glieder miteinander verbunden sind. Die Seele wird von ihm in 3 Bereiche mit verschiedenen Funktionen geteilt, wobei nicht bewußtseinsfähige Inhalte vom bewußten Erleben abgespalten, isoliert und verdrängt werden können. *Im Grunde genommen gewinnt man den Eindruck, daß Freud die Spaltung Descartes' fortführt und gleichzeitig ihre pathologische Wirkung erhellt.* Seine Triebtheorie gipfelt darin, daß er die Partialtriebe der Genitalität unterordnet, wobei er aber nicht aufzeigt, unter welchem Primat dieselbe steht. Beim Perversen fehlt nach psychoanalytischen Vorstellungen die integrierende Funktion der Genitalität und der Partialtrieb besitzt das Primat.

Die Integrierung von Teilen ist ein komplexer Prozeß, ob es sich nun dabei um körperliche oder psychische Anteile handelt. Denn vorerst muß einmal der Teil als Teil wahrgenommen werden, dann bedarf es einer Entscheidung, ob er zu einem gehört oder nicht, und letztlich kann er (vielleicht) „organisch" integriert werden. Wir haben früher das Beispiel der Katze angeführt, die sich nicht sicher ist, ob ihr Schwanz zu ihr gehört oder nicht. Der sich bewegende Schwanz scheint wohl in den Augen des Tiers eine Art Eigenleben zu führen. Eine derartige Tendenz, Teilen des Körpers Autonomie zuzuschreiben, finden wir bei Angehörigen primitiver Völker und ebenso bei den Menschen der Antike (Devereux 1982, S. 271). Somit können nach Devereux Organe „schuldhaft" handeln und werden deshalb auch zur Rechenschaft gezogen, wenn bei verschiedenen Völkern oder Stämmen der Ehebruch des Mannes mit Kastration geahndet oder die Hand des Diebs abgehackt wird. Manchmal kann es auch zur Selbstjustiz kommen und das sündige Organ mit Verstümmelung oder Abtrennung bestraft werden. Auch kommt es gelegentlich vor, daß ein Organ wie der Penis oder die Brust als fremd, nicht zu einem gehörig und abstoßend wahrgenommen werden, wie das bei Transsexuellen oder gelegentlich bei Psychotikern der Fall ist. Ebenso bei diversen tiefgreifenden neurotischen Störungen kann eine Ausschließungstendenz des „schuldhaften Penis", der „bösen Vagina" etc. vorkommen.

Auch der heranwachsende Pubertierende steht vor der Aufgabe, die somatopsychischen Veränderungen, neue genitale Empfindungen etc. zu lokalisieren und in sein Körperselbst zu integrieren, was nicht immer gelingt, so daß sexuelle Organe und Funktionen desintegriert bleiben können.

Der Hang, ja geradezu die Suche nach dem Detail, wird bei manchen Perversionen besonders augenscheinlich, wobei es sich sowohl um Detailobjekte als auch um Detailhandlungen drehen kann. Dem Fetischisten geht es nicht um das Ganze, sondern um den Schuh oder ein Wäschestück, und der Sadist zentriert sich auf die schmerzbereitende Handlung, die gelegentlich indirekt entlastet, wenn das Böse, von einem selbst abgespalten, in den Mitakteur projiziert und an diesem gegeißelt wird.

Somit scheint es uns, *als ob mit dem sich entwickelnden, analysierenden Geist die Möglichkeiten der Vereinzelung, Detaillierung, Spaltung und Isolie-*

rung gleichermaßen zunehmen, so daß dem Menschen dadurch immer mehr von seiner Einheit verlorengeht. Das ist allerdings keine zwingende Folge des zergliedernden Verstandes, da das Herausgelöste auch wieder integriert werden kann. Dieser Integrationsprozeß ist jedoch gerade vom sexuell gestörten

— *entweder nicht leistbar oder wird*
— *durch eine überdauernde „primitive" „pars-pro-toto-Wahrnehmung", die die Entwicklung und Differenzierung beeinträchtigt, vereitelt.*

3.6 Theoretische Konzepte und ihr Reduktionismus

3.6.1 Der reduktionistische Ansatz biologischer Theorien

Es ist ein immerwährendes Streben des forschenden Geistes, eine universelle Theorie zu entwickeln, die menschliches Seelenleben vollständig erklär- und verstehbar macht. Solange wir uns der Utopie eines solchen Unterfangens bewußt bleiben und die Begrenztheit jedweder Theorie vom Menschen anerkennen, verringert sich die Irrtumswahrscheinlichkeit, daß Phänomene zugunsten der Theorie fehlinterpretiert werden. Die Formulierung des jeweiligen Gültigkeitsbereichs eines bestimmten theoretischen Systems steht meist dem Anspruch des Schöpfers derselben entgegen, und verlangt eine oft kaum leistbare Bescheidung. So versucht Nietzsche, die Entwicklung des Geistigen ausschließlich auf das Wirken des Machttriebs zurückzuführen, und Marx sieht im Besitztrieb dessen Quelle. Andere Denker wie beispielsweise Comte wollen die Psychologie in Biologie auflösen und setzen die Dimension des Geistigen dem Lebendigen gleich.

Es war eine große Hoffnung Freuds, daß es eines Tages gelingen werde, das Psychische auf biologische Strukturen und Funktionen zurückzuführen und in biologischen Abläufen das Wesen seelischer Prozesse aufspüren und verstehen zu können. Das erscheint uns allerdings unmöglich, da Vorgänge im Nervensystem zwar psychische Prozesse begleiten, und wenn wir umgekehrt formulieren, mit seelischen Abläufen neurophysiologisch einhergehen, aber das eine nicht ohne das andere erklärbar ist bzw. nur eine *Teilerklärung für ein umfassenderes Geschehen* abgibt. Das Biologische läßt sich wiederum reduzieren, wenn man Lebewesen als „chemische Maschinen" darstellt (Monod 1983), deren Besonderheit darin liegt, daß sie sich selbst aufbauen.

Wenn es nun darum geht, die „Mehrdimensionalität der Perversionsgestalt" zu erfassen, bleiben Untersuchungen hormoneller Gegebenheiten und Abläufe, der Geschlechtsorgane und ihrer Funktionen und hirnelektrischer Ströme immer nur auf mögliche Korrelate der Perversionsgestalt beschränkt, wobei ein pathologischer Befund eher eine Ausnahme als die Regel zu sein scheint. So müssen jedwede Interpretationen sexueller Perversionen des Menschen als biologische Störungen und Fehlentwicklungen in ihrem Erklärungswert begrenzt bleiben.

3.6.2 Der reduktionistische Ansatz der klassischen Psychoanalyse

Wie wir bereits in früheren Kapiteln angedeutet haben, wurzelt das Denkmodell der Psychoanalyse in der mechanistisch-kausalen Weltanschauung des 17., 18. und 19. Jahrhunderts und ist als therapeutische Methode besonders in der Assoziationspsychologie verhaftet. Im Zentrum ihrer Entwicklungstheorie (Freud 1905, Ausg. 1972 b) steht die Libido, die sich in etwa dem Eros Platons – dem Lebenstrieb im weitesten Sinne – gleichsetzen läßt. Sie ist die seelische Energie, die die psychischen Repräsentanzen von körperlichen Bereichen gemäß einer genetischen Abfolge besetzt und dieselben dadurch in den Vordergrund des seelischen Erlebens rückt. Im zeitlichen Ablauf steht am Beginn der Mund, die erste erogene Zone, die über Triebbefriedigung und Spannungslösung Lust verschafft. Allmählich verliert der Mund als primäre Quelle von Lust Bedeutung – wobei das Kind oder der Erwachsene zu dieser Form der Befriedigung wieder regredieren kann – und gewinnt die Analzone über den Modus von Spannung und Lösung und variierende hautsinnliche Reizempfindungen an Bedeutung, bis letztlich die Libido von ihrer psychischen Repräsentanz abgezogen wird und der genitalen Zone zufließt. Auf den verschiedenen Ebenen der Entwicklung werden vom Kind Verhaltensweisen organisiert und libidinisiert, die zu Modellen psychischer Haltungen werden können.

Was uns nun insbesondere interessiert, ist Freuds These vom *polymorph perversen Kind*, welches in den verschiedenen Phasen Formen der Triebbefriedigung zeigt, die manchmal bis ins Erwachsenenalter überdauern. Nach einer solchen Vorstellung wird der gleichen Verhaltensweise, ob sie nun beim Kind oder beim Erwachsenen auftritt, dieselbe Motiv- oder Antriebsstruktur unterlegt. Wenn der „kleine Hans" seinen „Wiwimacher" präsentiert, um die Kastrationsangst abzuwehren (Freud 1909, Ausg. 1969), bedeutet das im Grunde genommen dasselbe wie der Akt der Entblößung des Genitals durch den Exhibitionisten. Und der Homosexuelle ist in seiner sexuellen Entwicklung auf der Stufe analer Lust fixiert geblieben, da – aus welchen Gründen auch immer – keine Vorherrschaft der genitalen Organisation über die Partialtriebe begründet wurde. Wir haben schon einmal gegen eine derartige Analogie eingewendet, daß verschiedene Organisationsmodi des Biologischen und Biopsychischen ähnliche Verhaltensmuster hervorbringen können. Die Graugans, zu deren Objekt des Sexualtriebes ein Schuh wird – so etwas läßt sich ja ohne weiteres über Prägung erzeugen – kann ihren Fetisch auf einer anderen Organisationsstufe des Biopsychischen erworben haben als der menschliche Schuhfetischist. Ebenso lassen sich nach unserer Ansicht perverse Verhaltensmuster des Erwachsenen nicht modellhaft auf einen analogen Partialtrieb des Kindes zurückführen, *da verschiedene „Motive" auf verschiedenen Entwicklungsebenen ähnliches hervorbringen können.* Die Ansicht, daß die Libidotheorie mit ihren Konzeptionen der Fixierung und Regression auf frühkindliche Entwicklungsstufen für die Klärung der Entstehung von Perversionen nicht immer weiterhilft, wird beispielsweise auch von Stoller (1979, S. 166) vertreten. Außerdem läßt sich die Entwicklung des Geistigen nicht allein aus der Triebentwicklung ableiten und die Zukunft durch Vergangenes determinieren, wie das in der analytischen Entwicklungstheorie dargestellt wird.

3.6.3 Negierung der menschlichen Sexualität durch die klassische akademische Psychologie

Mit der Herauslösung der Psychologie aus der Philosophie entwickelten sich 2 Richtungen, eine geistes- und eine naturwissenschaftliche. Während die eine primär durch Introspektion das Seelenleben zu erforschen versucht, wendet die andere aus den Naturwissenschaften kommende, „objektivierende" Methoden auf die Untersuchung psychischer Prozesse an. Themen derartiger Untersuchungen konzentrieren sich auf die Gedächtnisleistung, Assoziationsgesetze, Denkvorgänge etc. und befassen sich noch nicht mit seelischen Prozessen sexuellen Verhaltens und Fehlverhaltens. Ebenso blieb dieses Thema ein Stiefkind der geisteswissenschaftlich orientierten, verstehenden Psychologie. So kamen von diesen beiden Seiten kaum Anstöße zur Entwicklung einer psychologischen Theorie der menschlichen Sexualität, und dieses Feld blieb vornehmlich der Psychoanalyse überlassen. Erst in der jüngeren Vergangenheit fing man mit Hilfe experimenteller Untersuchungen und Methoden der Meinungsforschung allmählich an, diesen Bereich zu eröffnen und bestimmte Verhaltensmuster, vegetative Reaktionen und psychische Abläufe und Inhalte sexuellen Erlebens zu erforschen.

3.6.4 Der reduktionistische Ansatz der klassischen Lerntheorien

Die klassische naturwissenschaftliche Psychologie des deutschen Sprachraums billigt dem Menschen zwar ein Seelenleben zu, doch werden primär nur jene Bereiche untersucht, die einer Messung zugänglich gemacht werden können. Mit der Entstehung der klassischen Lerntheorien wird das nicht Beobachtbare und nur indirekt Erschließbare ausgeklammert und im amerikanischen Behaviorismus zur „black box" erklärt. Damit erfolgt eine radikale Reduktion des Menschen auf eine „Reflexmaschine" oder ein Reiz-Reaktions- Modell, welches seines seelischen Erlebens weitgehend beraubt ist und bestenfalls als rudimentäres Äquivalent des Psychischen intervenierende Variablen besitzt. Damit entsteht eine seelenlose Psychologie, die es ja eigentlich per definitionem gar nicht geben kann, da eben der Gegenstand ihrer Untersuchung fehlt oder keine Anerkennung findet. Abgesehen von einer derartig einschneidenden Einschränkung haben ihre aus Experimenten gewonnenen theoretischen Vorstellungen einigen Erklärungswert für das sexuelle Verhalten und seine (Fehl-)Entwicklung, was wir bereits in früheren Kapiteln ausgeführt haben.

3.6.5 Der reduktionistische Ansatz der vergleichenden Verhaltensforschung

Wir gehen davon aus, daß die evolutionäre Entwicklung fast zwingend zu gewissen Formen, Funktionsweisen und Verhaltensmodi kommen muß, da sich dieselben eben am besten in einem umgebenden Medium bewähren. So kann eigentlich der „optimale Fisch" nur eine torpedoförmige Körperform entwikkeln. Bei den Säugetieren werden Penis und Vagina ausgeformt, deren Funktionen wiederum an gewisse Verhaltensweisen gebunden sind, wobei der Freiraum des Menschen ungleich größer ist als jener des Tieres.

In einer vergleichenden Verhaltensforschung können wir nur menschliche und tierische Verhaltensweisen bezüglich ihrer Ähnlichkeit oder Verschiedenheit beschreiben und messen, doch kann nur der Mensch Aussagen über begleitende psychische Prozesse machen. Die weitgehend instinktgebundene Sexualität der meisten Tiere ergibt einen engen Rahmen des Verhaltens und wohl auch der zugrundeliegenden Antriebe. Und darin liegt gerade ein wesentlicher Unterschied zum Menschen, bei dem vielfältige (biopsychische) Motive sexuelles Verhalten und Fehlverhalten bedingen mögen, die aus dem tierischen Verhalten nicht oder nur begrenzt erschließbar sind.

4 Wiederbesinnung auf Ganzheiten und Gestalten und ihre Folgen

Mit wachsendem Selbstbewußtsein und der Fähigkeit, sich immer detaillierter wahrzunehmen, begann die Abhebung menschlicher Teilbereiche wie beispielsweise des Psychischen und Physischen in einer dualistischen Lehre vom Menschen. An sich bedeutet die Wahrnehmung von Details eine Differenzierung des Wahrgenommenen, was normalerweise ja oft vorteilhaft ist und erst dann zu Schwierigkeiten und Problemen führt, wenn die Apperzeption (oder das Erleben) *am Detail haften bleibt und das Ganze dabei „verloren" geht* oder abgrenzbare Bereiche ausgegliedert, abgespalten oder isoliert werden. Über Ursachen einer derartigen Entwicklung haben wir bereits Überlegungen angestellt und wollen uns nunmehr mit der Frage befassen, wie der zergliedernde, analysierende Geist die ausgesonderten Teilelemente wieder zusammensetzt. Kann er sich wieder von den Teilen lösen, von ihnen abstrahieren und die ursprüngliche Ganzheit wahrnehmen, oder werden die Teile zum Gesamt aufsummiert? Wenn das Baby erstmals seinen Penis als etwas „Abgrenzbares" sieht, wird es ihn vielleicht nicht sogleich als Teil seiner selbst apperzepieren und ihn erst mit der Erkenntnis seiner Zugehörigkeit zum eigenen Körper „anstückeln" und sich auf diese Weise gleichsam seinen Körper Teil für Teil aufbauen; oder wird es von vornherein (auch über die taktil-kinästhetische Wahrnehmung) einen Zusammenhang zum ganzen Körper sehen (mitempfinden)?

Bereits Artistoteles und Platon vertreten die Annahme, daß das Ganze mehr ist als die Summe der Teile, diesem also gleichsam eine „übersummative Qualität" (Ehrenfels 1890) innewohnt.[1] Wir meinen, daß mit dem Heraustreten des Menschen aus seiner Verschmolzenheit mit dem Kosmos auch eine konservative Tendenz, ein Wunsch nach Rückkehr in die archaische Gesamtheit, lebendig wird. Ein Gedanke, der in vielerlei Formen im Lauf der Geschichte immer wieder auftaucht, wie beispielsweise im pantheistischen Monismus von Goethe, den er dem christlichen Gott-Welt-Dualismus entgegensetzt.

Als im 18. und 19. Jahrhundert mit den Assoziationstheoretikern und einer sich naturwissenschaftlich orientierenden Psychologie die Zentrierung auf die kleinsten Einheiten, die „Atome" des menschlichen Seelenlebens, immer stärker wurde, machte sich allmählich die gegenläufige Tendenz immer stärker bemerkbar und faßte die Erneuerung und Wiederauflage des Ganzheitsgedan-

---

[1] Das „läßt erwarten, daß auch sexuelles Verhalten in seiner ganzen Breite nicht aus der Abfolge oder dem Zusammenschluß von ‚Partialtrieben' hervorgeht, sondern sich aus einer Vorgestalt entwickelt, in der die später unterscheidbaren Aspekte keimhaft enthalten sind" (Janzarik 1982, S. 29).

kens in der Philosophie, Psychologie, Biologie und Medizin Fuß, wobei weniger eine Sehnsucht nach mystischer Verschmelzung mit einem Ganzen als vielmehr das Bemühen um einen wissenschaftlichen Nachweis des Primats der Gestalt vor ihren Teilen in den Vordergrund trat.

4.1 Primat von Ganzheiten und Gestalten im Biologischen

In seiner Schrift über Minderwertigkeit von Organen schreibt Adler (1907, Ausg. 1977a), daß dieselben nicht als vereinzelte Teile eines Organismus aufzufassen sind, sondern als integrierte Bestandteile größerer Systeme. Besonders deutlich wird die Begrenztheit einer sich nur auf ein bestimmtes Organ und seine Funktion zentrierenden Betrachtung vor dem Hintergrund der Erkenntnis, daß das embryonale Gewebe in Abhängigkeit von den induzierenden Einflüssen des umgebenden seine Struktur und Funktion ausformt (Lorenz 1984, S. 927). Somit sind dem Gewebe verschiedene potentielle Entwicklungsmöglichkeiten immanent, deren spezifische Verwirklichung vom Umfeld abhängt. Auch dann, wenn das Gewebe eine bestimmte Ausformung und Funktion ausgebildet hat, bleibt es direkt oder indirekt mit anderen Systemen vergesellschaftet und wird durch dieselben beeinflußt.

Organe als solche sind somit biologische Teilsysteme, die in der Ganzheit eines Organismus integrierte Teilgestalten und Teilfunktionen besitzen.

Ein organismisches System als Ganzheit ordnet sich wiederum überindividuellen, gestaltenden Gegebenheiten unter, wie jenen des Überlebens und der Arterhaltung. Eine Ausnahme bildet allerdings der Mensch, dessen „Freiheit" sich auch in diesem Bereich dokumentiert, da er ja entgegen den primären biologischen Zielen handeln kann.

4.1.1 *Wider die Abspaltung und Autonomisierung sexueller Organe und Funktionen*

Wir meinen, daß einem Organismus die *natürliche Tendenz innewohnt, einer Desintegration oder Absonderung von Teilen und Teilsystemen entgegenzuwirken.* Nach unseren Überlegungen scheint es 2 Möglichkeiten zu geben, durch die es zu einem Ausstoßungs- und Isolierungsprozeß kommt, und zwar:

– *durch eine Störung im Organ selbst, die zu einer Gefährdung des ganzen organismischen Systems führen kann,*[1] *oder*

---

[1] Devereux (1983) hat sich in einer Arbeit über „Die Phantasie der Selbstkastration" mit deren phylogenetischen Wurzeln befaßt. Nach seiner Meinung stößt ein Organismus einen Teil seiner Struktur wegen Präselbstverstümmelungsspannungen im verletzten und daher zurückgewiesenen Organ selbst ab. Die Überbesetzung eines Organs bewirkt demnach einen Zusammenbruch der gesamten Koordination des Organismus als Ganzes. Die Abstoßung eines Organs zielt auf die Wiedererlangung der Gesamtintegrität.

– durch eine Störung umfassenderer biologischer (biopsychischer) Gesamthei-
ten, die in spezifische Subsysteme hineinwirken und dieselben beeinflussen.

Der zweiten, hier angeschnittenen Variante begegnen wir beispielsweise bei dem Krankheitsbild der Anorexia nervosa, bei der durch übergeordnete Regulationssysteme die geschlechtsspezifische Funktion der Regelblutungen aussetzt. In einem derartigen Fall wird eine biologische Tendenz auf dem Weg einer Hemmung der natürlichen Funktion durch ein übergeordnetes psychobiologisches System abgeschwächt oder unterdrückt.

Wenn von Abspaltung und Autonomisierung sexueller Organe und Funktionen die Rede ist, dann entsteht vielleicht der Eindruck, daß ein solches Organ mit seiner Funktion einen Status von Autonomie und „Eigenleben" erhält, und in keiner Beziehung mehr zu anderen Systemen steht. Eine derartige Entwicklung erscheint uns im biologischen System Mensch nicht denkbar und kann wiederum nur über ein erweitertes biopsychisches System (natürlich nur begrenzt) zustande kommen, welches beispielsweise in die biologische Organisation des Sexualorgans hemmend, absondernd, isolierend etc. hineinwirkt.

Eine medizinische (psychotherapeutische) Behandlung kann gemäß unserer Ausführung die natürliche biologische Tendenz zur Integration im gestörten Subsystem unterstützen oder Veränderungen im übergeordneten biopsychischen System herbeizuführen versuchen.

4.1.2 Hat der Trieb den Menschen oder der Mensch den Trieb?

Die Frage, ob der Trieb („ein Teil") den Menschen („das Ganze") oder er den Trieb hat, taucht immer wieder in der Menschheitsgeschichte auf. Oftmals fühlt sich der Mensch von der überwältigenden Kraft der Triebe bedroht und bemüht sich um besondere Kontrolle und Unterdrückung derselben. Bereits in Platons Eroslehre wird das höchste Ziel der menschlichen Entwicklung in der Hingabe an eine absolute Idee gesehen, die die Ebene des rein Triebhaften überwindet. Diese Tendenz zur Hemmung, Verdrängung und Sublimierung besteht über die Jahrhunderte in größerem oder geringerem Maß, bis dann um die Jahrhundertwende Freud (1905, Ausg. 1972 b) den Menschen aus seiner sexuellen Unterdrückung befreien will. In seiner Theorie tritt die Trieborganisation in den Mittelpunkt und bildet die Grundlage der psychischen Entwicklung. Primär ist der Mensch in seinem Streben nach Lust auf Befriedigung des Triebs ausgerichtet, wobei bei übermäßiger Verdrängung und Unterdrückung desselben und der mit ihm assoziierten Inhalte die Neurose entsteht. *So hat nach psychoanalytischer Auffassung letztlich direkt oder auch indirekt (über die Neurose) der Trieb den Menschen, indem derselbe mit dem Menschen umgeht und nicht er mit ihm.*

Gegen die These einer Menschwerdung als Folge einer sich entwickelnden Trieborganisation und gegen eine deterministische Sexualtheorie wendet sich Adler (1933, Ausg. 1974) und ordnet in seiner Konzeption den Sexualtrieb dem Lebensstil unter. *Nicht die Triebentwicklung organisiert und differenziert das menschliche Seelenleben, sondern die übergeordnete, integrierende Funktion des Lebensstils.* Also hat der Mensch die Sexualität und geht mit ihr um. Sexuelles Verhalten und Fehlverhalten werden durch den Lebensstil geformt und gestaltet, wobei ihre Variationen des Ausdrucks den Individualitäten von Lebensstilen entsprechen.[1]

4.2 Primat von Ganzheiten und Gestalten im Psychischen

Seit dem letzten Jahrzehnt des vergangenen Jahrhunderts erfolgte eine systematische Ausgestaltung der auf Platon und Aristoteles zurückgehenden These, *daß das Ganze mehr als die Summe der Teile sei.* Versuche einer wissenschaftlichen Begründung dieser These erfolgten in der Gestalttheorie (Wertheimer, Koffka, Köhler) und der Ganzheitspsychologie (Krueger, Klemm, Volkelt). Wir haben bereits auf Ehrenfels verwiesen, der die Gestaltqualität von den in sie eingehenden Elementen abhebt (1890). *Gestalten zeichnen sich nach seiner Definition durch Übersummativität und Transponierbarkeit aus.* Das wird paradigmatisch an der Melodie aufgezeigt, die in beliebige Tonarten transponierbar ist und trotzdem ihre Identität nicht verliert. Derartige, in Absetzung von der Elementenpsychologie formulierte Gedanken rühren an fundamentale Fragen der Organisation von Reizen durch das wahrnehmende Subjekt. Nach Auffassung der Gestaltpsychologie *werden Gestalten primär und unmittelbar apperzepiert* und können erst in einem sekundären Akt Teilbereiche differenziert werden. Um dieses Primat der Ganzheit und Gestalt nachzuweisen, wurden vornehmlich im Bereich der Wahrnehmungspsychologie Experimente mit optischen Täuschungen, Scheinbewegungen etc. durchgeführt, wobei bei derartigen Versuchen ein aus dem Ganzen herausgelöster Teil gegenüber seiner Erscheinung als Bestandteil einer Gestalt verändert wahrgenommen wird.

4.2.1 *Wider die Abspaltung und Autonomisierung im Psychischen (und Psychosozialen)*

Besonders von der Gestaltpsychologie gehen also Impulse gegen die Abspaltung und Autonomisierung psychischer Bereiche aus, wobei diese Idee bis in gesellschaftliche Prozesse hineinwirkt. Um vorerst noch einmal auf das Psychische zu kommen, verweisen wir auf Freud, der mit der Konzeption eines dreigeteilten seelischen Apparates von Es, Ich und Überich die Aufspaltung und Trennung, die er eben durch die analytische Behandlung zu überwinden trachtete, verfestigt. Diese Lehre von den 3 Instanzen wird auch zu einem Kritikpunkt Adlers, der den Menschen, und damit auch seine Seele, für nicht teilbar hält, da er eben ein Individuum ist. Ähnlich der Konzeption der Gestaltpsychologie wird bei ihm das Detail erst aus dem übergeordneten Ganzen erschließ- und verstehbar.

---

[1] „Die reife Sexualität läßt sich nicht additiv aus ‚Partialtrieben' konstruieren: Sie entwickelt sich aus einer Vorgestalt. Zur sexuellen Vorgestalt gehören orales Verhalten, das sekundär sexualisiert wird, und exkrementelles Verhalten, das sexualisiert werden kann, in der Regel aber progredient eliminiert wird" (Janzarik 1982; S. 25).

Auf sozialer Ebene zeigt sich eine gegenläufige Tendenz wider die Abspaltung und Absonderung ihrer Randgruppen durch Bemühungen um eine Integration des Behinderten, eine verstärkte Resozialisierung Krimineller und eine größere Toleranz gegenüber manchen sexuellen Deviationen.

4.2.2 Wider die Abspaltung und Autonomisierung devianter seelischer Inhalte

Wenn das Detail erst aus dem übergeordneten Ganzen erschließ- und verstehbar ist, dann betrifft das auch sexuell deviante Interessen und Phantasien. Das heißt also, daß nach gestaltpsychologischer Auffassung diese immer nur innerhalb einer ganzheitlichen Organisation, aber nie als eigenständige Erscheinung interpretierbar werden, auch wenn sie scheinbar in keiner Beziehung zum Ganzen stehen (wie beispielsweise als ichfremd erlebte perverse Phantasien). Denn auch wenn etwas abgesondert, verdrängt und isoliert anmutet, steht es in Verbindung mit der Gesamtorganisation, und *übergeordnetes Prinzipielles* wird sich aus diesem Blickwinkel auch in den perversen Inhalten und Strebungen ausdrücken.

Sexuell deviante Interessen sind aus dieser Perspektive keine abgespaltenen, nicht integrierbaren Tendenzen, sondern das Prinzipielle in einer seiner Ausdrucksformen und

dokumentieren einen wesentlichen Faktor psychischer Gestalten, nämlich jenen ihrer Transponierbarkeit und Variabilität bei gleichzeitiger Erhaltung ihrer Identität.

Somit sind sexuelle Deviationen auch keine abgegrenzten „Ghettos des Psychischen", sondern die – häufig allerdings verschleierte – Variation eines Grundthemas.

4.3 Wiederbeseelung des Leibes und Wiederbeleibung der Seele

Wir haben auf jene Prozesse der Entwicklung und Differenzierung des Psychischen hingewiesen, die zu einer Spaltung des Menschen in 2 mehr oder weniger voneinander abgetrennte Bereiche und zu einer „Entlebendigung" und „Entseelung" derselben führten. Gegen jene zunehmend mechanistische Sicht von Leib und Seele wenden sich Vertreter der Romantik (Herder, Baumgarten, Vico), die die sinnliche Erkenntnis nicht mehr nur als Vorbereitung der begrifflichen sehen. Die Wahrnehmung selbst wird zu einem sinnerfassenden Akt und erfährt damit eine Aufwertung. Der Mensch möchte nicht mehr nur ein rationales Wesen sein, sondern sich auch in seiner Lebendigkeit spüren und fühlen. So scheint sich also diese lebendige Leiblichkeit nicht beliebig und auf Dauer auf „mechanistische" Funktionen reduzieren zu lassen, ohne daß sich der Bios in irgendeiner Form bemerkbar macht. Jedenfalls ist es ja gerade das Defizit der entsinnlichten Körperlichkeit, das zu einer außerordentlichen Zunahme der

Körpertherapien innerhalb der letzten Jahrzehnte geführt hat. In diesem Defizit schlägt sich etwas von einer im Grunde genommen „leibfeindlichen" Kultur nieder, die den Körper vornehmlich einem Funktions- und Leistungsprinzip unterordnet und ihn als Medium für lustvolle Sensationen gebraucht.

Wie essentiell die Phase einer *konkret-leiblichen Personalisierung* für die „Menschwerdung" ist, läßt sich aus einer Arbeit von Winnicott (1976) über den Ursprung der emotionalen Entwicklung erfassen, in der er eine geglückte Personalisierung auf die Wahrnehmungen zurückführt, die mit befriedigenden, immer wiederkehrenden Erfahrungen der Körperpflege und der Absättigung von Triebbedürfnissen einhergeht. Diese frühen Erlebnisse lassen jenes so wichtige Gefühl entstehen, daß man sich als Person in seinem Körper befindet.

Die (Wieder-)Findung einer biopsychischen Entität, in der in jedem Akt Leibseelisches wirkt, kommt über Erfahrungen zustande, die ein „organisches Herauswachsen" des Seelisch-Geistigen aus der leiblichen Dimension ermöglichen.

Die Rückbesinnung auf den ganzen Menschen setzt einen Zeitgeist voraus, der Körper und Seele gleichermaßen anerkennt und über den Erziehungsprozeß seinen Niederschlag im Individuum findet. So ist das Seelische und Geistige immer auch Kulturseele und Kulturgeist. Eine Aufhebung des Dualismus strebt unter anderem Lorenz (1984, S. 14) an, der eine grundsätzliche Identität zwischen allen Erlebnisvorgängen mit physiologischen Prozessen annimmt. Ähnliche Gedanken finden wir ja bereits in der Gestaltpsychologie, wenn Köhler (1924) Wahrnehmungsgestalten postuliert, die eine Entsprechung in kortikalen Gestalten finden. Mit diesen Problemen des Zusammenhangs von Leibseelischem werden wir uns später noch ausführlicher auseinandersetzen. Hier soll noch auf eine spezifische Richtung in der Medizin verwiesen werden, die den Ganzheitsgedanken in ihre Sicht vom Menschen übernommen hat. Ein hervorragender Vertreter einer derartigen psychosomatischen Richtung ist Weizsäcker (1951), *für den Leib und Seele 2 Seiten desselben sind*. Es wird intendiert, daß Leib und Seele ihre jeweilige andere Dimension zurückgewinnen, und es kann dadurch der Leib beseelter oder die Seele „fleischlicher" werden.

Die Reduktion des Leiblichen zugunsten des Rationalen dürfte bei der Entstehung einer Reihe psychosomatischer Krankheiten und, wie wir annehmen, auch perverser Entwicklungen, eine erhebliche Rolle spielen, so daß gemäß der Paraphrasierung eines Wortes von Freud durch Weizsäcker (1951 S. 331) ein therapeutisches Ziel ist, *daß aus Ich Es werden soll*, damit sich eine Ausgewogenheit des Leiblichen und Seelischen in der Ganzheit Mensch entwickeln kann. So paradox es vielleicht klingen mag, vertreten wir die Ansicht, daß bei einer Reihe sexueller Fehlentwicklungen mehr „Es" werden muß, damit es zu einer Besserung der Deviation kommen kann.

4.4 Undifferenziertheit archaischer Ganzheiten

Wir meinen, daß im Lauf der stammesgeschichtlichen Entwicklung mit der Differenzierung zentralnervöser Strukturen und Funktionen auch die Wahrnehmung differenzierter wurde. Auf einer einfachen Organisationsstufe des Biologischen ist das „Weltbild" einfacher und weniger gestaltet wie bei höhergradiger Komplexität der wahrnehmenden Systeme. Die Lebewesen existieren noch in einer „kosmischen Verschmolzenheit", und die wenigen Details stehen für das Ganze bzw. sind gleichsam das Ganze. Auch das Baby besitzt noch eine relativ undifferenzierte „Welt", in der das wenige Relevante für die Welt steht, aus der sich im Lauf der Entwicklung Teilwelten gliedern.

4.5 Relative Unbelehrbarkeit der Ganzheit durch das Detail in der klassischen Gestaltpsychologie

In der klassischen Gestaltpsychologie wird die Ansicht vertreten, daß das Ganze früher als die Teile wahrgenommen wird und dieselben in ihrer Erscheinungsweise durch die Ganzheit bestimmt sind. Veranschaulicht wird diese These, indem an einem bestimmten Teil demonstriert wird, wie dieser in Abhängigkeit von seiner Integration in verschiedene Gestalten verändert apperzepiert wird. Bei der Müller-Leyer'schen Täuschung wird eine Strecke derselben Länge kürzer wahrgenommen, wenn sie von 2 nach innen anstatt von 2 nach außen offenen Winkeln begrenzt ist. Unabhängig davon, ob nun die Grundlinie länger oder kürzer ist, wird dieses Phänomen beobachtbar sein.

Auch für die „Sexualgestalt" läßt sich formulieren, daß sie zwar durch Variationen ihrer Verhaltens- und Erlebensanteile moduliert, in ihrer Grundstruktur aber kaum verändert wird.

4.6 Das Ganze ist weniger ohne Teile

Nachdem wir uns in den letzten Kapiteln hauptsächlich mit der Gestaltpsychologie befaßt und einige Überlegungen für sexuelle Entwicklung und Fehlentwicklung abgeleitet haben, möchten wir uns nunmehr nochmals den Teilen, die die Gestalt konstituieren, zuwenden, da ihre Bedeutung in der Ganzheitspsychologie oft vernachlässigt wird. Wir meinen deshalb vernachlässigt, *weil es das Ganze ohne seine konstituierenden Teile nicht geben kann.* Je mehr konstituierende Teile wir aus einer Wahrnehmungsgestalt entfernen, desto mehr büßt sie an Gestaltqualität ein, bis letztlich ein kritischer Punkt erreicht wird, an dem sich die Spezifität der Gestalt auflöst. Dasselbe gilt auch für biologische Systeme, wenn sie nicht eine Ganzheit (Einzeller) sind. Werden einzelne Subsysteme abgetrennt, wird früher oder später das Gesamtsystem seine Funktionsfähigkeit einbüßen. Wenn aber zu einem bestehenden System etwas Neues hinzutritt, bedeutet das eine Veränderung des Gesamtsystems.

In der Evolution nehmen wir eine Entwicklung an, die zuletzt das Bewußtsein hervorgebracht hat, wobei Hartmann (1964) ein Schichtensystem formuliert, in dem Gesetzlichkeiten der Materie eine Voraussetzung für die Entstehung des Biologischen und Gesetzlichkeiten organischer Vorgänge eine Voraussetzung für die Entwicklung des Bewußtseins sind. Das Vorausgehende ist immer notwendig für das Nachfolgende, wobei diesem wiederum eine neue Qualität zukommt und es damit etwas anderes darstellt. Die Eigenschaften eines neuen

Systems lassen sich dabei nicht einfach aus einem integrierten niedrigeren ableiten. Damit lassen sich beispielsweise kortikale Gesetzmäßigkeiten nicht einfach auf die Art, wie sich Psychisches organisiert, übertragen. Das stellt außerdem in Frage, ob Wahrnehmungsgestalten kortikalen Gestalten entsprechen, wobei nach Auffassung der Gestaltpsychologie die beiden nicht deckungsgleich sein müssen. Was wir aber jedenfalls als gegeben annehmen können, ist die Tatsache, daß beispielsweise der Mensch als Ganzheit nicht mehr besteht, wenn seine psychische Seite fehlt, auch wenn biologische Funktionen künstlich am Leben erhalten werden. (Ob das Seelische ohne den Körper sein kann, ist nicht Gegenstand der Psychologie).

Auch in einer psychosexuellen Verlaufsgestalt gibt es notwendige, konstituierende Voraussetzungen, die unter anderem an physiologische Funktionen gebunden sind. Ebenso wird in diesem Bereich der Wegfall von Teilgestalten, einzelnen Sequenzen der Verlaufsgestalt etc. eine Reduktion bedeuten, die letztlich zu einer weitgehenden Auflösung der Sexualgestalt führen kann. Sehr drastisch verdeutlicht sich das bei chirurgischen Eingriffen im Gehirn von sexuell Devianten, die zu einem Abklingen der Perversion oder vollständiger Zerstörung jeglicher sexueller Verlaufsgestalten führen.

4.7 Der reduktionistische Beitrag der Individualpsychologie zu einer Theorie sexueller Perversionen

Gemäß der individualpsychologischen Theorie drückt sich in allem Denken, Fühlen und Handeln des Subjekts sein spezifischer Lebensstil aus. Er stellt damit jene übergeordnete Ganzheit dar, welche die Teile organisiert. Alle Teilerscheinungen weisen dabei in eine Richtung, es gibt nichts Widersprüchliches und alles ist gleichsam stimmig. Wenn wir jedoch davon ausgehen, daß die Seele immer auch Kulturseele ist, *dann findet das Gegensätzliche oder Unvereinbare in ihr seinen Niederschlag*, wie beispielsweise die Konzeption von Himmel und Hölle. Schon auf der Ebene des Psychobiologischen gibt es Unvereinbarkeiten und gegensätzliche Tendenzen, wie uns das eindrucksvoll das schon besprochene Experiment zur Demonstration des Annäherungs-Vermeidungs-Konflikts von Brown (1942; 1948) beweist. Derartige Ambivalenzkonflikte existieren, wie jedermann aus seiner eigenen Erfahrung weiß, auch im Psychischen, wobei der Versuch einer theoretischen Fundierung dieser evidenten Erfahrung von Freud (1923, Ausg. 1975) in seiner Lehre von den Instanzen versucht wurde. Er anerkennt damit widersprüchliche Tendenzen, ja sieht sogar in diesen einen wesentlichen Faktor bei der Entstehung der Neurose und umgeht damit das Problem, welches sich Adler (1912, Ausg. 1973 c, S. 25) mit seinem Postulat einer durchgängigen Gleichgerichtetheit psychischer Prozesse eingehandelt hat, wie nämlich die Entstehung eines Konflikts erklärt werden kann. Er muß deshalb mit theoretischen Kunstgriffen die Einheitlichkeit des Lebensstils und die strenge Determiniertheit des Details durch das Ganze aufrecht erhalten. Nach dieser Auffassung können sexuelle Fehlentwicklungen immer nur Ausdruck einer Störung des Ganzen, also des Lebensstils sein und sich niemals in einem „abgrenzbaren Areal" kristallisieren. So bleibt das Ganze durch das Detail unbelehrbar.

Indirekt mag das sogar stimmen, da wir nicht annehmen, daß das, was sich in einem Teilbereich abspielt, nicht das Ganze tangiert, da dieses, oder ein Teil von diesem, die Abwehr organisiert. Indem jedoch die Perversion in einen stimmigen Zusammenhang mit dem Lebensstil gebracht werden muß und letztlich einen gescheiterten Versuch darstellt, das Minderwertigkeitsgefühl zu überwinden, wird ebenso wie in der Psychoanalyse die Vielfalt möglicher Motivationen auf eine reduziert.

4.7.1 Verneinung des Kontrollverlusts im perversen Akt

Wenn der Lebensstil als ganzheitlich organisierendes Prinzip im Wachen und im Schlafen wirksam ist, kann er letztlich auch nie die Kontrolle über die Perversion verlieren. Sie bleibt ein integrierter Bestandteil des Ganzen. Gemäß der Konzeption Adlers können wir uns somit einen Kontrollverlust nur dermaßen denken, daß die Art, wie er zum Ausdruck kommt, dem Lebensstil entspricht. Versinnbildlicht kann somit das Subjekt nie seinen Kopf verlieren, was in der Tat ja auch bei einer Reihe perverser Akte nicht geschieht. Das erfolgt nach unserer Ansicht jedoch häufig nicht aus dem ganzheitlichen Lebensstil, sondern durch die distanzierende Selbstbeobachtung, die sich aber nicht durchgängig auf alle Bereiche des Lebens erstrecken muß. Aber entgegen jeglicher Distanzierung und Kontrolle kann sich perverses Handeln auch dermaßen exzessiv steigern, daß beispielsweise ein anderer Mensch verletzt oder letztlich sogar getötet wird, ohne daß eine derartig destruktive Tendenz den Lebensstil des Täters auszeichnet.

5 Gegenseitige Bedingtheit von Ganzheiten und ihren Teilen

Wir haben in vorhergehenden Kapiteln zuerst einige Gedanken der Gestaltpsychologie und ihre determinierende Wirkung auf das Detail und in einem zweiten Schritt die in der einschlägigen Literatur oft vernachlässigte Bedeutung von Details für das Ganze angedeutet. Wenn wir über Gestalten oder Elemente einer Gestalt sprechen, so kann das jeweilige Thema eigentlich nicht für sich abgehandelt werden, da Gestalten, Teilgestalten und „Elemente" einander bedingen. Eindeutiger wird das wohl, wenn wir von *konstituierenden Teilgestalten* reden, deren Entfernung die Gestalt zu einem Torso reduziert.

Die Wahrnehmung einer Gestalt, die sich aus konstituierenden Teilen zusammensetzt, besitzt als integrierende Ganzheit neue Systemeigenschaften, die jedoch unentbehrliche Teilfunktionen enthalten. Wenn wir uns auf die Ebene biologischer Systeme begeben, so erfolgt die Morphogenese und die Ausformung ihrer Funktionen aufgrund der genetischen Information. In einem evolutionären Entwicklungsprozeß entstandene Teilgestalten bringen durch Zusammenschluß neue Gestalten hervor, innerhalb derer sie als unentbehrliche, konstituierende Teilgestalten fungieren. *Ganzheiten und ihre Teile bedingen einander.*[1]

Im Psychischen werden Teilgestalten und Gestalten oft erst allmählich entwickelt. Eine Melodie oder eine wissenschaftliche Theorie sind dem menschlichen Geist nicht unmittelbar und von vornherein gegeben. Geistige Gestalten unterliegen einem Werdensprozeß, wobei entstehende Teile und Ganzheiten einander bedingen. Der Komponist hat nicht plötzlich eine fertige Melodie im Kopf, sondern Töne und Tonsequenzen wirken gestaltend, wie wiederum das sich Gestaltende auf die Töne und Tonsequenzen wirkt, bis in einem derartigen Prozeß die Endform erreicht ist.

---

[1] In einem erweiterten und übertragenen Sinn konstituieren Individuen, die in Verbänden wie z. B. in einer Familie leben, „dynamische Ganzheiten", innerhalb derer sie wiederum konstituierende Anteile darstellen. Das Zusammen- und Gegeneinanderspielen in solchen Verbänden läßt sich z. B. an einer Arbeit von Amann (1982) dokumentieren, in der darauf hingewiesen wird, daß beim Inzest der nichtbeteiligte Ehepartner nicht selten offen oder stillschweigend einverstanden ist. Auf diesem Weg kann er die sexuelle Beziehung zum Partner vermeiden. Dadurch wird das Gleichgewicht in der Familie erhalten und stabilisiert.

5.1 Durchgliederte Ganzheit

Um die gegenseitige Bedingtheit von Ganzheiten und Gestalten zu erkennen, gibt es 2 Möglichkeiten. Entweder das Subjekt hat den Prozeß der Gestaltung selbst vollzogen, wobei allerdings im Verlauf der Gestaltwerdung manches sich gleichsam intentionslos einfügen oder strukturieren kann, so daß wir das (vorerst) rational nicht Durchschaubare als Intuition bezeichnen. Oder das Subjekt muß von einer vorgegebenen Gestalt Teile und Funktionen erfassen, was einer analysierenden Wahrnehmung bedarf. Diese Form der Apperzeption zentriert sich auf Details und sucht das Ganze in seine Bestandteile zu zerlegen, um auf diese Weise mehr über seine Beschaffenheit zu erfahren. Wenn es gelingt, die Teile wieder zusammenzufügen, weiß das Subjekt um ihre konstituierende Funktion (wobei bei biologischen Systemen eine Wiederherstellung des Ursprünglichen meist nicht möglich ist). Es kann natürlich auch bereits im Akt der Abhebung von Details von der Gestalt deren Zusammenhang zu anderen Teilen und zum Ganzen mitgedacht werden, so daß gleichzeitig eine synthetische Funktion der Wahrnehmung wirksam ist.

Wenn wir uns bis jetzt bei diesen Überlegungen mehr an einem Kind orientiert haben, welches ein Objekt zerlegt und wieder zusammenfügt, wollen wir uns nunmehr der Eigenwahrnehmung des Menschen zuwenden. Am Beginn mag ein archaisches, ganzheitliches „Erleben" stehen, welches noch nicht zwischen sich und der Außenwelt unterscheidet. Allmählich lernt das Kind zu differenzieren, was zu ihm oder was zur Außenwelt gehört, wobei sich auch Details im Akt der Wahrnehmung als „Ganzheiten" darstellen können. Über das haut- und bewegungssinnliche Spüren können immer mehr Details der eigenen Leiblichkeit entdeckt werden, die durch die integrierende Funktion des Gehirns dem sich entwickelnden Körperselbst einverleibt werden.

So kommt es zu einem Prozeß der „Durchgliederung" des Körpers, die an die Stelle der archaischen Ganzheit tritt.

Wenn heute eine Sehnsucht der Menschen nach einem ganzheitlichen Erleben und nach kosmischer Verschmolzenheit spürbar wird, dann läßt sich das nicht erreichen, indem man das Rad der Geschichte zurückdreht und jenes archaische, ganzheitliche Erleben unserer Vorfahren anstrebt. Unser Weg muß der zu einer *„organisch durchgliederten Ganzheit"* sein, deren Teile in ihren Nuancierungen wahrgenommen werden und jederzeit wieder ins Bewußtsein gerufen werden können. Im Moment der ganzheitlichen Apperzeption treten sie in den Hintergrund und reichern trotzdem die Ganzheit an.

5.2 Wiedererlangung eines partizipierenden Bewußtseins

In Abschnitt 1.5.1. haben wir bereits einige Überlegungen formuliert, wie etwas von der Distanz des Subjekts zu sich und der Objektwelt aufgehoben werden könnte, ohne daß der Mensch zu einer „archaischen Form" der kosmischen Verschmelzung zurückkehren muß. Wenn es gelingt, *„durchgliederte Ganzheiten"* oder „Detailganzheiten" zu erleben und nicht nur aus der Distanz zu beobachten, dann handelt es sich um eine *partizipierende Apperzeption*. Für Berman (1983, S.66) bedeutet das, daß Ich und Nicht-Ich im Augenblick der Wahrnehmung eins sind, also ein identifikatorischer Akt des Subjekts mit dem Apperzipierten stattfindet. Daraus resultiert eine ganzheitliche Erfahrung, wie wir sie seiner Meinung nach bei den prähomerischen Griechen oder bei afrikanischen Stammesangehörigen finden können. Auch der Alchemist kannte keine klare Unterscheidung zwischen geistigen und materiellen Phänomenen und trat der Materie nicht gegenüber, sondern drang in sie ein. Eine derartige Beziehung Subjekt – Objekt unterscheidet sich also grundsätzlich von jener einer naturwissenschaftlichen „Objektbezogenheit", in der die analysierende Beobachtung, Zerteilen, Messen etc. im Vordergrund stehen. Im letzteren Fall kommt es zu einer Abständigkeit des Subjekts vom Objekt, die Distanz schafft und Partizipation verunmöglicht.

Die Forderung nach der Wiedererlangung eines partizipierenden Bewußtseins halten wir nicht für falsch, ja sogar für notwendig, wenn es um die Überwindung der Kluft zwischen Subjekt und Objekt, Logos und Bios geht, wie das bei sexuellen Störungen erforderlich ist. Das Problem vieler Perverser besteht unter anderem darin, daß sie sinnlich und emotional nicht mitschwingen und nur in den exzessiven Sexualakten eine Intensität erleben, die etwas von der Distanz Ratio – Körper aufhebt, so daß sie vielleicht für einen Augenblick „Lust" sind und nicht nur, wie sonst, ihr Geist an der Lust erkennt, daß sie Lust empfinden.

Wenn wir also den Perversen therapeutisch zu helfen versuchen, dann wird es für viele von ihnen eine Aufgabe sein, daß sie partizipieren lernen. Wir meinen dabei aber nicht jene Form einer Partizipation, wie sie der prähomerische Grieche besaß oder wie sie das „geistige Eindringen in die Materie" darstellt, sondern vor allem die allmähliche Entwicklung einer *„durchgliederten leib-seelischen Ganzheit"*, wie sie beispielsweise in der Funktionellen Entspannung intendiert wird (Fuchs 1984). Je nuancierter sich der Perverse in seiner Körperlichkeit und Emotionalität erfahren kann, desto differenzierter und berührender wird er die Umwelt erleben. Prinzipiell meinen wir, daß die Vorläufer eines partizipierenden Bewußtseins in der frühen Kindheit entstehen, wenn sich das Baby und später das Kleinkind in seinen Bewegungen und in einer positiven und sinnesfreudigen körperlichen Beziehung zu den Primärobjekten wahrnehmend zu differenzieren lernt. Eine solche Beziehung, die (körperlich) berührt, bildet die Basis, um sich in seiner Leiblichkeit lebendig-spürend erleben zu können und verringert die Gefahr, daß ein entsinnlichtes, mechanistisches Körperselbst entsteht.

5.3 Auflösung von Verschiedenheiten und Gegensätzlichkeiten auf höherer Systemebene (das Leib-Seele-Problem)

Wir sind bei unseren Ausführungen immer wieder auf die Frage gestoßen, die m.E. beim Nachdenken über sexuelle Störungen von wesentlicher Bedeutung ist, in welcher Beziehung biologische Vorgänge und seelische Prozesse miteinander stehen. In der Philosophiegeschichte stoßen wir auf 2 grundlegende Positionen, die bereits bei Platon und Aristoteles prägnant zutage treten. Nach Aristoteles stellt jeder Organismus eine substantielle Ganzheit dar, die aus Materie und Form besteht. Einer derartigen Auffassung kommt auch Spinoza nahe, für den Körper und Seele 2 Seiten derselben Wirklichkeit präsentieren, wobei diese allerdings nur die Erscheinungsform der einen unendlichen Substanz sind. Gegenüber dieser substantiellen, körperlich-seelischen Einheit Mensch steht Platons Auffassung mit seiner Lehre von der substantiellen Verschiedenheit von Körper und Seele, wobei jede der beiden Substanzen ohne die andere existieren kann. Die beiden Substanzen haben bei ihm verschiedene Wertigkeiten, da sich das wahre Leben der Seele außerhalb des Körpers abspielt, der ihr Gefängnis ist und deshalb die negative Seite des Menschen darstellt. Die Lehre von den 2 Substanzen hat über Jahrhunderte die europäische Geistesgeschichte beeinflußt und wird von Descartes neu formuliert, indem er dem Bewußtsein einen nach physikalischen Gesetzen funktionierenden Körper gegenüberstellt, wobei die beiden jedoch einander beeinflussen. Bei Leibnitz hingegen gibt es zwischen Seele und Körper keine Beziehung mehr, da nach seiner Auffassung ein synchroner Ablauf der körperlichen und der seelischen Prozesse stattfindet, ohne daß es zwischen den beiden in irgendeiner Form Zusammenhänge oder Beeinflussungen des einen auf das andere gibt.

Die Frage, wie der Leib und die (unsterbliche) Seele miteinander in Verbindung stehen, beschränkt sich in der naturwissenschaftlich orientierten Psychologie vornehmlich auf theoretische Überlegungen und neuropsychologische Untersuchungen der Korrelationen von Vorgängen im Gehirn und psychischem Erleben. Ein psychophysischer Parallelismus wird bestritten und entweder die Annahme vertreten, daß: „Jedem Zustand des Bewußtseins ... ein materieller Vorgang, ein sogenannter psychophysischer Prozeß [zugrundeliegt], an dessen Stattfinden das Vorhandensein des Bewußtseinszustands geknüpft ist" (erstes psychophysisches Axiom von Müller 1896), oder: „... alles, was sich in unserem subjektiven Erleben spiegelt, aufs engste mit objektiv erforschbaren physiologischen Vorgängen verflochten und auf jene begründet, ja mit ihnen in geheimnisvoller Weise identisch ist" (Monod 1983, S. 14). Wenn aber seelisches Erleben und neurophysiologische Prozesse in geheimnisvoller Weise identisch sind, dann gehören das eine (kortikale Prozesse) und das andere (seelisches Erleben) zu demselben (psychokortikalen) Prozeß. *Es spielt sich also ein Geschehen ab, welches, abhängig von der Introspektion oder der instrumentellen) Beobachtung, jeweils etwas Bestimmtes von einem Phänomen zeigt, ohne daß das Jeweilige identisch mit dem anderen ist.* So wie eben auch die Haut eines Menschen nicht identisch mit den Knochen ist und beide jedoch den Leib als einem übergeordneten System zugehören. In diesem System Leib gibt es auch Vorgänge, die antagonistisch wirken, z.B. Erregungs- und Hemmungssysteme im Gehirn, die beide innerhalb einer „Verlaufsgestalt" simultan oder in einer Abfolge wirksam sein können. Würde man von diesem Vorgang nur die Hemmmechanismen erfassen, dann ergäbe das ein unvollständiges (oder falsches) Bild. Erst aus der ganzen „Verlaufsgestalt" können der Stellenwert der einzelnen Systeme zueinander besser identifiziert und auch (scheinbare) Gegensätze aufgelöst werden.

Die hier besprochene Mehrdimensionalität und „Janusköpfigkeit" des Menschen spiegelt sich auch in der Perversionsgestalt, die als konstituierende Qualitäten Molekülbewegungen, chemische Abläufe, Veränderungen energetischer Felder, Bewußtseinsprozesse verschiedener Nuancierungen wie Empfindungen, Gefühle etc. aufweist. Konstituierende Anteile können aus einer frühen, noch bewußtseinsarmen Zeit stammen und später allmählich durch bewußtere Anteile ergänzt werden. So wird am historischen Anfang ein „primär biologisches" Geschehen stehen, wie wir das ja schon in Zusammenhang mit den Formen des Lernens dargelegt haben. Bewußtsein ist zwar mit Hirnfunktionen verknüpft, doch sind diese nicht an das Bewußtsein gebunden, so daß eben viele Vorgänge konstituierender Systeme unbewußt ablaufen.

5.4 Elementen immanente Organisations-
und Strukturierungstendenzen

Ein schwieriges Problem ergibt sich für uns aus der Frage, wie bewußte seelische Vorgänge „wissen", wie sie sich organisieren sollen. Je weiter wir in die Evolutionsgeschichte zurückgehen, desto einfacher scheint die Antwort zu sein, da die Anweisung von Form, Gestalt und Funktion bereits genetisch kodiert ist. Im Samen des Baums ist die „Idee" seiner Form, Struktur und Organisation bereits enthalten. Ebenso erfolgt beim Menschen die Ausformung des Körpers gemäß des in den Genen enthaltenen „Bauplans". Auf der Ebene lebloser Materie kann sich ähnliches abspielen, indem sich die Moleküle gemäß imaginärer Achsen ablagern, weil – wir beziehen uns hier auf Monod (1983) – ihre mikroskopische Struktur die makroskopische des Kristalls widerspiegelt. Somit ist in ihnen, wie auch im Samen des Baums, eine Information über die Endform enthalten.

Zum Unterschied von der Morphogenese, die nach einer invarianten Information erfolgt, sind „psychische Gestalten" oft nicht von vornherein programmiert, da ihre „Elemente" und Systeme anteilig in verschiedenen „psychischen Gestalten" eine Rolle spielen können. Wie aber wissen nun die „Elemente" des Psychischen, wie sie sich formieren müssen, und wie erkennen Zentren, Systeme und Neuronengruppen ihre „prospektive Beteiligung" an einer aufzubauenden Gestalt? Bei den Molekülen des Kristalls oder beim Beispiel des Baums ist das eindeutig, nicht aber bei Bewußtseinsprozessen. Am Beginn einer auszubildenden psychischen Gestalt steht meist eine vage Vorstellung, ein „Hinweis" auf die Gestalt. Der Komponist möchte eine Melodie komponieren und tastet sich suchend vorwärts. Er probiert einen Ton oder Tonsequenzen, verändert, transponiert in andere Tonarten etc. Es handelt sich um einen Prozeß, in dem etwas Vages, Unbestimmtes allmählich prägnanter wird und mögliche Anteile der Gestalt eine Tendenz zu stimmigeren Teilgestalten entwickeln. Wir dürfen uns diese „Gestalt" nicht als etwas Statisches, Fixiertes vorstellen, sondern als eine Art dynamisches, pulsierendes Raum-Zeit-Kontinuum (wir kommen darauf noch zurück). Anstöße, sich in eine bestimmte „Richtung" zu organisieren, erhalten Elemente, dynamische Teilsysteme, Moleküle etc. insbesonders durch biologische Einflüsse – zum Beispiel organisiert der Sexualtrieb das psychische Erleben der Sexualität gestaltend mit – und durch die Kultur, die entweder eine schon prägnante Geistesgestalt an den Menschen heranträgt, die z. B. über Erziehung zur Bildung einer äquivalenten psychodynamischen Verlaufsgestalt führt, oder indem sie etwas anregt, was eine Tendenz zur Organisation einer Gestalt entstehen läßt. Dabei kann im Subjekt das Gefühl einer intentionalen Gerichtetheit und zielstrebigen Suche entstehen, oder das Gefühl, daß etwas intuitiv, gleichsam wie von selbst, wird.

5.5 Entwicklung, Strukturierung und Organisation der Perversionsgestalt (Sexualgestalt)

Die potentielle Verlaufsgestalt einer Perversion ist nicht von Anfang an gleich einem genetischen Potential vorhanden, welches nur mehr seiner Ausformung bedarf, sondern entwickelt sich von keimhaften Anfängen bis zur Endform. Ähnlich wie das Beispiel von der Komposition einer Melodie, präzisiert sich etwas noch relativ Unbestimmtes und baut sich allmählich die Endform in einem Prozeß der selektiven Optimierung auf. Indem ein Element oder Teilsystem mehr, weniger oder überhaupt nicht paßt, wird es in die sich entwickelnde Gestalt integriert oder ausgegliedert, wobei das Dazukommende die „Konturen" der Endgestalt schärfer hervortreten läßt und diese gleichzeitig wieder auf die Teile und Teilsysteme rückwirkt. So entstehen die „Idee" und ihre Ausformung in einem Prozeß gegenseitiger Abstimmung. Der Vergleich der Entwicklung einer Perversion mit der Komposition einer Melodie hinkt jedoch insofern, als der biologische Funktionskreis innerhalb jeder sexuellen Verlaufsgestalt eine wichtige Rolle spielt und einen von vornherein gegebenen Anteil derselben darstellt. Wir haben uns außerdem in Kapitel 2 dieses Buchs mit Formen des Lernens auseinandergesetzt, die bis in das biologische Substrat hineinwirken und ausformende Strukturen mitorganisieren. Werden sie in die Perversionsgestalt integriert, dann reicht dieselbe bis in die früheste Zeit der extrauterinen Entwicklung. Ebenso ist es möglich, daß Fehler im genetisch programmierten Ablauf der Morphogenese modifizierend auf die Ausbildung der Sexualgestalt wirken und damit zu einem integralen Bestandteil derselben werden. Die Perversionsgestalt umfaßt neben biologischen auch Handlungs- und Phantasieanteile, wobei die psychischen Repräsentanzen derselben „Erinnerungsspuren" der ganzen Gestalt erwerben, so wie die werdende Gestalt „Erinnerungsspuren" der Elemente in einem sich gegenseitig bedingenden Prozeß induziert.

Der biologische Anteil der Perversionsgestalt ist immer der am wenigsten veränderbare. Leichter beeinflußbar ist das Erworbene, welches keinen organisierenden Einfluß auf das sich ausformende Substrat besitzt und in anderer Form aufbewahrt wird. Sobald allerdings eine optimale Endform erreicht ist, verstärkt sich gleichzeitig die Tendenz zur Invarianz und gleichförmigen Wiederholung. Bis eine derartige Endform erreicht ist, entwickelt sie sich in einem progressiven dynamischen Prozeß, wobei verschiedenste Ebenen der Organisation von Verhalten und Erleben einbezogen werden können, wie wir das ja schon mehrmals erwähnt haben.

Somit läßt sich die Perversion als eine dynamische Gestalt beschreiben, welche in ihrer Organisationsstruktur räumliche und zeitliche Dimensionen einschließt.

Dabei sind Raum und Zeit eigentlich nicht unterscheidbar, da sich ein zeitlicher Prozeß in räumlichen Anordnungen niederschlägt. Wir beziehen uns mit diesen Überlegungen auf den Aufbau des Gehirns, bei dem sich ja der Kortex als letztes in der Evolution ausgeformt hat (ebenso in der Ontogenese). Der Ablauf eines perversen Akts stellt sich uns als eine *„räumliche psycho-physische Organisationsform* dar, der gleichzeitig eine zeitliche Dimension immanent ist. Die räumliche Struktur der Verlaufsgestalt kann sich simultan aufbauen oder zeitlich verschoben topographisch tiefere und höhere Schichten in die Verlaufsgestalt integrieren. Bei der Optimierung ihrer Gestalt wirken neben den ihr immanenten Strukturierungstendenzen Lernvorgänge verschiedener Komplexitätsgrade im Sinne eines selektiven Vorgangs mit, wobei das, was sich „bewährt", zu einem konstituierenden Element oder System wird.

5.6 Der schöpferische Anteil in der Perversionsgestalt

Jene Anteile der Perversionsgestalt, die zumindest auf der Ebene der Konditionierung entstehen, ermöglichen bereits neue Verhaltensvarianten, auch wenn diese über „Versuch und Irrtum" gefunden werden.

Eine Perversion ist somit keine Reproduktion von etwas Vorhandenem, so wie ererbte Merkmale oder Verhaltensweisen, sondern etwas Neues, eine eigenständige „Schöpfung" eines (heranwachsenden) Menschen,

die aus inneren und äußeren Bedingungen in einem Zusammenspiel von traumatischen und vielleicht atraumatischen Erfahrungen erwächst und sich ausformt. Diese Art eines schöpferischen Akts ist letztlich nur möglich, weil Menschen „Spezialisten auf Nichtspezialisiertsein" sind (Lorenz 1982, S. 190), worin eine grundlegende Voraussetzung für eine schier unendliche Vielfalt individueller Kombinationsmöglichkeiten liegt. Unter individuellen Kombinationsmöglichkeiten verstehen wir einen Variantenreichtum, der sich dadurch ergibt, daß „Elemente" und Teilsysteme nicht ein- sondern multidimensional verwendbar sind und in verschiedensten Zusammenhängen und Abläufen in variierender Bedeutung konstituierende Bestandteile, Sequenzen und Verlaufsgestalten bilden. So ist beispielsweise der physiologische Anteil des Orgasmus keine schöpferische Leistung des Individuums, aber der jeweilige organisierte Kontext kann individuell sehr verschieden sein, wie sich das am Beispiel der Perversionen zeigt. Allerdings dürfen wir dabei jene Anteile der Verlaufsgestalt nicht als schöpferische Leistungen ansehen, wenn sie, wie z.B. ein früh erworbener, primitiver archaiischer Kern, auf Lernvorgänge ohne Freiheitsgrade zurückgehen.

Üblicherweise verstehen wir unter dem Begriff des Schöpferischen eine spezifische psychische Leistung, die zwar in rudimentären Ansätzen beim Menschenaffen vorhanden ist, aber erst auf der evolutionären Entwicklungsstufe des Menschen zu einem weiteren Evolutionssprung führte. Diese besondere Fähigkeit des Kreativen ermöglicht auch das *„schöpferische Surrogat" einer Perversionsgestalt*, die an die Stelle normaler und nicht aus der Not entstammender Formen sexuellen Erlebens und Verhaltens tritt. Khan (1983) bringt die Not deutlich zum Ausdruck, wenn er in der Schaffung eines Fetisch „eine im Ich des Kleinkindes vorhandene Möglichkeit und Kraft" sieht, „sich vor der Desintegration und einem völligen Zusammenbruch zu schützen" (S. 235). Nicht anschließen können wir uns jedoch der folgenden Formulierung von Stoller (1979, S. 156): „Die menschliche Erfindungsgabe kann einen Umweg oder Ersatz ersinnen, oder gelegentlich sogar eine wahrhaft schöpferische Tat vollbringen, die die Perversion zur Kunst erhebt". Wir meinen, daß die Ausführung mancher perversiver Handlungen komplizierte, skurrile Verhaltensmuster aufweisen kann, doch stellt sie m. E. kein Kunstwerk dar, auch wenn sie teilweise eine Kreation des menschlichen Geistes ist.

5.7 Entstehung neuer Systemeigenschaften durch Systemverbindungen

Wir greifen den Hinweis von Hassenstein (Lorenz 1984, S. 48 ff.) auf, daß das Zusammenschalten zweier Stromkreise neue Systemeigenschaften hervorbringt, die vorher in den Systemen noch nicht vorhanden waren. Ähnlich wie im Bereich der Physik läßt der Zusammenschluß von chemischen Substanzen neue Verbindungen entstehen, die zwar die konstituierenden Anteile enthalten, aber neue Qualitäten darstellen. Wenn wir daran denken, daß Korrelate biopsychischer Prozesse, chemische Vorgänge, Veränderungen energetischer Felder etc. sind, dann kann aus einer „Berührung", Überlappung oder Überlagerung plötzlich etwas Neues entstehen, was vorher noch nicht da war. Das Neue stellt keine Addition seiner konstituierenden Anteile dar, sondern eine neue Qualität. Auch im Organischen können unabhängig voneinander funktionierende Systeme zu einer neuen, übergeordneten Funktionseinheit werden, wobei die Subsysteme notwendige Bestandteile des Systemganzen sind.

Wenn wir nun daran denken, daß Perversionen häufig im Pubertätsalter manifest werden, in dem einschneidende Veränderungen im Organismus (und nicht nur da) vonstatten gehen, dann wird es uns vor dem Hintergrund der hier dargelegten Überlegungen denkbar, daß (wie aus dem Nichts) plötzlich eine Perversionsgestalt auftaucht. Allerdings gibt es auch in einem solchen Fall nicht das Beliebige, da ja auch im chemischen Bereich nicht jede Substanz mit jeder anderen sich verbindet.

5.8 Dilemma der Unvorhersehbarkeit der Perversion

Wenn der Zusammenschluß von Substanzen, Systemen etc. etwas Neues hervorbringen kann, was bislang noch nicht existent war, dann erscheint es zumindest denkbar, daß auf einmal die Perversionsgestalt hervortritt, ohne daß eine derartige Entwicklung absehbar war. Latent vorhandene konstituierende Anteile würden demnach in einem plötzlichen Zusammenschluß ihre spezifische Funktion innerhalb ihrer Verlaufsgestalt erhalten. Allerdings haben wir bereits darauf hingewiesen, daß sich Elemente und Systeme nicht in beliebigen Variationen zu größeren Einheiten vereinigen, da es ja auch Unvereinbares gibt. So kann es auch zu einem Zusammenbruch aufeinandertreffender Systeme, zu ihrer Auflösung oder der Unmöglichkeit ihrer Verbindung kommen.

Es gibt im Psychobiologischen Entwicklungstendenzen, die die Wahrscheinlichkeit des Zusammenschlusses von Systemen erhöhen, wobei dann pubertäre psychophysiologische Vorgänge und Veränderungen potentiell vorhandene Subsysteme „vereinnahmen", so daß dann die Gestalt noch vage oder schon relativ präzise hervortritt. Bei manchen Entwicklungen wiederum zeigen Anteile schon früher die Richtung, da sie bereits manifeste Sexualpraktiken einer sich über einen langen Zeitraum organisierenden Perversionsgestalt sind.

Allerdings gibt es auch noch eine andere Unvorhersehbarkeit, wenn mit der Pubertät oder Adoleszenz eine scheinbar zwingende, in die Devianz führende Entwicklung abbricht und sich das Sexualverhalten normalisiert.[1]

---

[1] Man sollte sich jedoch nicht auf das Abklingen devianter Neigungen verlassen. Denn eine Untersuchung von Longo und Groth (1983) hat gezeigt, daß von 231 erwachsenen Sexualattentätern ein Drittel bereits im Jugendalter verschiedene sexuelle Auffälligkeiten wie exzessives Masturbieren, Voyeurismus, Exhibitionismus u. a. gezeigt hatte.

6 Kultur- und zeitgeschichtliche Variationen des geschlechtsspezifischen und sexuellen Vorstellens, Erlebens und Verhaltens

6.1 Einfluß der Kultur

Die Kultur gibt gleichsam jenen Rahmen ab, innerhalb dessen Triebäußerungen, Phantasien und Verhaltensvarianten gelebt werden dürfen. Außerdem modifiziert sie Entäußerungen ihrer Angehörigen, die bereits Randerscheinungen des Möglichen sind bzw. gegen sie verstoßen und deshalb sanktioniert werden. Wir greifen in diesem Zusammenhang einen Satz auf, den wir bei Devereux (1982) gelesen haben und der folgendermaßen lautet: „Tue es nicht, aber wenn du es tust, dann muß es so und so gemacht werden" (S. 52). Das muß nun keinesfalls eine dem Individuum klar bewußte Anweisung sein, sondern kann aus seiner Interiorisation „kultureller Archetypen" hervorgehen. So wie es ein kollektives Unbewußtes (Jung 1935, Ausg. 1975) des Menschen gibt, welches sich archetypisch organisiert (wir denken hier auch an die angeborenen Lehrmeister von Lorenz), erwirbt das Individuum ein ethnisches Unbewußtes (Devereux 1982, S. 11), das auf einer Ebene bewußtseinsarmer, unreflektierter psychischer Prozesse gelernt wird. Dieses ethnische Unbewußte besitzt die Mehrzahl der Mitglieder einer Kultur. Es enthält zusammen mit dem „kulturellen Bewußten" – also allen jenen kulturellen Inhalten und Modalitäten der Strukturierung und Organisation, die in einem bewußten Lernprozeß vom Individuum angeeignet werden – Anweisungen und Informationen für die Ausgestaltung der Geschlechtsrolle und des sexuellen Verhaltens.

6.1.1 Relativität des Normalitätsbegriffs

Wenn man sich mit Problemen der sexuellen Entwicklung und Fehlentwicklung befaßt, wird man immer wieder herausgefordert, sich mit der Frage auseinanderzusetzen, welche Erlebens- und Verhaltensweisen denn nun als normal anzusehen seien und welche nicht. Gibt es also eine klare Grenze, jenseits derselben das Handeln eines Menschen als unnatürlich und abnorm bezeichnet werden muß? Das Bemühen um eine Lösung dieser Frage gleicht der Suche nach einem archimedischen Punkt, von dem aus sich etwas mit absoluter Sicherheit bestimmen läßt. Die Hoffnung, diesen zu finden, ist jedoch trotz des Aufblühens der Naturwissenschaften und des wachsenden Glaubens an eine restlose Durchdringung und Aufklärung der kosmischen Gesetze eher ärmer geworden, da sich die Menschen gerade durch die wissenschaftlichen Erkenntnisse genötigt sehen, immer mehr mit Wahrscheinlichkeiten und Relativitäten zu operieren. Diese Erfahrung um Wahrscheinlichkeiten und Relativitäten und das Schwinden einer Gewißheit, daß es wirklich etwas als absolut zu Setzendes gibt, zeigt sich auch in der Beurteilung menschlicher Verhaltensweisen. Die Kenntnisse von der Relativität menschlichen Verhaltens stützen sich auf kulturübergreifende Untersuchungen, die uns beeindruckend vor Augen führen, daß die „gleichen" Handlungen in verschiedenen Kontexten auftreten und in ihren Motiven und Wertigkeiten für die jeweilige Gesellschaft variieren können.

Nicht nur aus dem „horizontalen Querschnitt" des Bestehenden gewinnen wir derartige Einsichten, sondern auch über das Studium der Sitten und Gebräuche (längst) vergangener Kulturen,[1] wobei derartige Informationen, gemessen am Zeitraum der Evolution, nur eine minimale Zeitspanne zurückreichen. Gehen wir noch viel weiter zurück und tauchen in eine prähistorische Zeit ein, dann müssen wir das fast undurchdringliche Dunkel unserer Vergangenheit durch Mutmaßungen „erhellen" und stellen uns vor, daß Bewußtsein und reflektierendes Denken in viel geringerem Maß vorzufinden waren als in späteren Zeiten. Wenn somit der damalige Mensch sein Liebesverlangen auf ein lebloses Objekt richtete oder mit einem Tier sexuelle Praktiken betrieb, war er Fetischist oder Zoophiler in unserem heutigen Verständnis, *oder „legitimierte" die psychische Nähe zur leblosen und belebten Umwelt diese Verhaltensweisen?* Oder hat der Verlust der angeborenen Lehrmeister nicht prinzipiell jegliche Grenzen zwischen Normalität und Perversion verwischt und aufgehoben, so daß wir nur mehr über Konventionen verhandeln?[2] Ist es also ausschließlich die soziokulturelle Selektion, die jene Bereiche umreißt, innerhalb derer Verhalten als pervers anzusehen ist, oder gibt es jene weisen, biologisch gewachsenen Grenzen, deren Überschreitung größere kollektive Fehlentwicklungen hemmt, unterbindet oder zerstört? Und kann soziokulturelle Typisierung beliebig biologische Typisierungen verwandeln, ändern oder ersetzen?

6.1.2 *Die Rolle des Transvestiten bei indianischen Stämmen*

Gesellschaften weisen manchmal ihren Mitgliedern „psychologische Nischen" zu, in denen sie Besonderheiten und abwegige Verhaltensweisen leben dürfen, wobei sie sich dabei allerdings auch dem Spott und der Lächerlichkeit aussetzen. Eine derartige Nische stellt der männliche Transvestitismus bei indianischen Stämmen dar, bei denen ja bekanntlich Mut und Tapferkeit dem Besitzer derartiger Tugenden hohes Ansehen verlieh. An einem Bericht von Devereux aus dem Jahre 1937 beeindruckt, welches Ausmaß das Imitationsverhalten mit der weiblichen Rolle – oder sollte man vielleicht besser von Identifikation sprechen – annehmen konnte, wenn er sich mit einem Stock zwischen den Beinen kratzte, um die Menstruation zu imitieren. Es konnte auch vorkommen, daß eine

---

[1] Manchmal können sich Ansichten, Bewertungen und Einschätzungen sogar innerhalb kurzer Zeiträume erheblich ändern. Crown schreibt in einer Arbeit 1973: „. . . Pornography of one generation is the literary masterpiece of the next." (S. 239)
[2] Auerback (1968 b) hält die Grenzen von Normalität für gesellschaftlich festgelegt: „Not the act but society's reaction determines a sexual deviation or a sex crime." (S. 173)

„Schwangerschaft" eintrat, die dermaßen gelebt wurde, daß nach einem gebüh-
renden Zeitraum des Ausbleibens der „Regel" Tücher und Stoffe unter den
Rock gestopft und die Schwangerschaft vorgetäuscht wurde. Wenn dann die
Zeit der „Entbindung" nahte, bereitete er sich ein verstopfendes Getränk, welches schließlich die „Wehen" auslöste. Die „Geburt" erfolgte im Wald, in dem er
in eine Grube seine Notdurft verrichtete. Die „Totgeburt" wurde begraben und
die „Mutter" trauerte öffentlich um den Verlust ihres „Kindes".

Auch wenn der Transvestitismus bei den Mohaveindianern institutionalisiert
war, wurde dessen Träger von den Stammesmitgliedern verhöhnt, so daß es
passieren konnte, daß derselbe den Selbstmord einer solchen Rolle am Rande
der Gesellschaft vorzog. Es konnte aber auch vorkommen, daß einflußreiche
und höhergestellte Eltern einen Sohn zum Transvestitismus ermutigten, damit
dieser der Forderung nach kriegerischen Heldentaten ausweichen konnte.

Einen etwas anderen Stellenwert besaß der Transvestitismus bei den Tanala
auf Madagaskar (Devereux 1982), da derselbe dort als Zuflucht für den Mann,
welcher sexuell versagte und deshalb von der Frau öffentlich verspottet wurde,
diente. Transvestierende Tanatas und Mohaveindianer hatten also beide Schwierigkeiten, die von ihnen erwarteten männlichen Rollen von Tapferkeit und sexueller Potenz zu erfüllen und wählten die institutionalisierte Möglichkeit des
Außenseiters.[1] Eine solche Rolle ist immer abzugrenzen von einem privaten Verhalten, für welches es weder irgendwelche verbindlichen Anweisungen gibt,
noch Zustimmung und Akzeptierung von seiten der Gesellschaft (des Stammes).

Für die Mitglieder einer Gesellschaft (des Stammes) erfüllen Außenseiter
wichtige Funktionen, da sie beispielsweise einem vor Augen führen, wie das
„Negativbild" des Mannes aussieht und wie man sich nicht verhält. Im „Spiegel"
eines derartigen Negativbildes läßt sich besser eine Gegenidentität formulieren
und klarer und deutlicher von Unmännlichkeit abgrenzen. Außerdem lassen
sich über psychologische Sanktionen gegen den „Antimann" latente eigene
homosexuelle Strebungen unterdrücken und kontrollieren. Solche und andere
verdeckte und manifeste Motive konnten einfließen, wenn das Publikum höh-
nisch die Eskapaden des Unglücklichen beklatschte, wobei Duldung und institutionalisierte Akzeptierung nicht bedeuteten, daß transvestitisches und homosexuelles Verhalten für normal erachtet wurden.

6.1.3 Grenzen einer Relativierung von Normalität

Wenn Normalität und Anormalität zur Beliebigkeit werden, dann gibt es zwar
einen größtmöglichen Freiraum für Individualität, doch fragt es sich, ob eine
derartige Gesellschaft überlebensfähig ist. Manche Gottkönige, wie die Pharao-

---

[1] In Indien existiert seit Jahrhunderten die Gemeinschaft der Hijirah, in der hauptsächlich
jene männlichen Personen aufgefangen werden, die seit früher Kindheit weibliche Einstellungen und Verhaltensweisen an den Tag legen. Sie leben als Transvestiten von Gesang,
Tanzen und Prostitution. Während der Pubertät oder zu einem späteren Zeitpunkt werden ihnen in einem zeremoniellen Akt mit dem Messer Hoden und Penis abgeschnitten
(Mukherjee u. Path 1980).

nen oder Inkas, hatten das Privileg, ja die Pflicht, die Schwester oder Tochter zu ehelichen, wodurch sie zweifelsohne einen außergewöhnlichen Akt setzten, von dem die normalen Sterblichen ausgeschlossen blieben. Was für Gottkönige normal war, durfte von den Menschen nicht vollzogen werden und wäre als abnormales Verhaltens beurteilt worden (Devereux 1982).

Soweit wir nun überblicken können, war es niemals üblich, daß Väter ihre Töchter oder Mütter ihre Söhne ehelichten, und auch im Tierreich gibt es bei vielen Arten eine Inzestschranke. Unabhängig von der Frage, ob diese angeboren ist oder erworben wird, muß unseres Erachtens ihre Einhaltung als normal angesehen werden, da sie in wohl sinnvoller Weise zum Überleben und der Fortentwicklung der Art beiträgt. Allerdings kann nicht alles, was dem Überleben und der Weiterentwicklung des Menschen dienlich ist, als statistisch normal bezeichnet werden, da ja manchmal gerade außergewöhnliches und seltenes Handeln einen solchen Zweck erfüllt und somit zumindest in Hinblick auf eine statistische Norm das Kriterium einer mittleren Häufigkeit des Vorkommens (Gauss-Kurve) nicht erfüllt.

Wenn das Wohl und die Förderung der Menschheit jenes Ideal ist, nach dem jemand sein Verhalten ausrichtet, dann handelt es sich um eine Wertnorm, die sich nicht durch die Zahl der Menschen, die sie erfüllen, definiert. Im Bereich der Sexualität haben die idealen Normen der Kirche an Einfluß und Wirksamkeit verloren, da sexuelle Beziehungen nicht mehr nur der Zeugung von Nachkommenschaft dienen. Die vielerorts proklamierte sexuelle Freiheit des Menschen fördert natürlich ein „Tun und Lassen" wie man will und enthebt jeglicher Verbindlichkeiten. Wenn nun aber der Mensch aufgrund seiner Instinktarmut *potentiell* pervers ist, kann die Deviation einen Anstrich von Normalität erhalten, wenn nur die Zahl derer, die sie praktizieren, groß genug ist. Wenn jedoch das sexuell Perverse überhand nähme (z.B. wegen ökonomischer Interessen) hätte das fatale Folgen für eine Gesellschaft und würde dieselbe zutiefst gefährden. Somit gibt es nur ein gewisses Maß an Besonderheiten und Abweichungen, die sie, ohne Schaden zu nehmen, tragen kann. Manche dieser Besonderheiten werden in allen Kulturen als normwidrig angesehen, auch dann, wenn ihnen eine psychologische Nische eingeräumt wird und keine Strafmaßnahmen vorgesehen sind. Wenn ein Mohaveindianer weibliche Kleidung trägt, dann wird sein Verhalten von den Angehörigen des Stammes toleriert, aber als abnorm erkannt und bewertet. Auch die Schamanen sind nach Devereux (1982, S. 31) abnorme Stammesangehörige, deren Konflikte und Symptome jedoch konventionell strukturiert sind. Diese konventionelle Strukturierung seiner Konflikte und Symptome unterscheidet ihn vom „privaten Psychotiker" und vom Neurotiker, obwohl er selbst psychisch krank ist.

Im ethnischen Bewußten und Unbewußten können also Erlebens- und Verhaltensmuster für Transvestiten, Homosexuelle, Schamanen etc. enthalten sein, so daß die entsprechenden Symptome eine kulturelle Ausgestaltung erfahren. Damit wird sehr wohl ein abnormes Verhalten als solches erkannt, auch wenn es für einen Stamm oder ein Volk eine bestimmte Funktion erfüllt.

Weder läßt sich seelische Normalität beliebig relativieren, noch das Krankhafte und Abweichende unbegrenzt normalisieren. Zwar kann das gleiche Verhalten in einer Kultur Anlaß zur psychiatrischen Verwahrung und Behandlung sein und in einer anderen als religiöse (wenn auch nicht normale) Handlung gewertet werden, doch wird es zweifelsfrei als normwidrig kategorisiert. Allerdings wird der Schamane seine Krankheit in einer psychologischen Nische leben können, während eine andere Kultur dem Seelenkranken keine institutionalisierten Formen des Agierens zur Verfügung stellt. Immer gibt es aber ein Ausmaß an psychischer und/oder physischer Desorganisation, das jegliche Relativierung des Normalen ad absurdum führt, da sie das Überleben des Individuums oder jenes der anderen gefährdet und in Frage stellt.[1]

6.2 Zeitgeschichtliche Variationen des (sexuellen) Vorstellens, Erlebens und Verhaltens

Ebenso wie ein Querschnitt durch die existierenden Kulturen das hohe Ausmaß an Variabilität des menschlichen Phantasierens, Erlebens und Verhaltens zeigt, verdeutlichen zeitgeschichtliche Rückblenden derartige kulturelle Einflüsse. Wenn man Sexualität vor einem prähistorischen und geschichtlichen Hintergrund zu thematisieren versucht, fehlt einem das aus der kulturellen Zugehörigkeit erwachsende Verständnis für entsprechende Verhaltensweisen, die erst in einem erweiterten gesellschaftlichen Kontext in ihrer wirklichen Bedeutung erkannt werden können. Damit rühren wir wiederum an die Frage der Normalität, da eine Beurteilung des Vergangenen aus einer außerordentlichen zeitlichen Distanz und Abständigkeit erfolgt und aus einem gegenwärtigen Blickwinkel teilweise andere Formen des Kategorisierens, Ordnens, Bewertens, als sie den damaligen Menschen zu eigen waren, angewendet werden. So erlaubt die Distanz zwar ein emotionsfreieres Hinterfragen, muß sich dabei allerdings weitgehend mit erklärenden Konzepten zufrieden geben, ohne daß wirkliches Verstehen möglich ist. Ähnliches passiert ja auch mit der eigenen Kindheit, von der vieles an emotionalem Erleben und Erinnerungsgehalten verloren geht und das Nachempfundene nur mehr ein schwacher Abglanz der damaligen Realität ist.

Allerdings meinen wir nicht, daß wir überhaupt nichts von vergangenen Kulturen verstehen können, da bereits die angeborenen Lehrmeister einen, wenn auch weiten Entwicklungsrahmen vorgeben, der als kulturunabhängig zu erachten ist. Solche angeborene Archetypen bilden die Voraussetzung dafür, daß Menschen (sexuell) erleben, phantasieren und sich verhalten, wobei die Entwicklung derartiger Fähigkeiten innerhalb des Wirkfeldes jener Kultur erfolgt, der sie zugehören und die ihre Entwicklung modifiziert, adaptiert und verändert. Es ist insbesondere die kulturelle Eigenart, die Erlebens- und Handlungsweisen von Angehörigen fremder Kulturen oft kaum oder nur schwer verstehbar macht und Vergangenes in seinem Bedeutungsgehalt nur eingeschränkt und rudimentär erkennen läßt. Das wollen wir an wenigen Beispielen zu exemplifi-

---

[1] Im Diagnoseschlüssel und Glossar psychiatrischer Krankheiten ICD-9 (Degkwitz et al. 1980) wurde der Spielraum des Normalen dermaßen formuliert: „Die Grenzen und Bilder normaler sexueller Neigungen und normalen sexuellen Verhaltens sind in den verschiedenen Gesellschaften und Kulturen nicht absolut festgelegt worden, aber sie sind im großen und ganzen so, daß sie akzeptierten sozialen und biologischen Zielen dienen." (S. 59).

zieren versuchen, wobei wir vornehmlich die geographischen Räume von Griechenland und Italien vor Augen haben.

Wir stellen zuerst einmal Überlegungen zum Fetischismus und zur Zoophilie in früher geschichtlicher Zeit an und beziehen uns bei diesem Unterfangen auf Mythologien und Dichtungen. Wir gehen davon aus, daß es eine Zeit gegeben hat, in der die „psychologischen Grenzen" zwischen Menschen und Tieren noch fließender waren und sich das spezifische menschliche Artbewußtsein erst profilieren mußte. Dieses Ringen um die eigene menschliche Identität und die Distanzierung von der Welt der Tiere manifestierte sich einerseits in deren Vergöttlichung und andererseits im Gefühl, denselben weit überlegen zu sein und über diesen zu stehen. Trotz der Verunsicherung über seine Stellung innerhalb der Natur fühlte sich der Mensch noch nicht so sehr von ihr abgetrennt und geschieden, wie das mit dem Aufkommen des mechanischen und technischen Zeitalters der Fall zu sein begann, und so war beispielsweise noch Platon (427–347 v. Chr.) davon überzeugt, daß die Seele zwischen Menschen und Tieren wandern könne. Wenn aber einstmals eine größere psychologische Nähe des Menschen zur belebten und unbelebten Natur bestanden hat, muß fetischistischen und zoophilen Handlungen eine andere Bedeutung zugekommen sein als heute, wobei uns unter anderen die folgenden 2 Varianten denkbar erscheinen, daß

- *entsprechende sexuelle Verhaltensweisen von den Angehörigen der Kultur weniger befremdend erlebt wurden als in heutiger Zeit, oder*
- *eben aus der Tendenz, sich deutlich von der Tierwelt abzugrenzen, das Verhalten als besonders fehlerhaft und pervertiert angesehen und radikal verfolgt wurde.*

Andere Deviationen wie z. B. die Homosexualität und Pädophilie galten zu zeiten der römischen Hochkultur weder als verachtenswürdig, noch wurden ihre Träger strafrechtlich verfolgt. Im Fluß der Zeit änderten sich die Beurteilungen und Einschätzungen derartiger Verhaltensweisen einschneidend, als beispielsweise in Italien in Perioden des Mittelalters das gesamte sexuelle Erleben, Phantasieren und Verhalten drastisch eingegrenzt und kulturell unterdrückt wurde. Daran läßt sich erkennen, wie in ein- und demselben Land die wandelnde Kultur in intimste Bereiche hineinwirkt und auch sexuelle Devianzen in ihrer Bedeutung modifiziert und abstuft.

6.2.1 Verfremdung der Kindheit

Je weiter wir in unsere eigene Vergangenheit einzutauchen versuchen, desto vager und bruchstückhafter wird das Erinnerte. Der Erwachsene, der sich ein Ereignis des 3. Lebensjahrs ins Gedächtnis ruft, tut das vor dem Hintergrund ungleich komplexerer und differenzierterer biopsychischer Strukturen und Modalitäten der Organisation als er sie zum Zeitpunkt des originalen Geschehens besaß. So kann er sich dessen vergangener Wertigkeit und Bedeutung nur annähern, *ohne sie jemals in ihrer Ursprünglichkeit völlig wiederbeleben zu vermögen*. Im Lauf der Zeit können dieselben Verhaltensweisen eine psychologische Umdeutung erfahren, die auf den ehemaligen Bedeutungsgehalt abfärbt oder denselben kontrastiert. Eine derartige verfälschende und verfremdende Tendenz besteht nicht nur im Einzelnen, sondern ebenso auf einer überindividuellen und damit kulturellen Ebene. Somit variieren zeitgeschichtliche kulturelle Veränderungen auch die Ansichten und Vorstellungen sowohl der eigenen als auch jene der fremden Kindheit. Erleben und Verhalten erfahren dadurch einen zeit- und individualgeschichtlichen Bedeutungswandel.

Die Präsentation des Genitales bei einem wachesitzenden Affen (Wickler 1966) kann nicht einfach der öffentlichen genitalen Entblößung eines Kindes oder Erwachsenen gleichgesetzt werden, wobei zwar Anteile der kindlichen Motivation in der Perversionsgestalt des Erwachsenen enthalten und kernhaft verankert sein können, doch unterscheiden sich auch kindliches und erwachsenes Demonstrieren des Penis oft erheblich voneinander. „Es ist einfach nicht wahr, daß die Perversion des Erwachsenen ein unverändertes, überdauerndes Stück infantiler Sexualität ist" (Stoller 1979, S. 137) und z. B. das kleine Kind, das gerne mit Kot spielt, dasselbe erlebt wie ein erwachsener Koprophiler, über dessen Mund eine Prostituierte ihren Darm entleert (S. 137).

Obwohl Erwachsene und Kinder in derselben Welt leben, ist es nicht die gleiche Welt, da vielem im Erleben und Denken des Kindes eine andere Bedeutung zukommt als beim Erwachsenen. So müssen wir Vorsicht walten lassen, wenn wir kindliches Verhalten analog dem eigenen interpretieren und dürfen nicht aus den Augen verlieren, daß individuelle und kollektive „tendenziöse Apperzeptionen" (Adler 1912, Ausg. 1973c, S. 165) und Prozesse der Projektion (Freud 1896) Kindern Motive und Dynamismen zuschreiben, die dem kulturellen und individuellen Unbewußten und Bewußten des Erwachsenen entstammen.

6.2.2 Verfremdung der Vorfahren

Ebenso wie es nur begrenzt gelingt, uns in die eigene oder fremde Kindheit einzufühlen, vermögen wir die Art des Erlebens, Phantasierens und Denkens unserer Vorfahren nur unzureichend nachzuvollziehen. Besonders das kleine Kind füllt seine Wissenslücken mit magisch-animistischen Vorstellungen und verfälscht und verfremdet dadurch innere Vorgänge und äußeres Handeln seiner Eltern und Großeltern. So „unterschiebt" es auch den nahestehenden Bezugspersonen eigene sexuelle Vorstellungen und Theorien und verleiht ihren Handlungen seine Bedeutungen, die aus den kindlichen Interpretationen des Selbst und der Welt erwachsen. Mit zunehmendem Realitätssinn können möglicherweise Handlungen wie eine weit zurückliegende Erfahrung des elterlichen Koitus umgedeutet werden und ein neues Verständnis finden, ohne daß aber die damalige Begebenheit realiter wiederholbar ist. Was vielleicht als Akt von Gewaltsamkeit im Erleben des Kindes haften blieb, kann seine Umdeutung eines ihm (noch) nicht verständlichen Verstehens sexueller Vorgänge in aggressives elterliches Handeln gewesen sein, wobei allerdings nicht ausgeschlossen werden kann, daß möglicherweise eine gewalttätige Sexualszene richtig apperzepiert wurde. In letzterem Fall käme die Uminterpretation der Vergangenheit gemäß den neuen Erkenntnissen und Erfahrungen von gewaltlosen sexuellen

Beziehungen einer Verfremdung und Verfälschung der wirklichen Begebenheit gleich.

Eine besondere Bedeutung kommt all dem zu, was in der Beziehung zu emotional bedeutsamen Personen noch nicht reflektierbar erlebt wird und das Psychische und seine Entwicklung mitorganisiert. So kann es zweierlei Arten eines „Wissens" im Menschen geben, nämlich das auf einer frühen Ebene Erfahrene und Erkannte, welches dem Bewußtsein nicht direkt zugänglich ist, und das später Erworbene, das in seiner emotionalen Wertigkeit und Einschätzung desselben Ereignisses erheblich von den frühen Apperzeptionen abweichen mag. Derartige Widersprüchlichkeiten können zu Annäherungs- und Vermeidungskonflikten führen, wie wir sie schon früher beschrieben haben und in eine Perversionsgestalt integriert werden. Wenn die bewußtseinsfernen „Gedächtnisspuren" unter außergewöhnlicher emotionaler Beteiligung zustandekommen, mögen sie auf der Ebene bewußter Erfahrungen oft schwer belehr- und korrigierbar sein (nicht zuletzt wegen ihrer Bewußtseinsferne).

Manchmal mag die Verfremdung von Bezugspersonen für das Überleben eines Kindes sogar notwendig sein, indem es Haß und Ablehnung verfälscht und verringert und sich auf diese Weise über eine Atmosphäre von Lieblosigkeit und Grausamkeit hinwegtäuscht. Ebenso wie für die Beziehungen von Eltern zu ihren Kindern gilt auch für deren Beziehung zu ihren Vorfahren, daß dieselbe kulturellen Wandlungen unterworfen ist. Manches, was unsere Vorfahren getan haben, wird dadurch schwer verständlich, weil eben das Verhältnis der Eltern zu ihren Kindern ein anderes war, wobei dasselbe aber nur aus dem entsprechenden geschichtlichen und gesellschaftlichen Kontext annähernd verstanden werden kann. Wenn schon innerhalb einer Generation Eltern und Kinder so schwer einander verstehen, dann kann man sich vorstellen, daß bei einer fiktiven Begegnung mit unseren Vorfahren aus weiter zurückliegenden Jahrhunderten mit einer noch viel größeren Fremdheit und Verständnisschwierigkeit gerechnet werden müßte. Sexuelles Verhalten und Fehlverhalten derselben würden wir gemäß unseres kulturellen Verständnisses interpretieren und damit in ihrer dynamischen Struktur wohl häufig mißdeuten.

6.2.3 Verlust des Anima-lischen

Wir haben weniger das Animalische im Sinn einer abgrenzbaren tierischen Seite des Menschen vor Augen, als vielmehr seine beseelte oder vielleicht besser *besinnliche Leiblichkeit.* Haut- und Bewegungssinne sind für eine derartige „Beseelung" des Körpers von essentieller Bedeutung, da sich an ihnen die ersten Beziehungserfahrungen des Babys konkretisieren. Diese dürften einst von vielen negativen qualitativen Eindrücken durchsetzt gewesen sein, denn je weiter wir in die Menschheitsgeschichte zurückgehen, desto unzureichender war die elterliche Fürsorge für die Kinder und umso häufiger kam es zu Tötung, Aussetzung, Quälereien und Mißbrauch von ihnen. Ein derartiges Verhalten der Eltern wurde m.E. erst durch den Verlust jener angeborenen Lehrmeister möglich, die auch eine wichtige regelnde Funktion für die Beziehung zur Nachkommenschaft hatten. Dieser Verlust einer animalischen Seite seiner Natur machte es notwendig, daß der Mensch die Art und Weise, wie er die Beziehung zu seinen Kindern gestaltete, selbst zu regulieren begann. Dabei spielten natürlich auch Annahmen und Vorstellungen über die Leiblichkeit eine essentielle Rolle und beeinflußten das Maß und die Qualität des Körperkontakts mit den heranwachsenden Kindern. So kam es in bestimmten Perioden unter der Prämisse, daß der Leib die tierisch-sündhafte Seite des Menschen darstellt, zu einer Restriktion der Formen des körperlichen Kontakts in der Mutter-Kind-Beziehung, da man einer sündhaften Anstachelung der kindlichen Sinnlichkeit aus dem Weg gehen wollte. Ebenso kann eine Geisteshaltung, die den menschlichen Körper auf einen nahezu mechanischen Funktionalismus reduziert, zu einer entsinnlichten Gestaltung der Eltern-Kind-Beziehung führen, was nach unserer Auffassung die Entstehung einer Empfindungsarmut für die eigene Körperlichkeit fördert und einen Verlust an anima-lischer, „beseelter" Körperlichkeit bewirkt. Einer derartigen entsinnlichten Leiblichkeit begegnen wir jedoch bei vielen sexuell Perversen, deren spürende Wahrnehmung immer reduziert geblieben oder verlorengegangen ist.

6.2.4 Mythologisierung und Entmythologisierung von Sexualität, Geschlechtsorganen und -funktionen

Im Lauf der stammesgeschichtlichen Entwicklung kam es nach unseren Vorstellungen zuerst zu einer Mythologisierung der Sexualität und ihrer Funktionen und hierauf zu einer allmählichen Entmythologisierung. Ähnliches läßt sich ja auch in der individuellen Entwicklung beobachten, wenn sich das Kind das Unerklärliche durch einen Mythos verständlich zu machen sucht und mit wachsendem Realitätssinn denselben allmählich durch sachlichere Informationen ersetzt. Dabei kann der Mythos allerdings unterschwellig lebendig bleiben, das sexuelle Leben und Verhalten beeinflussen und sogar zu einem konstituierenden Bestandteil einer Perversionsgestalt werden. Wenn z.B. für jemand die „Vagina dentata" existiert, dann wird die Angst vor dem Verlust des Penis zur Meidung des Geschlechtsverkehrs führen. Dieser Mythos entbehrt zwar des realen menschlichen Hintergrunds, doch gibt es entsprechende Gegebenheiten im Tierreich. So reißt beim Sexualakt der Bienen die Geschlechtshöhlung der Königin den Penis heraus, wobei sie dieser, bereits abgelöst, noch eine Zeitlang befruchtet. In kulturellen und kindlichen Mythen, menschlichen Träumen und neurotischen Phantasien bilden nach Devereux (1982) derartige tierische sexuelle Organe, Funktionen und Verhaltensweisen häufig die Vorlage für dieselben.

Exemplarisch sei noch darauf hingewiesen, daß bei den Römern und Griechen die Eichel als heilig galt und „Schrecken und Bewunderung im Herzen des Mannes" hervorrief (de Mause 1980, S.14), und nach Plutarch waren Romulus und Remus durch einen phantastischen Phallus gezeugt worden, der in einer Feuerstelle erschien (zitiert nach Devereux 1982, S.122).

Mit dem Aufkommen des naturwissenschaftlichen Zeitalters begann der einerseits begrüßenswerte Prozeß einer Entmythologisierung und Versachlichung körperlicher Funktionen, wobei sich andererseits die negative Seite dieses Wandels in einer Art utilitaristischen Gebrauchs des Körpers und seiner

Funktionen dokumentiert. Eine derartige Verdinglichung des Körpers sehen wir aber als eine jener Ursachen an, die bei einer Reihe sexueller Störungen eine Rolle spielen, wobei manchmal gerade eine extreme Versachlichung und Aufgeklärtheit den Aberglauben eines verborgenen Mythos überdeckt.

6.2.5 Das Kind zwischen sexueller Unschuld und Verderbtheit

Im geschichtlichen Wandel tauchen auch verschiedene Meinungen und Einschätzungen der Sexualität des Kindes auf, die in ihren extremen Varianten von der Vorstellung seiner Unschuld und Reinheit bis zur Ansicht seiner Verderbtheit reichen. Letztere Annahme kann beispielsweise dann auftreten, wenn man ein verunstaltetes Kind als Ausgeburt einer Zeugung durch den Teufel ansieht. Neben derartigen Mythen über das Kind war es gleichzeitig immer schon ein Objekt sexueller Wünsche von Erwachsenen, die es in seiner Schwäche und Machtlosigkeit mißbrauchen und sich manchmal sogar als verführte Verführer erleben, indem sie über eine *projektive Sexualisierung* dem Kind Tendenzen zuschreiben, die ihnen selbst innewohnen. Das soll allerdings nicht ausschließen, daß natürlich auch von seiten des Kindes sexuelle Wünsche auf den Erwachsenen gerichtet werden können, da das geschlechtslose, asexuelle Kind ebenso einen Mythos darstellt wie seine Sündhaftigkeit a priori.

6.2.5.1 Die projektive Sexualisierung

Freud (1896) hat als Projektion einen seelischen Prozeß beschrieben, bei dem ein Mensch Bedürfnisse und Tendenzen, die ihm selbst, ohne daß er darum weiß, innewohnen, jemand anderem zuschreibt. Wir nehmen an, daß im Lauf der Entwicklung des Menschheitsgeschlechts mit der wachsenden Fähigkeit zur Reflexion und Selbsterkenntnis der seelische Vorgang der Projektion rückläufig wurde, was zur Folge hat, daß im allgemeinen auch Kinder sachlicher wahrgenommen werden können. Allerdings kommt es noch häufig genug zur projektiven Sexualisierung derselben, wodurch ihnen abgewehrte sexuelle Tendenzen des Erwachsenen zugeschrieben werden. Daneben kann aber auch bei ihnen die Existenz von sexuellen Gefühlen und Bedürfnissen angenommen werden, die sich teilweise jenen des Erwachsenen annähern. Wir haben bereits angedeutet, daß auch vom Kind der aktive sexuelle Anreiz erfolgen kann, wie uns das beispielsweise von Ludwig XIII (1599–1643) überliefert wird (de Mause 1980, S. 42): „Der (zwölf Monate alte) Dauphin ruft den Pagen zurück und mit einem ‚Heh!' hebt er seinen Rock hoch und zeigt ihm seinen Piephahn ... er läßt jeden seinen Piephahn küssen." Ein derartiges Handeln des kleinen Kindes kann entweder seinen Wünschen entstammen oder die Konkretisierung von auf seine Person gerichteten Projektionen und deren Annahme und Umsetzung in eigenes Handeln sein.

Wir können uns sogar vorstellen, daß projizierte perverse Wünsche und Bedürfnisse von Bezugspersonen im Kind eine derartige Aktualisierungstendenz ent-

wickeln, daß sie letztlich von diesem in manifeste Handlungen umgesetzt werden. Dann wäre die Perversion des Kindes das Positiv der Neurose der Eltern.

6.2.5.2 Das Kind als Opfer von Gewalt, Mißbrauch und sexueller Ausbeutung

Soweit unsere diesbezüglichen geschichtlichen Kenntnisse zurückreichen, stoßen wir auf Anzeichen des sexuellen Mißbrauchs von Kindern durch Erwachsene, wobei es sicher Zeiten einer größeren gesellschaftlichen Akzeptanz für pädophile Handlungen gegeben hat als heute. Bei den Griechen wurde die Knabenliebe ausdrücklich von Philosophen wie Sokrates, Platon oder Xenophon gebilligt (de Mause 1980, S.74), wobei die Kinder wohl am häufigsten für den Analverkehr verwendet wurden. Solches dürfte relativ oft geschehen und in weiten Teilen Griechenlands praktiziert worden sein, so daß Aristoteles, wohl aufgrund entsprechender Beobachtungen, zur Einsicht kam, daß Homosexualität oft bei denen manifest werde, die von Kindheit an sexuell mißbraucht wurden (de Mause 1980, S.73). In den Städten Griechenlands gab es richtige Knabenbordelle, wobei die Kinder für diese Aufgabe durch das Zusammendrücken der Hoden und Herausschneiden derselben präpariert wurden. Von de Mause (1980, S.75) wird allerdings die Meinung vertreten, daß wir das homosexuelle Verhalten bei den Männern der Antike nicht ebenso bewerten dürfen, wir wir das heute tun. Der Mensch stand nach dieser Auffassung auf einer niedrigeren Stufe der psychosexuellen Entwicklung, war wohl eher ambisexuell und verkehrte mit Frauen und Männern ohne Unterschied. In Kreta und Böotien gab es sogar päderastische Heiraten und entsprechende Flitterwochen. Nach analytischer Interpretation hat der noch ambisexuelle Mensch das Niveau des Ödipuskomplexes nicht erreicht und steckt quasi in der analen Phase der Entwicklung. Wir sehen allerdings in der Ungerichtetheit und Wahllosigkeit der sexuellen Richtung weniger den Ausdruck einer analen Organisationsstufe der Libido als vielmehr einen Mangel an Bindung und Beziehung, der aus der Art der Aufzucht und Erziehung resultierte. Die relativ geringe Wertigkeit des Kindes und die Ambivalenz der Eltern-Kind-Beziehung manifestierte sich auch darin, daß Kinder häufig ausgesetzt wurden, wogegen sich Justinus (de Mause 1980, S.50) wandte, da ihnen, wie er annahm, durch die Weggabe der Weg in die Prostitution mit großer Wahrscheinlichkeit vorgezeichnet war.

Verblieben Kinder in der elterlichen Wohnung, pflegten sie mit den Eltern im Bett zu schlafen und wurden Zeugen oder Opfer einer oft ungezügelten Sexualität, die beispielsweise in der Zeit zwischen dem 9. und 13. Jahrhundert auch immer wieder mit dem Tod des Kindes einherging. Auch gab es Perioden, in denen die Sitte weit verbreitet war, mit den Geschlechtsteilen der Kinder zu spielen (Aries 1975), wodurch sicher deren Sexualisierung gefördert wurde. Wir sehen also, wie andauernder sexueller Mißbrauch von Kindern schwerwiegende Folgen für deren psychosexuelle Entwicklung nach sich zog und auch bahnend für perverse Entwicklungen wirkte.

6.2.5.3 Die Proklamierung der Reinheit

Allmählich erfolgte im Lauf der Geschichte auch eine Entsexualisierung des Kindes, indem man es in zunehmendem Maß als reines und unschuldiges Wesen ansah, welches vor seinem 5. Lebensjahr keine sexuellen Gedanken oder Phantasien hatte (de Mause 1980, S. 76). Eine derartige Tendenz begann in der Zeit zwischen dem 9. und 13. Jahrhundert immer stärker zu werden und wurzelte wohl in besonderem Maß in der Vorstellung der katholischen Kirche vom reinen Jesukind und der Übertragung dieser Sicht auf das Kind im allgemeinen. Derartige Entwicklungen erfolgten in den diversen europäischen Ländern nicht parallel und simultan, sondern teilweise zeitverschoben und mit verschiedener Geschwindigkeit. Blickt man beispielsweise auf das England des 15.–16. Jahrhunderts zurück, dann finden wir auch hier bereits einen deutlichen Rückgang des sexuellen Mißbrauchs und der Ausbeutung von Kindern und die Auffassung ihrer sexuellen Unschuld. In der sozialen Rangordnung standen sie allerdings an niedrigster Stelle und ihre spezifische kindliche Welt des Denkens und der Bedürfnisse fand keinerlei Berücksichtigung. Die Vorstellung von der absoluten Reinheit und Asexualität des Kindes war letztlich wohl schwierig aufrecht zu erhalten und wurde im Lauf der Zeit durch immer radikalere Maßnahmen zur Unterdrückung jeglicher ihrer sexuellen Äußerungen unterstützt.

6.2.5.4 Die radikale Unterdrückung der kindlichen Sexualität

Wie aus den vorhergehenden Ausführungen hervorgeht, kann Sexualität auch zu einer zerstörerischen Kraft werden, die eine Gesellschaft bedroht. Es kann dann zu härtesten gesellschaftlichen Maßnahmen kommen, um reale oder auch vermeintliche Gefahren auszuschalten.

Wir haben von der Freizügigkeit verschiedener Perioden und Völker der Antike gegenüber sexuellen Abweichungen wie Pädophilie oder Homosexualität berichtet. Im Lauf des Mittelalters kam es unter dem Einfluß der Kirche zu einer Bekämpfung derartiger sexueller Betätigungen, gegen die sich u. a. Bußbücher richteten, die neben der Homosexualität auch die Masturbation anprangerten. Einen Höhepunkt erreichte die Unterdrückung spezifisch der kindlichen Sexualität im 18. und 19. Jahrhundert, als Kinder bereits für die Berührung ihrer Genitalien bestraft wurden (de Mause 1980, S. 78 f). Jegliche masturbatorische Aktivität stand unter dem Damoklesschwert schwerwiegender psychischer und physischer Folgen, die von der Androhung von Wahnsinn, Epilepsie oder Blindheit bis zu Beschneidungen oder Klitorisektomien reichten, wobei derartige chirurgische Maßnahmen ihren Höhepunkt zwischen 1850 und 1880 erlangten.

Es ist anzunehmen, daß die Konzeption des Ödipuskomplexes durch Sigmund Freud nicht unerheblich durch dieses Schreckensgespenst einer realen Kastrationsgefahr beeinflußt wurde. Außerdem zeigte er in seinen Untersuchungen auf, daß sich vitale menschliche Antriebe und Bedürfnisse nicht radikal unterdrücken und hemmen lassen, da bei einer derartigen Abschneidung und Trennung des Menschen von seinen sexuellen und aggressiven Antrieben psychische Krankheiten entstehen können.

Trotz der von uns schon mehrmals angedeuteten Probleme der Übertragung historischer gesellschaftlicher Zustände auf unsere Zeit lassen sich nach unserer Meinung doch einige Bedingungen erkennen, die auch in einem neuen und anderen gesellschaftlichen Kontext die Entstehung sexueller Fehlentwicklungen begünstigen, wie

- *die geringe Obsorge, massive Gewalttätigkeiten und Verstoßungstendenzen gegenüber Kindern;*
- *ihr häufiger (professioneller) sexueller Mißbrauch;*
- *ihre projektive Sexualisierung durch den Erwachsenen;*
- *das Einlassen des Erwachsenen auf die sexuellen Projektionen und/oder konkrete Anreizungen des Kindes.*

6.2.5.5 Die Wiederentdeckung der kindlichen Sexualität durch Sigmund Freud

Um die 2. Hälfte des vorigen Jahrhunderts begann man, mit immer radikaleren Mitteln jegliche sexuellen Regungen des Kindes zu bekämpfen.[1] Zweifel an seiner Keuschheit und sexuellen Unschuld wurden häufig gewaltsam ausgeräumt, so daß nach außen meist wenige oder keine derartigen Verhaltensweisen mehr wahrnehmbar wurden. Die negativen Folgen, die der Onanie zugeschrieben wurden und drakonische Strafandrohungen führten zur Unterdrückung und Hemmung des Sexuellen und spiegelten ein reines, asexuelles Wesen des Kindes vor. Hinter einer derartigen Fassade sexueller Bedürfnislosigkeit wurde das, was nicht zum Ausdruck kommen konnte, teilweise ins Unbewußte abgedrängt, wobei daraus entsprechende Spannungen und Irritationen resultierten, ohne daß deren ursächliche Quelle so recht mehr ausgemacht werden konnte. Die Sexualität verbarg sich hinter der Maske verschiedener neurotischer Leiden, ohne daß dies dem Kind oder Erwachsenen bewußt war.

Die subtilen Recherchen von Freud eröffneten den Blick auf derartige Quellen neurotischer Störungen und die Existenz einer kindlichen Sexualität, die oft nur über Umwege aufgespürt werden konnte. Ja, er stellte sogar die Sexualität als ein zentrales Phänomen der menschlichen Entwicklung in den Vordergrund, indem er die Theorie einer genetischen Abfolge der Trieborganisation entwarf. Die psychischen Repräsentanzen von Mund, Anus und Genitale erfahren in dieser Reihung ihre libidinöse Besetzung, wobei störende Einflüsse zu Neurosen oder Perversionen führen können. Nach Freuds Auffassung ist das Kind polymorph pervers und äußert damit in partialtriebhaft geleiteten Handlungen und Verhaltensweisen derartige Impulse und Tendenzen, wie wir sie beim Fetischisten, Sadisten, Homosexuellen etc. vorfinden. Diese Partialtriebe werden allerdings später in die genitale Organisation integriert und bleiben derselben untergeordnet, solange es nicht zu regressiven seelischen Prozessen kommt. Eine zentrale Bedeutung in dieser seiner Entwicklungstheorie mißt Freud dem

---

[1] Vor der Mitte des vergangenen Jahrhunderts wurde nach Carter (1983) die infantile Sexualität in den wissenschaftlichen Zeitschriften und Journalen noch gar nicht diskutiert.

Ödipuskomplex zu, also jener Dreiecksbeziehung zwischen Mutter, Kind und Vater, die nach seiner Meinung über Kastrationsangst und gleichgeschlechtliche Identifikation letztlich aufgelöst wird. Bleibt jedoch das Kind libidinös an den gegengeschlechtlichen Elternteil gebunden und findet keine Identifikation mit dem gleichgeschlechtlichen statt, resultieren daraus schwerwiegende Folgen für seine späteren heterosexuellen Beziehungen. Eine besondere Bedeutung bekommt in dieser ödipalen seelischen Dynamik das Überich, also die Instanz unbewußter und bewußter idealer Forderungen, Gebote und Verbote, wobei die Intensität der Kastrationsangst auf die Strenge des Überichs abfärbt. Wird dasselbe nur rudimentär und schwach ausgebildet und fehlt damit die Überichangst, besteht die Gefahr einer kriminellen und/oder perversen Entwicklung.

Mit dieser seiner Theorie attackierte Freud (1905, Ausg. 1972 b) die herrschenden moralischen Vorstellungen, wobei seine Konzeptionen natürlich am ehesten zum Verständnis des Seelenlebens jener Menschen beigetragen haben, die den damaligen Zeitgeist in sich aufgenommen hatten. *Freud machte durch die Analyse seiner Patienten etwas vom herrschenden kulturellen Archetypus sichtbar* und ermöglichte gewisse Einblicke in die Entwicklung des menschlichen Seelenlebens, wobei wir damit insbesondere die menschliche Psyche der Jahrhundertwende meinen, da sich dieselbe wandeln und ändern kann wie die Kultur, aus der sie erwächst.

6.3 Folgen von einschneidenden Veränderungen, Verlusten und Zerstörungen kultureller Gegebenheiten

Wir haben bereits Reflexionen über Folgen des Verlusts kulturell tradierter Lehrmeister angestellt (s. 1.1.6.) und möchten unsere diesbezüglichen Ausführungen im folgenden noch etwas erweitern.

Eine besondere Bedrohung besteht für das kulturelle Wachstum und Werden insbesondere durch

– *einen Wandlungsstillstand, sodaß die Kultur letztlich zu einer Art leblosen Fossils wird;*
– *das Einströmen einer anderen Kultur, die das Bestehende verdrängt;*
– *den Verfall, der aus dem Verlust gestalterischer und schöpferischer Kräfte ihrer Angehörigen erwächst und*
– *ihre gewaltsame Zerstörung durch Kriege oder Naturkatastrophen.*

Kulturelle Veränderungen, wodurch sie auch immer bedingt sein mögen, sind ebenso einer Selektion unterworfen, wie Mutationen im Biologischen. Was sich bewährt, bleibt erhalten und kann sogar eine zugrundegehende Kultur überdauern. Andere kulturelle Neuerungen wiederum verschwinden bald und haben keinen Bestand bzw. tauchen nochmals zu einem späteren Zeitpunkt auf, wenn die Voraussetzungen und Bedingungen dafür passender geworden sind. Zu rasche Auflösungen oder gewaltsame Zerstörungen kultureller Gegebenheiten berauben den Menschen seiner Orientierungshilfen und begünstigen die Entstehung verschiedenster Störungen und wohl auch sexueller Fehlentwicklungen.[1]

6.3.1 Änderung von Machtverhältnissen (Matriarchat – Patriarchat – Demokratie)

Gesellschaftliche und kulturelle Bedingungen wirken „gestaltend" auf zwischenmenschliche Beziehungen und die psychosexuelle Entwicklung. Sie bilden eine essentielle Voraussetzung für die Gewinnung der Identität ihrer Angehörigen und die Formulierung des Selbst und der anderen, wobei die herrschende Gesellschaftsform den individuellen Entwicklungsprozeß variiert und modifiziert.

In einer matriarchalischen Gesellschaft, in der die Macht in den Händen der Frauen liegt, werden Prozesse der geschlechtlichen Orientierung, die Form, in der die Geschlechtsrolle gelebt wird und sich sexuelle Beziehungen konstituieren, Abwandlungen im Vergleich mit patriarchalischen Gesellschaften erfahren. Die mächtige Mutter kann nach Devereux (1982, S. 245) in der Phantasie des Kindes stärkere und tiefergehende Ängste auslösen als der Vater, da deren Wurzeln in die präverbale Zeit seiner noch völligen Abhängigkeit von ihr zurückreichen können. Eine derartige Furcht vor der existentiellen Vernichtung durch das Weibliche erweckt den Mythos von der verschlingenden, grausamen Urmutter. Von manchen Männern kann die grausame und gewalttätige Frau (und wohl auch Mutter) sogar gesucht werden, wenn beispielsweise ein Masochist ihre Züchtigungen begehrt und gleichzeitig erlebt, daß letztendlich das eigentlich Unsagbare, nämlich die reale Vernichtung, nicht eintritt. *Für einen Augenblick wird auf diese Art die „unbewußte Gewißheit" ihrer lebensbedrohenden Existenz als Mythos entlarvt, ohne daß derselbe aber dabei auflösbar wird, da er durch seine Bewußtseinsferne eigentlich gar nicht formulierbar ist.*

Wenn nun die Mutter, die Frau in einer bislang patriarchalisch orientierten Gesellschaftsform an machtvoller, realer und damit auch psychischer Präsenz gewinnt, sind die Kinder und insbesondere die Knaben zu psychosexueller Neuorientierung und Neuformulierung gezwungen, da die geltenden üblichen kulturellen Anweisungen nicht mehr stimmen. Eine derartige gesellschaftliche Entpatriarchalisierung vermeint Devereux (1982, S 247 f) in den Vereinigten Staaten feststellen zu können, in denen es zu einer anhaltenden „Entschärfung" des Vaterbilds komme und einem Anwachsen des materiarchalischen Einflusses. Ob es in Folge der Verunsicherung durch einen solchen Wandlungsprozeß zu einer Verschiebung der Häufigkeiten des Auftretens diverser sexueller Fehlentwicklungen kommt, kann erst über einen langfristigen Beobachtungszeitraum festgestellt werden, doch würden wir das bei einem anhaltenden Trend einer derartigen gesellschaftlichen Veränderung erwarten. Denn es werden durch denselben in einem langen geschichtlichen Prozeß zur Selbstverständlichkeit gewor-

---

[1] Warnes u. Wittkower (1975) haben sich beispielsweise kritisch mit Einflüssen der Kultur auf die physische und psychische Gesundheit auseinandergesetzt.

dene männliche Bereiche und Vorrechte aufgeweicht und teilweise auch von Frauen übernommen. Das rührt an uralte Traditionen, wenn man bedenkt, daß bereits im Indogermanischen das Wort für Mensch vom „Mann" abgeleitet und die Frau als „Männin" bezeichnet wurde (Landmann 1964, S. 18). Der eigentliche Mensch war also im Erleben dieser frühen Zeit der Mann. Und in der Schöpfungsgeschichte des Alten Testaments wird Eva aus der Rippe des Adam geformt. Auch der Gott der christlichen Welt widerspiegelt eine patriarchalische Gesellschaftsform und wird als männlich gedacht.

In der patriarchalischen Gesellschaft obliegt dem Mann sowohl im Staat als auch in der Familie die Macht und Herrschaft. Ihre Ideologien finden unausweichlich auch in den psychologischen Theorien, die in ihr entstehen, ihren Niederschlag, wie das z. B. am Modell der Psychoanalyse ersichtlich wird. Ein immer deutlicher werdender Prozeß der Aufweichung tief eingegrabener autoritär-patriarchalischer Strukturen wird allerdings in der 2. Hälfte des vorigen Jahrhunderts zunehmend augenscheinlicher und von Adler in seinen psychologischen Untersuchungen über Macht, Ohnmacht und die gesellschaftliche Position der Frau reflektiert (Adler 1910, Ausg. 1973 b).[1] Die Spannung und der Druck, welche aus der Machtlosigkeit des kleinen Kindes und dem gesellschaftlichen Ziel von Macht und Geltung resultieren, wirken gestaltend auf den Lebensstil und damit auf sexuelle Entwicklungen und Fehlentwicklungen.

Der gesellschaftsverändernde Prozeß der Demokratisierung relativiert die Machtpositionen einzelner und verändert die Stellung der Frau und der Kinder. Demokratisierung bedeutet eine Herausforderung, da sie vom Individuum mehr Selbstverantwortung und Entscheidungsfähigkeit verlangt. Sie ermöglicht eine Vielfalt von Meinungen und Ansichten, so daß die „gestatteten" Formen und Modalitäten der Sexualität relativ weit streuen und erschwert gleichzeitig Entscheidungen darüber, was richtig und was falsch ist. Sie verwischt Eindeutigkeiten und vergrößert die Toleranz für sexuelles Verhalten, welches vielleicht ehemals öffentlich nicht gebilligt wurde. Sie bietet die Chance zur größeren Mündigkeit ihrer Mitglieder und gibt Spielraum für personale Entwicklungen und Fehlentwicklungen.[2]

---

[1] In diesem Zusammenhang sind die Überlegungen von Pagenstecher (1980) über die Entwicklung lesbischer Neigungen von Interesse. So schlägt die Autorin vor: „... das Lesbischwerden als einen weiblichen Emanzipationsprozeß zu verstehen, der durch unterdrückte Bedürfnisse und unbewußte Emanzipationswünsche von Müttern in patriarchalisch geprägten Gesellschaften ausgelöst wird. Dieser Ansatz begreift die Entwicklung der Lesbierin also weder als biologisch bestimmt noch als krankhaft, sondern als extreme Form des Protests gegen weibliche Rollenzwänge." (S. 23).

[2] Ich pflichte Rubin. (1969) bei, daß essentielle Werte einer demokratischen Gesellschaft auch den Rahmen sexuellen Verhaltens und Handelns abstecken sollen. Er zählt zu diesen vier Werten:

1. die Achtung der Wahrheit als moralischen Wert;
2. die Achtung von Wert und Würde des Individuums;
3. die Anerkennung der Notwendigkeit kooperativen Strebens nach dem Wohl der Gemeinschaft;
4. die Anerkennung des Rechts auf Selbstbestimmung.

Fortsetzung s. S. 99.

6.3.2 Orientierungslosigkeit und Rollenunsicherheit

Wie wir schon angedeutet haben, wirft auch eine demokratische Gesellschaftsform Probleme und Schwierigkeiten auf, die die Entwicklung ihrer Angehörigen
beeinträchtigen und gefährden können. Die Meinungsvielfalt erschwert Entscheidungen und läßt oft Zweifel darüber entstehen, ob die angestrebten Ziele
und diverse Ausdrucks- und Verhaltensvariationen richtig sind. An die Stelle
einer „absoluten" kollektiven Wahrheit treten subkollektive Richtigkeiten, die
bei ihren Mitgliedern häufig Orientierungslosigkeit und Rollenunsicherheit hervorrufen. Der Verlust an Konturen und die Enttypisierung kann auch die
Geschlechtsrollen betreffen, wenn die Sozialisierung zu ihrer Entdifferenzierung
führt, wobei ein derartiger Prozeß nicht nur in demokratischen, sondern ebenso
in totalitären Gesellschaftsformen zustandekommen kann.

In seiner Analyse über die Verweiblichung der Männer und die Vermännli-
chung der Frauen in Amerika sieht Devereux (1982) in dieser wachsenden
Undifferenziertheit der psychosexuellen Identität gleichsam eine Krankheit eo
ipso. Gerade bei psychosexuellen Störungen zeichnet sich die Problematik der
geschlechtlichen Identität oft pointiert und eindrucksvoll ab und lenkt das
Augenmerk wieder auf weniger geläufige Arbeiten wie beispielsweise jene
Adlers über den psychischen Hermaphroditismus (1910, Ausg. 1973 b). Wenn
Devereux (1982, S. 248) einen Patienten beschreibt, der den passiven, schlap-
pen Vater als „weiblich" und die gewalttätige Mutter als „männlich" apperze-
pierte, dann stoßen wir auf dieselben assoziativen Komplexe, wie sie in der
eben zitierten Arbeit erwähnt werden. Die Interiorisierung der „männlichen
Mutter" und des „weiblichen Vaters" führten zu intrapsychischen Repräsentanzen, die die erwähnte Patientin den heterosexuellen Beischlaf als einen Akt zwischen „zwei Lesbierinnen" erleben ließen. Da somit sexuelles Verhalten noch
keinesfalls zwingend über die begleitenden und/oder leitenden psychischen
Vorgänge Aufschluß gibt, wird die Notwendigkeit einer gesonderten Beachtung
des Verhaltens und seiner seelischen Motive bei psychosexuellen Fehlentwicklungen offensichtlich.

*Denn es können unter Umständen die motivierenden Kräfte eines „normal"
erscheinenden Verhaltens „pervers" oder „deviante Handlungen" mit normalen
psychischen Vorgängen korreliert sein.*

Wie wir wissen, ist die Pubertät eine Phase, in der die Ablösung aus primären
Gebundenheiten zu Rollenunsicherheit und Orientierungslosigkeit führt und
sexuelles Fehlverhalten erstmals oder nunmehr deutlicher und offensichtlicher
hervortreten kann. Auf einer überindividuellen Ebene kann ähnliches geschehen, wenn bislang gültige gesellschaftliche Normen ihre verbindliche Wirkung

---

[2] *(Fortsetzung)* Allerdings kann sich die so offensichtliche Freiheit in einer demokratischen
Gesellschaft auch als Scheinfreiheit erweisen. So wird von Schmidt u. Schorsch (1974) die
Meinung vertreten, daß „in einer Gesellschaft mit einer fortgeschritten gedachten und
antiemanzipatorischen sexuellen Liberalisierung . . . darüber hinaus auch zunehmend das
kontrolliert" wird, „was getan wird bzw. getan werden soll" (S. 180). Ähnliche Ausführungen finden wir bei Foucault (1986).

verlieren und neue Orientierung erforderlich ist. So wird auch eine „kollektive Pubertät" die Suche nach verbindlichen Erlebens- und Verhaltensmustern stimulieren und die Wahrscheinlichkeit für das Auftreten psychosexueller Störungen erhöhen.

6.3.3 Entwurzelung, Entnaturierung und Entkulturierung

Entwicklungen im westlichen Europa und wohl auch in weiten Teilen der westlichen Welt weisen auf kollektive Prozesse hin, die zu einer *Entwurzelung, Entnaturierung* und *Entkulturierung* der Menschen führen. Durch die hohe Mobilität werden sie entwurzelt und erfahren häufig mehrmals und in kurzen Zeiträumen den Abbruch von Beziehungen und die Auflösung von Gebundenheiten an gewohnte Örtlichkeiten. Um solchen schmerzlichen Verlusten und Trennungen zu entgehen, vermeiden es die Betroffenen häufig, sich einzulassen und neue affektive Bindungen, deren Abbruch bereits vorhersehbar ist, herzustellen. Die dadurch entstehende Isolation und Abgesondertheit von sozialen Verflochtenheiten am Wohnort erhöhen das Risiko für körperliche, seelische und soziale Störungen (Gerber 1980) und m. E. damit auch die Wahrscheinlichkeit des Auftretens sexueller Probleme und Deviationen.

Neben der hohen Mobilität zeichnet sich unsere Zivilisation durch eine zunehmende Entnaturierung aus, wobei wir darunter das Dahinschwinden der natürlichen Umwelt verstehen. Es werden in diesem Prozeß nicht nur die bebauten Flächen immer größer, sondern auch die uns umgebenden Materialien zunehmend künstlicher und entfremdeter. Die innere Verbundenheit des Menschen zur unbelebten und belebten Natur geht in zunehmendem Maße verloren und wird durch Kosten-Nutzen-Relationen ersetzt. Werden und Vergehen werden nicht mehr als natürliche Rhythmen des Lebendigen erlebbar, sondern als vereinzelte Geschehnisse, die oftmals nicht mehr innerhalb größerer Zusammenhänge wahrgenommen werden können. Indem sich der Mensch von der Natur entfremdet, wird er sich selbst fremder, da seine stammesgeschichtliche Entwicklung in einer natürlichen Umwelt stattgefunden hat und dieselbe in seiner biopsychischen Ausstattung indirekt repräsentiert ist. Trotzdem er a priori auf eine natürliche Umwelt angelegt ist, kann er sich zwar rational in einer künstlichen zurechtfinden, doch fehlt ihm dort die vorbewußte, gleichsam eingeborene und selbstverständliche Vertrautheit. In diesem Prozeß einer äußeren und inneren Entnaturisierung liegt m. E. eine weitere unspezifische Ursache, die die Entstehung körperlicher und seelischer (auch sexueller) Fehlentwicklungen begünstigt.

Ein anderes Phänomen, welchem wir in unserer Gesellschaft begegnen, ist jenes der Entkulturierung, wobei wir diesen Begriff in der gleichen Bedeutung gebrauchen wie Devereux (1982, S. 304) jenen der Dekulturation. Es wird damit ein Vorgang bezeichnet, bei dem ein kulturelles Merkmal seines Sinnes beraubt wird, den es in einer Gesellschaft besitzt. *Der entkulturierte Mensch ist durch Kunst nicht mehr berührbar und ihre Gegenstände und materialisierten Ausdrucksformen werden von ihm zweckentfremdet verwendet und verwertet.* In einer künstlichen Welt ohne Kunst verkümmern seelische Dimensionen wie z. B.

jene der Hingabefähigkeit. Wer entweder Kunst hervorbringt oder durch sie ergriffen wird, lebt nicht in jenem seelischen Vakuum, welches wir beim entnaturierten und entkulturierten Menschen häufig finden können. Bei einer derartigen Verarmung der Erlebens- und Gefühlswelt bedarf es künstlicher Anreizungen und kollektiver Gruppen- und Massenerlebnisse, um innerliche Beteiligung und eine Art von Partizipation zu erreichen. Die Unfähigkeit zur echten Partizipation wirkt bis in das sexuelle Erleben und kommt narzißtischen Formen sexuellen Verhaltens entgegen. So spiegeln sich in einer inflationären Kunst gesellschaftliche Entwicklungen, die eine pathogene Wirkung auf ihre Mitglieder ausüben.

6.3.4 Pathologisierung der Gesellschaft und Entpersönlichung ihrer Mitglieder

So wie ein Mensch mehr oder weniger psychisch gesund ist, kann das auch ein gesellschaftliches Kollektiv sein. Im Fall der Existenz einer pathologischen Gesellschaftsstruktur weist die Mehrheit ihrer Mitglieder dieselben oder ähnliche psychische Eigenschaften und Besonderheiten auf, so daß der Sozialisierungsprozeß eine pathogene Wirkung auf die seelische Entwicklung der einzelnen ausübt.[1] Für den, der einer solchen Gesellschaft angehört, ist es schwer, ihre Pathologie zu apperzipieren, da er ja nicht ihr außenstehender und abständiger Beobachter ist. Ja, man will sie gar nicht wahrnehmen, denn „die Theorie der Anpassung weigert sich, die Existenz von Gesellschaften zuzugeben, die derart ‚krank' sind, daß man selbst ziemlich ‚krank' sein muß, um sich an sie anpassen zu können" (Devereux 1982, S. 8 f). Nach Devereux (1982, S. 230 f) treten in der modernen Gesellschaft kollektive Merkmale hervor, die einem schizoiden Persönlichkeitsmodell entsprechen:

- Emotionale Kühle (oft als rationale Sachlichkeit deklariert) und Streben nach Prestige und Überempfindlichkeit zeichnen ihre Angehörigen aus. Sie sind innerlich erstarrte Persönlichkeiten ohne menschliche Wärme, oft unfähig zu lieben oder Liebe zu empfangen. Gelegentlich kommt es zu leidenschaftlichen Ausbrüchen, doch fehlt das alltägliche fühlende Mitschwingen, eine moderierte, konstante Emotionalität.
- Im sexuellen Erleben ihrer Mitglieder vermißt man die affektive Beteiligung, und dem kurzen Strohfeuer entzügelter oder enthemmter Leidenschaften sind keine liebenden Gefühle beigemengt. So sind es manchmal gerade die äußerlich unauffälligsten Menschen, die in einem explosiven Rausch der Affekte zu Sexualmördern werden. *Deshalb verdient gerade die Auffälligkeit der Unauffälligkeit manchmal unsere besondere Beachtung.*
- Ihre Beziehungen sind unpersönlich und fragmentiert, und jegliches Engagement bleibt partiell, so daß beispielsweise im geschäftlichen Bereich Freundschaft und Liebe nicht duldbar sind.
- Ihre Angehörigen sind außerdem innerlich gespalten, wodurch ihre Persönlichkeit Schaden nimmt. In primitiven Gesellschaften sind Traum und Realität noch wesensgleich, verwischen sich Grenzen zwischen Phantasie und Wirklichkeit. Aus dem Blick-

---

[1] Kollektive Pathologien können verschiedenartiger Natur sein. Als eine ihrer besonderen Formen sieht Bauriedl (1987) die Gewalt als „Ausdruck einer individuellen oder kollektiven Erkrankung".

winkel einer psychiatrischen Pathologie sind somit primitive Gesellschaften zwar „schizophrener" als jene der modernen westlichen Zivilisationen, aber ihre Mitglieder in ihrer ethnischen Persönlichkeit gesünder.

Wenn das schizoide Modell die moderne westliche Industriegesellschaft am besten charakterisiert, dann muß durch dasselbe auch die fragmentierte und entpersönlichte Sexualität vieler ihrer Angehörigen sichtbar werden. Für Stoller (1979, S. 160) oder Khan (1983) führen alle sexuellen Deviationen zu einer elementaren Entfremdung vom eigenen Selbst. Wir meinen allerdings, daß eine derartige Entfremdung sogar Voraussetzung für die Entstehung sexueller Perversionen ist und der Perverse gemäß der Diktion Stollers oder Khans über mühsame Versuche mit der „Maschinerie" sexueller Erfahrungen eine wirkliche Personalisierung zu erlangen trachtet. Somit tritt die Entfremdung des Menschen zu sich und der Umwelt gerade in der sexuellen Perversion besonders deutlich hervor und erweist sich als mißglücktes Unterfangen, als Irrweg zur Überwindung von Spaltung, Entindividualisierung und Entpersönlichung.

7 Vom Sinn der Sexualität

Während noch im Mittelalter das Leben des Menschen und seine Stellung im Kosmos kaum hinterfragt und als sinnvoll erachtet wurden, begannen mit der Auflösung alter Ordnungen und den Erkenntnissen der Naturwissenschaften in der Neuzeit die alten Welt- und Menschenbilder ihre verbindlichen Wertigkeiten zu verlieren. In den Wissenschaften begann man, in zunehmendem Maß zwischen Objekt und Wert zu unterscheiden, so daß immer häufiger Fragen nach Sinn- und Werthaftigkeit neuer Erkenntnisse und ihrer Anwendung nicht mehr gestellt wurden.

Von einer derartigen Geisteshaltung ausgehend, kann man sich auch mit der menschlichen Sexualität befassen und somatische Funktionen der Geschlechtsorgane und psychische Korrelate sexueller Aktivitäten untersuchen, doch ermöglicht das so gewonnene Wissen noch keine Sinnwerdung und -findung. Diese entziehen sich weitgehend einer naturwissenschaftlichen Betrachtungsweise und sind vornehmlich Aufgabe einer Metaphysik.

Auch dann, wenn man einen bestimmten Sinn der Sexualität gefunden hat, lassen sich häufig aus erweiterten und übergreifenden Betrachtungen neue Sinnhaftigkeiten erschließen. Schon im Biologischen sind Entwicklungen besser verstehbar, wenn sie nicht losgelöst von den folgenden Entwicklungsprozessen und den Endformen, Endstrukturen und Endfunktionen des gesamten Organismus untersucht werden, da die Ausformung des Lebendigen einer „Bio-Logik" (Merkert 1970) unterliegt. Bereits diese „Bio-Logik" weist häufig über das einzelne Individuum hinaus, wobei sich der Mensch allerdings ihrer im Tierreich weitgehend zwingenden Gesetzmäßigkeit zu entziehen vermag. Er kann dafür eine andere Logik einsetzen, die dem kulturell Unbewußten und Bewußten seines Lebensraums entstammt, oder die Kreation eines privaten Sinnes darstellt.

7.1 Biologischer Sinn

Dieser Sinn ist dem Tier gegeben und seiner Fortpflanzungsfunktion immanent, wobei es darüber nicht reflektieren kann. Auch für das menschliche Geschlecht spielt der biologische Sinn eine eminente und wesentliche Rolle, da das Überleben der Art ausschließlich über die Fortpflanzung gesichert wird. Allerdings ist beim Menschen dieser biologische Sinn nicht mehr unauflösbar mit dem Geschlechtsverkehr verbunden, da er nunmehr auch durch künstliche Befruchtung erfüllbar ist. Damit untersteht er in seiner Sexualität nicht mehr dem Primat der Fortpflanzungsfunktion und kann somit über dieselbe verfügen.

Bei sexuellen Perversionen wird die Wahrscheinlichkeit der Erfüllung des primären biologischen Sinns der Zeugung vermindert sein, speziell wenn das deviante Sexualverhalten nicht nur vorübergehend auftritt. Der biologische Sinn ist dann auf dem Weg des genitalen Geschlechtsverkehrs nicht oder weniger verfügbar als bei ungestörten heterosexuellen Beziehungen, doch vermag heute über die künstliche Befruchtung auch ein ausschließlich homosexueller Mann Nachkommen zu zeugen.

Während in einer ungestörten heterosexuellen Beziehung der Geschlechtsakt willentlich der Fortpflanzung dienen *kann*, werden perverse Handlungen wohl kaum mit einer derartigen Absicht einhergehen und außerdem Wollen und entsprechendes Handeln oft schwerlich miteinander vereinbar sein. Wenn wir also nach dem biologischen Sinn der perversen Sexualität fragen, dann wird es uns nicht leichtfallen, einen solchen zu finden. Der Nekrophile, der Fetischist oder Homosexuelle wird wohl kaum seine sexuellen Praktiken als Weg zur Fortpflanzung mißverstehen, so daß aus einem biologischen Blickwinkel sein Verhalten eher sinnlos erscheint. Was auf dieser Ebene des Biologischen erreicht wird, ist eine Spannungsreduktion, wobei die Spannung meist nicht nur aus sexuellen Triebquellen stammt. Somit begrenzt sich der biologische Sinn perverser sexueller Handlungen höchstens auf den „Nebensinn" der Spannungsreduktion.

7.2 Biologischer „Nebensinn"

Auf der biologischen Ebene ist das immanente Ziel des Sexualtriebs die Fortpflanzung, wobei der Begattungsakt mit Begleiterscheinungen verbunden ist, die eine triebreduzierende oder, mehr verallgemeinernd, eine spannungsmindernde Wirkung haben. Da beim Menschen (und anderen Primaten) sexuelles Verhalten von der Fortpflanzungsfunktion ablösbar ist, *kann es auch primär zur Wiederherstellung eines homöostatischen Gleichgewichts*, oder vielleicht besser eines psychophysischen Äquilibriums dienen, welches häufig nicht durch sexuelle Spannungen, sondern durch asexuelle Irritationen gestört ist. Wenn z.B. ein kleines Kind durch eine hektische häusliche Atmosphäre in seinem „psychophysiologischen Gleichgewicht" zu sehr aus der Fassung gebracht wird, kann die Masturbation zu einer (vorübergehenden) Wiederherstellung desselben über den orgastischen Spannungsabfall dienen.

Mit einer derartigen Modellvorstellung bleiben wir vornehmlich auf der Ebene biologischer Regulationssysteme und sehen damit einen weiteren Sinn der Sexualität in ihrer *homöostasierenden Wirkung*, spezifisch bei Menschen, denen keine anderen Wege der Spannungsabfuhr zur Verfügung stehen.

7.3 Sozialer Sinn

Ich habe bereits darauf hingewiesen, daß die „Bio-Logik" der Sexualität bei komplexer organisierten Lebewesen über das Individuum hinausweist, indem die Sexualorgane als „bezogene Organe" angesehen werden können und damit in einen *überindividuellen sexuellen Funktionskreis* integriert sind. Sie haben eine gegenseitige evolutionäre Abstimmung erfahren, und die Erfüllung des biologischen Sinns erforderte auf der Stufe der Säuger mit Ausnahme der künstlichen Befruchtung den *direkten körperlichen Kontakt.*

Somit zielt der Trieb auf den heterosexuellen Partner bzw. inkludiert das Triebziel denselben.

Trotzdem glaube ich nicht, daß die Sexualität die Grundlage des sozialen Lebens darstellt, wie das von Freud angenommen wurde; eher kommt der Sorge für die Nachkommenschaft ein derartiger sozialisierender Stellenwert zu. Gerade bei den sexuellen Perversionen läßt sich nämlich häufig eine *zugrundeliegende Beziehungsstörung* nachweisen , die durch die Sexualität nicht auflösbar ist, da sie bestenfalls das Surrogat einer menschlichen Begegnung stiftet.[1]

So sind Beziehungsfähigkeit und soziales Denken eher Voraussetzung für heterosexuelle Bindungen als die Folge derselben.

Wenn wir vom sozialen Sinn der Sexualität schreiben, dann geht es uns neben ihrer sozial bindenden und Aggressionen neutralisierenden Funktion um die *Rückstellung* der biologischen Sinnerfüllung zugunsten von sozialen Erfordernissen. Wir meinen damit, daß in Abhängigkeit von diesen der biologische Sinn sinnlos werden kann, wenn beispielsweise ein Großteil der Nachkommenschaft a priori dem Tod geweiht ist, weil sie nicht ernährt werden kann. In anderen Fällen wiederum erhält der biologische Sinn seine manchmal grausame Entsprechung im sozialen, wenn ein Land von seinen Bürgern möglichst viele Kinder fordert, um Soldaten für kriegerische Unternehmungen heranzuziehen. *Auf diese Weise kann der biologische Sinn verschiedensten sozialen und auch asozialen Manipulationen unterliegen.*

Eine andere (soziale) Funktion der Sexualität sieht Stoller (1979) hingegen darin, daß feindselige und haßerfüllte Regungen innerhalb der Familie, die sonst destruktiv agiert werden würden, gebunden werden. So kann die Mutter des späteren Homosexuellen ihre Verbitterung über die Männer in unzähligen kleinen Dosierungen am Sohn auslassen und der Vater seine Passivität beibehalten, indem er auf Distanz geht und die Geringschätzung der Mutter ohne Auseinandersetzung hinnimmt. Der Bub wiederum mag die Mutter heimlich verachten und das in einer die Weiblichkeit karikierenden Form zur Darstellung bringen. So bleibt die Destruktivität in Grenzen und die Familie als Ganzes bestehen. An die Stelle des biologischen Sinns der Sexualität tritt vornehmlich

---

[1] Green (1987) interpretiert den Exhibitionismus als soziales Verhalten innerhalb eines gewissen Entwicklungskontextes. Er spricht von einer „strategic interaction" (S. 45) und erwähnt in diesem Zusammenhang Elkind (1980), der meint, daß sich der Jugendliche in seinem sozialen Verhalten in der Weise organisiert, daß das primäre Ziel die Steigerung, Erhaltung und Verteidigung der Selbstachtung ist. Er ist mit einem „imagenery audience", welches als öffentliches Barometer personaler Wertigkeit fungiert, und mit persönlichen Mythen befaßt, die ihn in seinem Selbstwert bestärken. Wenn der Exhibitionist nicht weiß, wie man umwerbende Konversation macht, kann das deviante Verhalten seine spezifische Form einer Selbstrepräsentation gegenüber einer Frau werden.

die soziale Funktion, Aggressionen zu binden und damit das Zusammenleben einer Gruppe von Menschen zu sichern und zu erhalten.

7.4 Kultureller Sinn

Der Mensch ist immer Kulturwesen und kann in seinem Denken, Fühlen und Handeln letztlich nur vor dem Hintergrund der Kultur, in der er lebt, verstanden werden. Die Verehrung des Phallus als Gottheit und die damit einhergehenden Rituale sind uns Europäern fremd, da uns die symbolische Bedeutung derartiger Kulte nicht nachvollziehbar ist. Sie zeigen aber deutlich, wie tief die Kultur bis in die vitalsten Bereiche des Menschen hineinwirkt und den ihr immanenten Sinn der Sexualität an ihn weitergibt.

Es sind besonders kulturelle Einflüsse, die übergreifende Sinnbezüge für die Sexualität herstellen und den Freiraum individueller Ausdrucksmöglichkeiten vorgeben. Im Extremfall kann die Kultur entweder wenig Schranken setzen und den Sinn der Sexualität in der Erfüllung des Lustprinzips sehen, so daß damit jegliche Verbindlichkeiten verloren gehen, oder die Lust unterdrücken. Im letzteren Fall wird Sexualität zu einem „punktuellen", entsinnlichten Ereignis. Sie wird dermaßen auch von anderen Sinnbezügen abgetrennt und auf eine biologische Funktion der Reproduktion reduziert, die womöglich nicht mit Lust einhergehen soll.

In der Eroslehre von Platon oder der Libidotheorie Freuds ist hingegen die Sexualität der Ursprung einer Kraft, die in ihrer Sublimation zu höchsten kulturellen Leistungen führt. Sie wird damit zur Quelle einer „metabiologischen Zeugung" auf geistiger Ebene.

Auch die deviante Sexualität kann immer nur im kulturellen Kontext in ihrer Bedeutung und Wertigkeit am besten verstanden werden. Ob nun der Perverse für seine Sexualität einen kulturellen Sinn formulieren kann, hängt natürlich davon ab, ob ein solcher von der Kultur bereitgestellt wird. Ist das nicht der Fall, wird er gezwungen sein, einen individuellen Sinn zu kreieren (wir kommen darauf später noch zurück).

7.5 Religiöser Sinn

Nach Auffassung der katholischen Kirche wurde (und wird) der Geschlechtsakt nur dann als sinnvoll und „rein" angesehen, wenn er dem biologischen Ziel der Fortpflanzung dient(e). Für den Menschen des Mittelalters bedeutete eine derartige auf Zeugung gerichtete Sexualität Teilhabe und Teilnahme am göttlichen Schöpfungsakt. Die damit verbundene Sinneslust wurde allerdings nicht immer akzeptiert und von extremen Vertretern der Kirche als sündige Wohllust angeprangert. Sie forderten die Abtötung der Sinnlichkeit und ein asketisches Leben, was u.a. dazu beigetragen haben mag, daß sich im christlichen Abendland nur wenig erotische Kultur entwickelte. Mit Luther wurde die extreme Askese durchbrochen und die Lust am Zeugungsakt wieder lebbar. Der letzte Sinn der Sexualität blieb jedoch das *Mysterium der Fortpflanzung*. Damit tradiert(e) die

Kirche den biologischen Sinn, der auf Reproduktion und Arterhaltung ausgerichtet ist.

7.6 Privatisierung der Sexualität

Wenn der menschlichen Sexualität jeder verbindliche Sinn fehlt, erfährt sie eine Privatisierung und verliert ihre überindividuellen Sinnbezüge. Das wird am ehesten der Fall sein, wenn der Mensch vereinzelt und isoliert lebt und sich nicht einem Du, einer Gruppe, einer Gemeinschaft, dem Kosmos zugehörig fühlt. Seine Beziehungsarmut wird sich dann auch in seiner Sexualität manifestieren, die zu einer Sexualität per se wird und damit weitgehend sinnlos oder in ihren Sinnmöglichkeiten reduziert bleibt. Wenn noch dazu von der Kultur kein entsprechender Sinn bereitgestellt wird, ist der Mensch zur privaten Sinngebung gezwungen. Am deutlichsten tritt die Privatheit und gleichzeitige Negierung überindividueller sexueller Sinnhaftigkeiten in der Perversion hervor, die nach Devereux (1982) einen grundlegenden Angriff auf soziale Werte darstellt. Wir sehen sie allerdings eher als Unfähigkeit zu allgemeingültiger Sinngebung im sexuellen Bereich. So bleibt gerade der Perverse im Netz seiner privaten Sinnverleihungen gefangen und von überschreitenden Bezügen ausgeschlossen.

7.7 Sinn-lose Sexualität

Die Sexualität verliert dann weitgehend ihren Sinn, wenn sie zum Sinn an sich wird, gleichsam einen letzten Sinn darstellt. Durch ihre Entbindung vom „ursprünglichen" (biologischen) Sinn wird sie sinnlos, wenn keine neue Sinngebung durch die Religion, Kultur oder Gemeinschaft erfolgt. Mit diesen Formen des Sinnesverlusts haben wir uns bereits befaßt und wollen nunmehr auf jene Sinn-losigkeit zu sprechen kommen, die durch die Abstumpfung und fehlende Sensibilität der Sinneswahrnehmungen, insbesondere der hautsinnlichen Apperzeption zustande kommt. Die Entsinnlichung, die wir meinen, tritt besonders deutlich bei manchen Perversionen hervor, bei denen verschiedene Sinnesqualitäten aus dem Sexualverhalten ausgeschlossen sind, wie das z.B. beim Voyeur oder Exhibitionisten der Fall ist, bei denen der Gesichtssinn dominiert und Haut-, Geruchs- und Geschmackssinne ausgeblendet bleiben. Somit haben wir es bei dieser Art einer „heterosexuellen Unbeziehung" mit einer Form zu tun, die nicht der „Sinne voll ist".

Die Qualität des Sinnvollen ergibt sich einerseits aus der Mehrdimensionalität sinnlicher Apperzeptionen und andererseits aus der Differenziertheit in spezifischen Sinneswahrnehmungen. Die hautsinnliche Wahrnehmung eines Menschen kann entweder empfindungsarm sein oder feinste Veränderungen und Modulationen spürbar werden lassen. Eine derartige Differenzierungsleistung hängt einerseits von einer angeborenen Empfindsamkeit und andererseits von den entsprechenden Erfahrungen der Kindheit ab. Wichtig sind dabei sensibilisierende und differenzierende Wahrnehmungsangebote im Baby- und Kleinkindalter.

Wenn diese fehlen, kann es zu einer Entsinnlichung der Sexualität kommen, diese wird in der Fülle ihrer Erlebnismöglichkeiten reduziert und bedarf zusätzlicher Tricks und Reizungen, damit Intensität verspürt werden kann.

7.8 Nutzung der Sexualität

Sexualität kann für verschiedenste Interessen genutzt werden und damit auch anderen als nur sexuellen Zwecken dienen. Am deutlichsten wird das in ihrer wirtschaftlichen Ausbeutung durch die verschiedenen Formen der Prostitution ersichtlich, bei der es weder um biologische noch metabiologische Sinnerfüllungen geht, sondern um eine verdinglichte Sexualität, die Warencharakter aufweist. Außerdem gibt es eine ganze Industrie, die „sexuelle Lust" anpreist und verkauft und jener Ideologie entgegenkommt, die Sexualität als Selbstzweck fordert. Neben ökonomischen Interessen, die ja meist hinter einer oft sehr subtilen Werbung mit der Sexualität stehen, wird sie häufig zur Ausübung von Macht mißbraucht, wie das bereits von Adler (1907, Ausg. 1977a) deutlich formuliert worden ist. Sexualität dient dann dazu, um auf verschiedenste Art und Weise den anderen zu unterdrücken und ihm Gewalt anzutun.

7.9 Privater Sinn der Perversion

Perversionen lassen sich u.a. dadurch charakterisieren, daß sie einen *privaten Sinn* erfüllen. Dieser private Sinn ist oft dem Subjekt selbst verborgen, da die Wurzeln der Perversionsgestalt bis in die präverbale Zeit zurückreichen können. Der Sinn ist insofern privat, als er vom Subjekt selbst organisiert wird und dabei soziale, religiöse oder kulturelle Sinngebungen oft eine geringe Rolle spielen. So gilt es letztlich, zum Verständnis der Perversion in jedem Fall den *je einmaligen Sinn* zu erfassen, soweit das überhaupt möglich ist, wobei wiederum private Sinnhaftigkeiten gewisse Ähnlichkeiten aufweisen können, da beispielsweise spezifische Formen der Pornographie Menschen mit bestimmten Perversionen ansprechen. So können wir dann vielleicht von einem ähnlichen, aber nicht vom gleichen Sinn sprechen, der ihnen immanent ist. *Solch einen ähnlichen Sinn in vielen perversen Handlungen sehen wir darin, daß sie immer wieder mißglückende Versuche darstellen, eine Beziehung herzustellen und zum anderen zu gelangen.* Da dies mißlingt, bleibt es eine Beziehung „par distance", eigentlich eine Form von Kontakt, die keine Beziehung ist, ja oft nicht einmal ein Surrogat derselben.

An die Stelle der Sehnsucht nach Beziehung kann allerdings auch Aggression treten und ihr negativistischer „Sinn" sich gleichsam in haßerfülltem Handeln kristallisieren. Stoller (1979) hat besonders auf dieses Bedürfnis des Perversen verwiesen, dem Partner zu schaden, statt ihn zu lieben. Indem das Sexualobjekt zum Opfer degradiert wird, steigert sich die Macht des Sexualneurotikers.

Dabei kann sich die Aggression nicht nur gegen einen Partner, sondern gegen die ganze Gesellschaft richten, deren Normen und Werte dadurch (oft unbewußt) verletzt werden sollen. So verweist Devereux (1982, S. 548) auf einen

Bericht von Lukian über Peregrinus, der öffentlich masturbierte und dann einen theatralischen Selbstmord beging. Er gehörte zu jenen griechischen Zynikern, die ostentativ alle sozialen Konventionen verletzten.

Einen weiteren privaten Sinn sehen wir bei manchen Perversen darin, daß sie durch ihr (sexuelles) Verhalten über einen potentiellen Partner Macht erhalten, auch wenn dieselbe oft nur eine illusionäre und keine reale ist. Indem sich der Masochist unterwirft, bringt er seinen „Mitspieler" zum Agieren, damit dieser ihm Schmerz zufüge. Ähnliches gilt für den Exhibitionisten, der durch die genitale Entblößung eine Resonanz in einem anderen Menschen bewirken will.[1] Bei Objekten, die „stumm" bleiben und gar nicht reagieren können, kann eine Art „projektiver Erweckung oder Belebung" erfolgen. Der Fetisch wird für einen Moment „lebendig" und verleiht dem Perversen das Gefühl einer göttlichen Macht. Immer bleibt er aber letztlich auf sich selbst zurückgeworfen. Khan (1983) hat das deutlich herausgearbeitet, indem er formuliert, daß der Perverse über die Technik der Intimität danach strebt, etwas in einen anderen „hineinzudrängen, was seinem innersten Wesen entspricht. So vermeint er, im anderen das auszulösen, was im Grunde genommen von ihm selbst stammt bzw. in vollkommener Entsprechung zu seiner Projektion vorhanden ist" (S. 247). Der Perverse bedarf eines Gegenübers, welches seine Projektion annimmt, so wie der Sadist jene des Masochisten und der Masochist jene des Sadisten.

Ein anderer Sinn bei Perversionen läßt sich auch darin erkennen, daß sie der Abwehr von tiefliegenden Ängsten und in manchen Fällen der Rettung des eigenen Ego dienen. Eine derartige Angst kann daraus resultieren, daß einem die innerste Sicherheit und Gewißheit der eigenen Geschlechtszugehörigkeit ermangelt oder die Vorstellung zu eigen ist, daß es Menschen ohne Penis gibt. Stoller (1979) spricht vom „Kunstgriff" des Perversen, mit dem er die Kastrationsangst abwehrt. Durch die Kreierung der „phallischen Frau" läßt sich ihre Penislosigkeit verschleiern, wobei der Fetisch den symbolischen Beweis des weiblichen Phallus darstellt.

Glover (1933) sieht in der Sexualität des Perversen die Funktion, seelische Schmerzen, die mit Angst, Schuld und depressiven Gefühlen verbunden sind, zu beschwichtigen und Feindseligkeit und Aggression zu neutralisieren, aufzuheben oder beiseite zu schieben. Indem im perversen Geschehen die ursprüngliche Gefahr, die traumatische Erfahrung, wiederbelebt wird, erfährt der Deviante gleichzeitig, daß er unversehrt, ja sogar mit einer sexuellen Gratifikation aus ihr hervorgeht (Stoller 1979). Der Prozeß der Sexualisierung und Libidinisierung hat dabei die Aufgabe, aggressive und unkontrollierbare Wut zu binden. Wenn Stoller (1979) in diesem Zusammenhang von der arterhaltenden Zweckmäßigkeit der Perversion spricht und diese seine Hypothese zutrifft, dann

---

[1] Eine andere Interpretation gibt Bodenheimer (1977). Nach seiner Meinung stellt der Exhibitionismus einen Versuch dar, die Angst des Ansehens und Angesehenwerdens zu bewältigen. Der Phallus wird zum Blickfang eines verschämten, schüchternen Menschen. „Das Exhibieren des Gliedes wäre dann zu verstehen als Ablenkung des Blickes, damit zugleich als Freimachen des eigenen Blickes, welcher sich dem Gebanntwerden entzieht, indem die Person mittels Blickfanges [durch den Phallus] ihrerseits selbst bannt" (S. 131). Auf diesem Wege wird das Ringen der Blicke um Vorherrschaft umgangen.

würde eine derartige Funktion einen überindividuellen Sinn haben und etwas von dem Privatheitscharakter der Perversion aufheben.

Außerdem kann die Perversion die einzige Möglichkeit darstellen, daß überhaupt sexuelle Potenz erreichbar ist. So wird die Vorstellung, eine Frau mit Phallus zu sein, die Kastrationsangst des Transvestiten beschwichtigen, da er doch unter seinen Kleidern – und er kann sich dessen jederzeit vergewissern – einen Penis besitzt. Indem er solchermaßen der Angst ihre Begründung entzieht, vermag er potent zu sein.

So haben Perversionen ihren Sinn, der sehr mit privater Logik durchsetzt ist. Sie dienen dem Devianten, sich zu sichern und dabei doch zum Orgasmus zu kommen. Sie ermöglichen die Reduktion von Angst und die Umwandlung von Traumata in Lust (wir werden auf diese von Stoller vertretene Hypothese später noch ausführlicher eingehen). Als Abwehrmechanismen haben sie die wichtige Funktion, das Ich vor Desintegration zu schützen. Darüber hinaus bleibt aber immer noch ein individueller Sinn, der aus der nicht wiederholbaren Lebensgeschichte des Devianten hervorgeht und eventuell erst nach ihrer eingehenden Kenntnis (wenn überhaupt) erschlossen werden kann. Vielleicht sollte man gar nicht von einem „geheimen Sinn" als motivierender Triebfeder sprechen, da in manchen Fällen einfach jeglicher Sinn fehlen kann, so wie in den experimentell erzeugten „Perversionen" bei Tieren, die ja keinen „sinnvollen Akt" des Tieres darstellen.

7.10 Sexualität als Selbstzweck

Wir haben bereits darauf hingewiesen, daß Sexualität letztlich zum Selbstzweck werden kann, so daß nicht einmal mehr ein privater Sinn auffindbar bleibt. Sexualität wird dann nur mehr um ihrer selbst willen praktiziert und dient ausschließlich der Selbstbefriedigung. Alle bereits diskutierten Sinnmöglichkeiten bleiben ausgeschlossen, und es wird allein die sexuelle Lust intendiert. Diese Form der Sexualität wird auch dann, wenn sie einen „Kumpanen" hat, zur reinen Autoerotik und erschöpft sich in fortwährender Lustsuche. Unter Umständen kann sie auch als sexuelle (Schein-)Freiheit proklamiert oder zu ökonomischen Zwecken genutzt werden, wobei sie in letzterem Fall nicht mehr dem reinen Selbstzweck dient.

Bei latenten oder manifesten Perversionen spielt die Phantasie meist eine essentielle Rolle. Ein Versuch, Phantasie zu definieren, fällt schwer, da sich ihre Tätgkeit in vielfältigster Weise ausdrücken kann. Sie ist ein psychischer Vorgang, der keiner äußeren Reize bedarf, auch wenn dieselben wiederum die Phantasie anstoßen bzw. verändern oder zu einem Bestandteil derselben werden. Phantasie ist auch innere Repräsentanz des Außen, wobei eine derartige Formulierung das Wesentliche noch nicht erfaßt, nämlich die Möglichkeit der Neukombination. Zum Unterschied von Erinnerungen, die etwas „abbilden", ist Phantasie (gleichzeitig) Neubildung, ein „kreatives Spiel" des Psychischen, welches von einem planmäßigen, geordneten inneren Ablauf bis zu einem strukturlosen, chaotischen, auch bedrohlichen Szenarium reichen kann.

Wir wissen nicht, auf welcher Entwicklungsstufe des Lebendigen die eigentliche Phantasietätigkeit beginnt, neigen aber zur Ansicht, bereits Tieren zumindest Vorläufer einer solchen zuzuschreiben, die eine Art von Symbolik darstellen, in der Informationen „verdichtet" sind, wie das bei den angeborenen oder erworbenen Auslösermechanismen der Fall ist. Irgendwann im Lauf der Stammesgeschichte wird dann eine Ebene der Entwicklung erreicht, auf der neurophysiologische Vorgänge mit Bewußtsein einhergehen können und in einem weiteren Schritt reflektierbar werden. Der psychische Anteil innerer Repräsentanzen wird damit erleb- und bedenkbar und führt schließlich auch zu verschiedenen Theorien der Erkenntnisgewinnung wie dem Idealismus, dem Empirismus und der evolutionären Erkenntnistheorie. Indem die Selektion Bewußtsein durchsetzt, kann nach Riedl (1980) der Mensch im „zentral repräsentierten Raum" (S. 34) handeln und die Folgen des Handelns bedenken. Er vermag mögliche Gegebenheiten und Situationen zu simulieren, ihre Bewältigung innerlich zu variieren und Handlungen vorzubereiten. Eine derartige Simulation – also ein Gedankenexperiment – erhält damit eine schöpferische Funktion. Indem etwas „im zentral repräsentierten Raum" durchgespielt und „erprobt" werden kann, muß man sich nicht gleich in die vielleicht gefährliche reale Situation begeben.

Kreative Phantasie ermöglicht Mehrdeutigkeit, indem sie ein- und dasselbe Objekt in verschiedenster Funktion verwendet. So kann eine Brille nicht nur ein Hilfsmittel zum Sehen sein, sondern als Fetisch im Rahmen einer sexuellen Perversion fungieren. Diese Möglichkeit, ein- und dasselbe als variablen Anteil in verschiedenen Verbindungen und Zusammenhängen zu handhaben, macht die spezifische kreative Dimension des Menschen aus. Das Tier hat hingegen wahrscheinlich nur Eindeutigkeiten, wobei hier die Menschenaffen eine gewisse Ausnahme bilden.

Besonders deutlich wird die Phantasietätigkeit im Spiel des Kindes, wenn ein Objekt in vielfältiger Weise benützt wird. Ebenso kann das Spielerische und oft weitgehend Zweckfreie der Phantasie in der Kunst zum Ausdruck kommen, wenn ein Objekt nicht als reiner Gebrauchsgegenstand hergestellt, sondern kunstvoll geformt und ausgestattet wird. Wir haben es in der Kunst mit materialisierter Phantasie zu tun, die in ihrer Entstehung immer wieder den Rückgriff und die Überprüfung an ihrer Konkretisierung ermöglicht und nicht die Flüchtigkeit des Traums oder von Tagesphantasien aufweist. Eine konkrete Rückbindung erfolgt auch beim Entwurf einer Theorie, die empirisch bestätigt werden soll. So gibt es einerseits eine Art „frei flottierender" Phantasietätigkeit und andererseits eine gebundene, auf etwas abzielende, wobei dazwischen fließende Übergänge existieren.

Erst über die innere „Repräsentation" des Außen kann der Mensch Symbole erwerben und diese als Informationsträger gebrauchen. Über die gestaltende Nachahmung eines realen Gegenstands wird dieser durch ein anderes (oft künstliches) Objekt repräsentiert. Das gilt natürlich auch für die Sprache, die für Objekte, Tätigkeiten und Geschehnisse steht und mit inneren Vorstellungen assoziiert ist. Ihre Verbindlichkeit ergibt sich aus gemeinsamen Umwelten und Kulturen, in denen man lebt.

Form, Inhalt und Ablauf der Phantasien wird durch angeborene, kulturelle und individuelle Einflüsse mitgestaltet, deren Verhältnis zueinander häufig wechselt. Sie treten meist nicht als fertige Gestalten ins Bewußtsein, sondern werden allmählich aus rudimentären Anfängen ausgeformt.

8.1 Formierung der Phantasieelemente zur Phantasiegestalt

Im Bereich lebloser Materie können sich Moleküle in einer Lösung in der Weise formieren, daß eine regelmäßige geometrische Form entsteht, wie das beim Kristall der Fall ist. Die Moleküle, aus denen sich die kristalline Struktur aufbaut, scheinen zu „wissen", wie sie sich formieren und ablagern müssen. Einen ähnlichen Vorgang sieht Monod (1983) im Biologischen, wenn aus einer Mischung von Molekülen, die einzeln für sich, ohne jede Aktivität und wirkliche funktionelle Eigenschaft existieren, durch Erkennen des Partners Ordnungen, strukturelle Differenzierungen und Funktionen entstehen. Die Struktur der aggregierten Moleküle bildet dabei eine Informationsquelle für das zu Werdende. Die zu vollendende Struktur ist nirgendwo als solche präformiert, aber der Strukturplan schon in seinen Bestandteilen vorhanden bzw. wird er m.E. mit der molekularen Formierung entworfen und wirkt gleichzeitig auf dieselbe zurück.

Wenn ähnliche Prinzipien in der leblosen Materie wie im Bereich des Lebendigen walten, stellt sich die Frage, ob nicht auch die Ausgestaltung der Phantasie nach einem solchen Modell „verstanden" werden kann, da doch die Evolution auf Bewährtes „zurückgreift". So stellen wir uns der Anschaulichkeit halber vor, daß sich im Psychischen Phantasieanteile (das Psychische ist dabei als immaterieller Anteil eines umfassenderen Geschehens zu verstehen) zusammenschließen, wobei nicht mehr die starren Ordnungsprinzipien einer kristallinen Strukturierung wirken, sondern variierende „Zusammengehörigkeiten" über verschiedenste Merkmale konstituiert werden können. Über einen Selektionsprozeß des Möglichen werden auftauchende Phantasien in eine sich vage abzeichnende Phantasiegestalt integriert, bzw. sie modulieren oder modifizieren wiederum eine potentielle Gestalt. Je gestalt- und strukturloser der Vorgang des Phantasierens bleibt, desto unzusammenhängender und eher zufällig aneinandergereiht wird das Wahrgenommene bleiben.

8.2 Anteil der Phantasie an der Perversionsgestalt

Ein Teil der „Perversionsgestalt" wird meist von Phantasien begleitet, die einen konstituierenden Bestandteil derselben bilden. Wir schließen uns aber nicht der Meinung von Khan (1983) an, daß das Auftreten perverser Phantasien ohne manifestes Verhalten keine Perversion darstellt. Natürlich handelt es sich dann nicht um das Vollbild einer solchen, doch haben wir bereits früher darauf hingewiesen, daß u. U. ein normales heterosexuelles Verhalten eine Art *„stumme Perversion"* sein kann. Wir sehen dann einen derartigen Fall gegeben, wenn nur mit Hilfe einer perversen Phantasie jemand potent zu sein vermag oder einen Geschlechtsverkehr durchführen kann, so daß sein manifestes, „normales" sexuelles Handeln als *Scheinnormalität* deklariert werden muß.[1] Außerdem kann es auch zu einer perversen Handlung kommen und die begleitende oder stimulierende Phantasie normal sein, so daß wir eigentlich von einer *„Scheinperversität"* sprechen müssen.[2]

Für Khan (1983) ist die perverse Phantasie eine notwendige, aber keine hinreichende Voraussetzung, um eine Perversion zu diagnostizieren. Nach seinem Ermessen sind brutale, sadistische oder masochistische sexuelle Handlungen bei seelisch Defekten nicht als solche zu bezeichnen, weil eben gerade jene in der Phantasie vonstatten gehende seelische Arbeit fehlt, die für die Perversionsbildung charakteristisch ist. Für ihn stellt die Perversion eine eigene spezifische Struktur dar, die einerseits neurotische oder psychotische Anteile aufweist und andererseits mit dem normalen Leben vereinbar sein kann. Jedenfalls läßt sich ein perverser Akt dann zweifelsfrei als solcher deklarieren, wenn Phantasie und Handeln übereinstimmen, wobei dann auch die Rolle der Phantasie als konstituierendes Element der Perversionsgestalt zutage treten kann.

---

[1] „Die einseitige Orientierung am Bild, wie es sich von außen darbietet, trübt darüber hinaus dann auch noch den Blick dafür, daß äußerlich normales Verhalten – z.B. ein befruchtender Koitus – die Möglichkeit perversen Erlebens nicht ausschließt, daß also auch im Soge des normalen Vollzugsaktes perverses Erleben mit allen Konsequenzen eine beherrschende Rolle spielen kann" (Giese 1973, S. 35). Sachs (1923) berichtet von einer Patientin, deren exzessiv geübte Onanie nach seiner Meinung den Anspruch hatte, als perverse Befriedigung zu gelten, da sie mit der Phantasie erfolgte, daß sie geschlagen werde.

[2] Ich würde aber nicht von einer Scheinperversität sprechen, wenn ein Mann eine sexuelle Beziehung zu einer Freundin hat und gleichzeitig zoophile Handlungen vornimmt, auch wenn diese auf den Partner bezogene Phantasien beinhalten. In diesem Zusammenhang erscheint mir eine Untersuchung von Peretti u. Rowan (1983) an 51 Männern und Frauen zwischen 17 und 28 Jahren interessant, die über einen langen Zeitraum zoophile Neigungen auslebten. Alle hatten vor oder zum Zeitpunkt der Untersuchung befriedigende sexuelle Beziehungen mit Menschen (gehabt).

Nach der Auffassung Stollers (1979) enthält die perverse Phantasie Reste von Erlebnissen aus der Kindheit, wobei ihre Inhalte ebenso wie bei der Neurose weitgehend der Verdrängung unterliegen sollen: „. . . da die Phantasie in der Perversion ja größtenteils ebenso verdrängt wird wie in der Neurose – nur ein Bruchteil bricht sich Bahn, um das bewußte Szenarium der Perversion zu bilden – sollten wir dann nicht die künstliche theoretische Zweiteilung fallenlassen?" (S. 136). Wir pflichten dieser Ansicht Stollers, die Perversion den neurotischen Störungen zuzuzählen, bei und stoßen damit auf die dem Bewußtsein entzogenen Phantasieanteile. Es handelt sich dabei meist um Aussparungen kindlicher Vorstellungen, deren unterschwellige Bedrohlichkeit durch den perversen Akt gemindert oder ad absurdum geführt wird. Dabei ist zu beachten, daß die in der Perversionsgestalt integrierte kindliche Phantasie noch einen höheren Realitätscharakter besitzt als die des Erwachsenen, da sie aus einer Zeit stammt, in der das Kind noch nicht so eindeutig zwischen Innen und Außen, zwischen Phantasie und Wirklichkeit zu unterscheiden vermochte. Unter ihrem Einfluß ändert sich dann die „physikalische Wirklichkeit", wenn beispielsweise der Exhibitionist sich so weit entfernt von seinem „Opfer" entblößt, daß dieses seinen Penis aufgrund des metrischen Abstands gar nicht auszumachen vermag. Hier schafft die Phantasie für einen Augenblick eine Illusion, die der realen Überprüfung nicht standhält. Ihr Einfluß kann aber im perversen Akt meist nicht mehr rational kontrolliert werden, so daß eben dadurch ihre Bedeutung für die Genese und Aufrechterhaltung von Perversionen deutlich wird.

8.3 (Phantasierte) Inszenierung des Traumas

Wir haben die These formuliert (1.1.2.), daß Perversionen auf verschiedenen Entwicklungsebenen und durch verschiedene Einflüsse zustande kommen können. Einen möglichen konstituierenden Faktor sehen wir dabei in traumatischen Kindheitserfahrungen, die sich nach Stoller (1979) in der Perversion abbilden. „Eine sorgfältige Ausarbeitung [der Phantasie] findet immer dann statt, wenn es gilt, ein Stück Schmerz oder unvollkommene Lust in größere Lust zu verwandeln, bis alle diese Phantasien sich wie Bausteine zur Perversion des Erwachsenen zusammenfügen, die dann offen zutage tritt" (S. 95), wobei in ihrem innersten Kern Haß und Destruktivität schwelen. Der Zweck der sexuellen Handlung besteht nach dieser Auffassung darin, die nicht mehr bewußte traumatische kindliche Erfahrung (beispielsweise des Angriffs auf die eigene Geschlechtsidentität) in Lust, Orgasmus und Triumph umzuwandeln. Dieses Konzept erweitert Stoller auch auf die normale Sexualität und findet in ihr „feindselige Regungen" (1979, S. 258) sowie bewußte und unbewußte Absichten, dem anderen zu schaden und damit Rache für erlittene Traumen zu nehmen. Überzeichnet man eine derartige Position, dann müßte man letztlich Sexualität ganz allgemein als Inszenierung traumatischer Erlebnisse interpretieren, was m. E. eine unzulässige Verallgemeinerung darstellen würde.

8.4 Phantasielosigkeit der perversen Phantasie

Was im Grunde genommen frappiert, ist die banale Invarianz ausgeformter perverser Phantasien. Sie werden mit gewissen Modifikationen immer wieder in derselben Art und Weise wiederholt und besitzen kaum kreativen Spielraum. Das „kreative Element", welches bei dem Entwurf einer Perversionsgestalt wirksam ist, geht in einer schablonenhaften Reproduktion verloren. *Die Ausformung der Perversion ist oft ein „schöpferischer Rettungsversuch" des Individuums, aber in der Folge gibt es häufig nur mehr die eintönige Reprise.* Am deutlichsten faßbar wird diese Phantasiearmut in pornographischen Darstellungen, die jeweils ein und dasselbe Thema mit geringen Abwandlungen variieren und die Gebundenheit des ausschließlich Perversen an eine einzige Form der Sexualität und die damit korrelierte Phantasietätigkeit offenbaren.

8.5 Pornographische Darstellungen – der fehlende künstlerische Eros

Pornographie kann als materialisierter Niederschlag perverser Phantasien angesehen werden. In ihr wird nach Stollers (1979) Auffassung die stark verdichtete Geschichte einer Perversion zur Darstellung gebracht, wobei derselben immer reale Ursprünge zugrundeliegen, die in der Phantasie ihre Ausgestaltung erfahren. Im manifesten Inhalt des pornographischen Materials wird der latente Anteil zugleich verschleiert und enthüllt. Immer bildet ihren mehr oder weniger verdeckten Kern ein phantasierter Racheakt, in dem sich die sexuelle Lebensgeschichte in einer bestimmten Art von Perversion modellhaft abzeichnet. Immer kommt auch ein Opfer vor. Ihre schriftliche oder bildliche Ausgestaltung bleibt phantasielos, ohne künstlerischen Eros und wiederholt sich endlos. Khan (1983) bezeichnet sie als einen „Dieb der Träume" (S. 319) und verweist auf ihre Negierung der Person mit Hilfe somatischer Sachkenntnisse: „In der Pornographie ist alles nur Ich und noch einmal Ich, es gibt kein Es, keinen Körper, keine Person. Es, Körper und Person werden lediglich ausgebeutet, um die Maschinerie der somatischen Vorgänge in Gang zu setzen und zu aktualisieren." (S. 321). Nicht die zwischenmenschlichen Beziehungen oder die Selbsterfahrung sind wichtig, sondern die fachkundige physische Manipulation von Körperteilen und Organen des anderen. So fehlen der Pornographie meist auch jene Qualitäten, die künstlerisch wertvolle Literatur ausmachen wie die Abhandlung eines verbindlichen, allgemeingültigen Themas mit Einfallsreichtum, Phantasie und künstlerischer Gestaltung. So wird besonders durch sie die weitgehende Privatheit der perversen Phantasie offenbar.

9.1 Spüren – Fühlen – Denken: ein Entwicklungsmodell

Die folgenden Überlegungen knüpfen an Arbeiten an, in denen die grundlegenden Gedanken des Entwicklungsmodells formuliert worden sind (Reinelt u. Gerber 1984; Reinelt u. Gerber 1985).

Wenn wir von Erleben sprechen, so kann sich dieses auf verschiedenen Ebenen der Entwicklung abspielen. Auf einer ersten und ursprünglichen erfahren wir uns und die Welt unmittelbar über den Leib, wobei uns die Sinne der Haut, des Schmeckens und des Riechens vielfältige Informationen über die Welt und ihre Beschaffenheit – wir meinen damit nicht, wie sie wirklich beschaffen ist, sondern wie sie sich uns über die Sinnesmodalitäten darstellt – liefern. Vor allem die Haut eröffnet uns eine Vielfalt von Qualitäten des Selbst und der Welt. An dieser Grenze zwischen Innen und Außen erfährt das Baby gemäß der sinnlichen Modalität, ob sich Objekte warm, kalt, rund, eckig, schmerzhaft etc. anspüren, ohne daß es dafür schon Begriffe und Sprache besitzt. Somit nimmt es über die Sinne der Haut, die über die gesamte Körperoberfläche verteilt sind, eine Fülle von Qualitäten, Intensitäten, Lokalisationen und zeitliche Abfolgen wahr, wobei dem Mund mit seinen zusätzlichen Informationsmöglichkeiten über die Geschmacksknospen eine besondere Rolle zukommt. Er ist ein in seinen Dimensionen veränderbarer Innenraum, der sich nach innen und außen öffnen oder schließen läßt und eine Verbindung, die tiefer, innerlicher in den Leib hineinführt, besitzt. Somit erschließt sich über ihn und die Haut ein vielfältiges Spektrum sinnlicher Erfahrungen, die Unterscheidung zwischen flüssigen und festen Stoffen, weich und hart, innen und außen, das Eigene und das Fremde etc., wobei vorerst noch nicht unterschieden werden kann, was zu einem selbst gehört und was der Außenwelt zugeordnet werden muß. Neben diesen hautsinnlichen Erfahrungen von Berührung, Schmerz, Temperatur usw. vermitteln Bewegungen bei gleichzeitigem Spüren ihrer Abfolge eine erste vage Vorstellung der eigenen Existenz. Sich in der eigenen körperlichen Bewegbarkeit und Bewegtheit wie z. B. im Atemrhythmus des sich dehnenden und zentrierenden Körpers zu empfinden, läßt allmählich etwas in dieser frühen Zeit noch nicht Sagbares entstehen, das, wenn es sprachlich formulierbar wäre, vielleicht lauten könnte: „Ich spüre mich als Bewegender, Beweglicher und Bewegbarer", was etwas von der eigenen Lebendigkeit erahnen läßt. Über die Tiefensensibilität erhält die Bewegung „räumliche Tiefe" und wird auch innerlich spürbar. Wenn Bewegbarkeit und Bewegtheit eingeschränkt oder nicht empfunden werden und Bewegungsabläufe nur aus der distanzierten Beobachtung registrierbar sind, reduziert sich das Leiberleben weitgehend auf jene „tote Mechanik", wie wir sie bereits früher beschrieben haben.

Alle die hier angeführten spürenden Erfahrungen sind von außerordentlicher Bedeutung für die Entwicklung des Körperselbst, welches nicht nur als statische Struktur zu verstehen ist, wie die Bezeichnung „Körperschema" nahelegt, allerdings auch nicht als etwas beliebig nach allen Richtungen Fließendes wie das amöboide Plasma, sondern als eine lebendige, dynamische Beweglichkeit, die sich durch eine Verbindung von festen, dehnbaren und beweglichen Teilsystemen ergibt. Wir nehmen an, daß sich im Gehirn ebenfalls Ganzheiten, Teil- und Subsysteme aufbauen, überlagern, verändern, umbilden etc., wobei das Wiederkehrende und Gleichbleibende durch strukturierende Einflüsse zustandekommen muß. Aus Bewegungen, Druckveränderungen, Schmerz- und Temperaturwahrnehmungen u.a. entwickelt das Kind zusammen mit den sich genetisch ausformenden Strukturen und Funktionen sein Körperselbst. Dieses und die Objekte der Umwelt besitzen eine Art „Mehrdimensionalität", die dadurch zustande kommt, daß die Wahrnehmungen der verschiedenen Sinnesmodalitäten in übergeordneten zentralnervösen Prozessen vereinigt werden, wodurch sich eine übersummative Ganzheit ergibt, die den Kern des sich entwickelnden, sprachlich nicht formulierbaren Körperselbst bildet, wobei ähnliches auch für die Objektwelt gilt. Ein Apfel ist eben nicht nur glatt, nicht nur hart, nicht nur süß oder nicht nur rot: Erst in der Vereinigung aller sinnlichen Eindrücke und Erfahrungen mit Äpfeln haben wir den ganzen Apfel. Indem etwas vom sinnlich Wahrgenommenen „aufbewahrt" werden kann, erlangt es eine innere Repräsentanz. Diese setzt sich häufig aus einer unglaublichen Fülle von vormals sinnlich wahrgenommenen Qualitäten und Intensitäten zusammen. Diese Qualitäten und Intensitäten haben durch die Modalitätsmöglichkeiten der Sinnesorgane „Bewertungen" erhalten, die zum Teil a priori vorhanden sind und werden so als angenehm oder unangenehm erlebt. Während das leibliche Spüren entsprechender peripherer oder interner Reize bedarf, können Gefühle „losgelöst" von derartigen Reizeinwirkungen entstehen und manchmal eine solche Intensität annehmen, daß sie sinnlich wahrnehmbar und spürbar werden. Somit kann das Gehörte, das Geschmeckte, das Ertastete wiedererinnernd ins Bewußtsein gerufen und bei entsprechend intensiver Einbildung auch gefühlt werden. Vergegenwärtigt man sich den Geschmack einer Zitrone, so kann im Mund die Säuerlichkeit der imaginierten Frucht gespürt werden, das Gesicht wird verzogen, vielleicht bekommt man eine Gänsehaut. Nicht mehr der reale Gegenstand wird unmittelbar gespürt, sondern auch dessen leibseelische zentralnervöse Repräsentanz.

Insbesondere die Erfahrungen über die Haut- und Bewegungssinne wirken auf die Gefühlsdifferenzierung, so daß ein Entwicklungsprozeß im Sinn einer (auch) gefühlsmäßigen Anreicherung und Durchgliederung der inneren psychischen Repräsentanzen des Selbst, der anderen und der Objekte stattfindet. Diese inneren psychischen Repräsentanzen umfassen alle Sinneseindrücke und nicht nur jene, die visueller Natur sind. Ihre Integration wird durch intermodale Verbindungen ermöglicht, was ja bereits anatomisch durch die überlappenden Rindenfelder des Gehirns nahegelegt wird. Somit gibt es auch eine anatomisch-physiologische Basis zur Symbolbildung, wodurch eben eine partielle Qualität eines Objekts die Identifizierung und „Vorausschau" verschiedener anderer Qualitäten desselben ermöglicht.

Unmittelbares leibliches Spüren läßt sich also auf eine Vorstellungsebene transponieren und kann über assoziative Verbindungen in der „Sprache anderer Sinnesmodalitäten" ausgedrückt werden. So kann beispielsweise eine bestimmte Klangfolge visuelle Bilder entstehen lassen und eine Beklemmung in der Brust als bildhaftes Eingeschnürtsein erfahren werden. Die gefühlshafte Beteiligung, also die innere Lebendigkeit der Vorstellungsrepräsentanzen, hängt u. a. von den ganz konkreten sinnlichen Erfahrungen mit dem Selbst und durch das Selbst, den anderen und den Umwelteinwirkungen zusammen. Je qualitativ und quantitativ reichhaltiger und differenzierter etwas wahrgenommen wurde, desto reichhaltiger, intensiver und durchgliederter wird dann auch dessen verinnerlichte Repräsentanz sein.

Wenn ein kleines Kind erstmals einen Stein abtastet, teilt sich ihm in vielfältiger Art und Weise etwas von demselben über die Sinnesqualitäten sowohl über seine Beschaffenheit als auch jene des eigenen Selbst mit. Es wird das spürbar, was später als rund, eckig, spitz, hart, rauh, weich, heiß etc. bezeichenbar wird, sobald Sprache dafür verfügbar ist. Das, was da angefaßt wird, kann dazu noch eine Spür- oder „Gefühlstönung" erhalten, so daß das Objekt als angenehm, neutral oder unangenehm empfunden wird. So lassen sich sinnliche Apperzeptionen in zweifacher Hinsicht klassifizieren und systematisieren:

– *nach „sachlich-rationalen" Ordnungskriterien und*
– *nach emotionalen Qualitäten.*

In den intrapsychischen Repräsentanzen vereinigen sich die verschiedenen Apperzeptionen über das Objekt (nicht nur die taktil-kinästhetischen, sondern auch jene der anderen Sinnesmodalitäten) und bilden einen „latenten Erregungskomplex", wobei wir uns vorstellen, daß aus diesem wesentliche Merkmale extrahiert und wieder integrativ zusammengefaßt werden können usw. Die „Verdichtung" durch integrative Gehirnleistungen zeigt sich im (sprachlichen) Symbol, welches die Fülle der Einzelinformationen zusammenfaßt. Je abstrakter das Symbol wird, desto weniger vermittelt es ursprüngliche Erfahrungs- und Erlebensqualitäten. Auch wird es bei höher entwickelter geistiger Leistungsfähigkeit möglich, gedankliche Prozesse zu vollziehen, die nicht mehr an das Konkret-Anschauliche gebunden sind.

Wichtig erscheint uns nun die Frage, ob Sprache für einen Menschen auch einen persönlichen Sinn und Bedeutungsgehalt besitzt oder sich weitgehend im Gebrauch von Wort- und Satzhülsen erschöpft. Im letzteren Fall fehlt der Anteil der spürenden und fühlenden Dimension, oder kann nicht zum Ausdruck gebracht werden.

9.2 Wenn das Denken Spüren und Fühlen ersetzt

Für unser Thema scheint es uns nun von Bedeutung zu sein, ob für einen Menschen Spüren, Fühlen und Denken integrierbar sind, oder er primär nur in einem Bereich verhaftet bleibt.

Kann er in einem biopsychischen Akt alle Dimensionen vereinigen, oder gibt es für ihn nur Ausschließlichkeiten im Sinne eines Entweder-Oder? Kann er die Ebenen gemäß den Erfordernissen des Lebens wechseln, oder bleibt eine bevorzugt und dominiert, obwohl eine andere situationsadäquater wäre? Versuchen wir, diese Gedanken etwas konkreter und anschaulicher zu machen. Wenn es gilt, ein mathematisches Problem zu lösen, dann handelt es sich um eine Aufgabe, die eine intellektuelle Leistung erfordert und nicht durch Empfindungen oder Gefühle gelöst werden kann. Hingegen kann jedoch der Verstand „im Wege stehen", wenn man ein Kunstwerk betrachtet, da er Distanz von der Unmittelbarkeit des Gefühlseindruckes schafft. Das ist in ähnlicher Weise auch in solchen Situationen der Fall, die primär sinnliches und emotionales Erleben erfordern wie beispielsweise die sexuelle Beziehung. Wenn in dieser das Rationale dominiert und das spürende und fühlende Erleben zurücktritt, bleibt sie letztlich leer und inhaltslos. Aus diesem Grund sind auch sexuelle Störungen über die rationale Ebene meist nicht auflösbar, weil oft das Denken das erforderliche sinnliche Erleben ersetzt. So ist der Deviante im perversen Akt oft dermaßen auf das Arrangement und die Inszenierung desselben bedacht, daß er letztlich nicht mehr zum Spüren und Fühlen kommt. Er befindet sich dabei in einem Circulus vitiosus, da er über ausgeklügelte situative Gestaltungen und Verhaltensweisen eben jene Abständigkeit von seiner Leiblichkeit überwinden möchte, in der er befangen ist. Indem er aber seine besondere Aufmerksamkeit der Durchführung der sexuellen Praktiken widmet, bleibt eine Distanz zum Leiberleben, die vielleicht kurzfristig über exzessive Körper- oder Gefühlserfahrungen durchbrochen wird. Bei Khan (1983, S. 15) finden wir diesen so wichtigen Aspekt beim Vollzug des devianten Akts so formuliert, daß der Perverse alles vom Kopf heraus denkt. Erst dann werden Triebapparat und Triebfunktion im Dienste einer programmierten Sexualität mit Eifer ausgebeutet, wobei nach unserem Erachten häufig permanent kontrolliert wird, ob dabei genügend Lust herauskommt. Auch in der Pornographie beschäftigt sich der Intellekt mit den Empfindungen und die Gefühle und Objektbeziehungen werden vernachlässigt (Khan 1983, S. 323). Indem somit das Denken (teilweise) das Spüren und Fühlen ersetzt, werden gerade jene Dimensionen des Leibseelischen ausgespart, unterdrückt und abgespalten, die für das sexuelle Erleben von zentraler Bedeutung sind.

9.3 Begrenztheit „technischer Anweisungen" für die Lösung sexueller Probleme

Aus den bereits dargelegten Gründen bleiben „technische Anweisungen" zur Behebung tiefergehender sexueller Probleme und Störungen in ihrer Wirksamkeit oft begrenzt, da ihre Umsetzung vornehmlich eine kognitive Aufgabe darstellt. Wenn aber Körperlichkeit hauptsächlich rational und „technisch" gehandhabt wird, kann die Distanz und Spaltung durch derartige Verhaltensmanipulationen nicht aufgehoben werden. Eine Therapie muß deshalb auf die allmähliche Differenzierung der sinnlichen Wahrnehmung abzielen, die mit einer gefühlsmäßigen einhergeht, wodurch der Patient „schwingender" und auch beziehungsfähiger werden kann. Wir haben dabei eine allgemeine „Versinnlichung" im Auge, die sich nicht auf die Sexualität zentriert. Es geht um ein „substantielleres" Erleben des Selbst und der Welt, also auch um deren „konkrete Verinnerlichung". Vielleicht wird bereits aus dem wenigen hier Formulierten ersichtlich, daß die Hinwendung zum rational Technischen eben gerade das verhindern kann, was erreicht werden soll, nämlich, daß – gemäß einer Weizsäcker-Paraphrasierung eines Satzes von Freud – aus Ich Es werden soll, ohne daß allerdings diese Formulierung genau das trifft, was wir meinen.

10.1 Trieblosigkeit

Baerends (1950) und Tinbergen (1940; 1951) unterscheiden bei Tieren 3 Abschnitte der Triebhandlungen: das Appetenzverhalten, das Ansprechen von angeborenen Auslösemechanismen und den triebstillenden Ablauf der Instinktbewegung. Wenn der triebstillende Ablauf eines im Erbprogramm festgelegten Verhaltensmusters über einen längeren Zeitraum unterbleibt, wird das Tier unruhig und sucht aktiv nach Schlüsselreizen. Wir nehmen dabei an, daß üblicherweise die „sexuelle Motivation" des Tiers aus sexuellen Triebquellen oder Anreizen stammt, wissen jedoch aus Untersuchungen der Lernpsychologie, daß ein experimentell „neurotisiertes" Tier „innere Konflikte" auch in sexuelle Reaktionen umsetzen kann. Es ist also dann nicht eine originäre sexuelle Appetenz, die das Triebverhalten auslöst. Wir stoßen hier auf Vorgänge, die auch bei der menschlichen Sexualität zu beobachten sind, wenn es zu einer Sexualisierung von Spannungen kommt, die nicht direkt der Ausdruck des Triebs sind, sondern aus Angst, gehemmter Wut oder Depressionen hervorgehen. Eben das scheint insbesondere bei Perversionen öfter der Fall zu sein, denn wir finden bei denselben kein „biologisch starkes oder intensives natürliches sexuelles Triebverlangen" (Khan 1983, S. 15). Khan spricht sogar von einer ständigen Angst vor Triebleere, die die Sehnsucht nach polymorph-perversen Körpererfahrungen erweckt (S. 56). Denn es gibt immer wieder Menschen, die sich beweisen wollen, daß sie tatsächlich Triebbedürfnisse haben, die gemeinsam mit einer anderen Person verwirklicht und erlebt werden können. Aus der inneren libidinisierten Spannung kommt es zu einer unruhigen Getriebenheit und der Suche nach situativen Gegebenheiten bzw. der Herstellung von Arrangements, welche das Ausleben perverser Praktiken ermöglichen. Was dann als überaus starke Triebhaftigkeit erscheint, ist oft nichts anderes als Abwehr und „Bewältigung" drohender emotionaler Einbrüche.

10.2 Spürlosigkeit

Bei vielen Menschen mit sexuellen Perversionen gewinnt man manchmal den Eindruck, daß sie sich leiblich nur in einem verringerten Maß spüren und die Devianz eine lustvolle Präsenz des eigenen (Körper-)Selbst schaffen soll. Diese kann nur über eine Kumulierung von Reizen erreicht werden, die mit den devianten sexuellen Praktiken einhergehen. Indem sich der körperliche Schmerz

des Masochisten mit seiner sexuellen Lust paart, kann jene Intensität der körperlich-seelischen Erregung erzielt werden, die letztlich zum Orgasmus führt.
Beim Sadisten wird die sexuelle Spannung durch die Aggression geschürt und
beim Kleiderfetischisten durch das Körpergefühl, welches das Spüren von
Wäsche auf der eigenen Haut verschafft. Ebenso kann die Spannung aus dem
Gemisch von Angst und Hoffnung, ob die Inszenierung des perversen Akts
gelingt, zum *„Steigbügel der sexuellen Erregung"* werden.

Wir meinen natürlich nicht, daß Spürlosigkeit die hinreichende Ursache für
die Genese einer Perversion ist, doch kann sie ein konstituierender Betandteil
innerhalb einer Perversionsgestalt sein. Die Ausbeutung und exzessive Reizung
des Körpers bei manchen devianten Praktiken soll eben eine mechanistische
und abgespaltene Körperlichkeit, die sich quasi als Körperlosigkeit manifestiert,
überwinden helfen. Eben deshalb steht oft die Erregung und ihre größtmögliche
Steigerung im Fokus des sexuellen Fehlverhaltens und nicht die orgastische
Endhandlung.

10.3 Fühllosigkeit

Wenn wir nunmehr von der Fühllosigkeit im Zusammenhang mit Perversionen
sprechen, dann läßt sich dieselbe häufig schwerlich von der Spürlosigkeit tren-
nen, da beide in einem innigen Zusammenhang stehen. Wir haben ja schon im
vorhergehenden Kapitel angedeutet, daß eben Gefühle das spürende Erleben
zu stärken und zu intensivieren vermögen. Auch können diese somatisieren, so
daß beispielsweise das Leid manchmal „nur" mehr als Körperschmerz spürbar
wird. Die Gefühlsruhe und emotionale Leere haben dann ihren Preis in den körperlichen Symptomen oder devianten Erlebens- und Verhaltensweisen. Khan
(1983) sieht es geradezu als Charakteristikum der Perversion, daß Gefühle von
Liebe und Trauer bei devianten Menschen fehlen. Der Zustand von Fühllosigkeit
geht eindrücklich aus der Schilderung einer seiner Patientinnen hervor, der die
Verwandten verschwiegen hatten, daß ihre Eltern ums Leben gekommen waren,
weil sie glaubten, ihr den Schmerz einer derartig schrecklichen Nachricht nicht
zumuten zu können: „Sie wollten mir Schmerz ersparen und brachten damit
meine Seele zum Erstarren. Ich weiß jetzt, daß ich nur körperlich gewachsen
bin; im übrigen war ich gar nicht vorhanden" (S. 311). Die Erlebensintensität, die
durch die Anreizung im devianten Akt hervorgerufen wird, kann so zum Ersatz
für Gefühle und Affekte werden.

Um allerdings ein Höchstmaß an seelisch-körperlicher Erregung zu erzielen,
muß die Perversion ein „riskantes Unternehmen" (Stoller 1979, S. 26) sein, wobei
man natürlich bedenken muß, daß die Einschätzung einer Situation als gefähr-
lich individuell sehr verschieden ausfallen kann. Somit erscheinen sexuell perverse Praktiken zwar nach außen hin nicht immer riskant, doch besteht durchaus die Möglichkeit des „inneren Risikos", durch welches sich der Patient als
lebendig und existent erfahren kann.

10.4 Lieblosigkeit

Sexuelle Beziehungen können von verschiedenen Gefühlsqualitäten begleitet sein. In den sexuellen Praktiken des Perversen herrscht meist Lieblosigkeit und keinerlei gefühlsmäßige Verbundenheit mit dem „Partner" vor. Er wird für das Ausagieren der devianten Wünsche und Phantasien benutzt und dabei als Person negiert. Seine Wichtigkeit besteht darin, daß er sexuelle Lust ermöglicht, doch ist er im Grunde genommen beliebig austausch- und ersetzbar. *Sexualität und Objektbeziehung sind somit nicht miteinander vereinbar und bleiben gespalten. So können die sexuellen Praktiken auch nie zu einem Liebesakt werden.* Darin liegt eben der Unterschied zur normalen Sexualität, in der Liebe und sexuelles Verlangen gleichzeitig in die sexuelle Beziehung einfließen können. Zwar gibt es auch in der normalen Sexualität heterosexuelle Akte, die ohne Liebe und aus reinem Triebverlangen erfolgen, doch ist sie nicht auf diese Form einer sexuellen „Beziehung" fixiert. Für den Perversen hingegen ist diese „bloße Sexualität" oft die einzige Möglichkeit zur Intimität, doch verschafft ihm dieselbe keine wirkliche Nähe.

10.5 Fehlende Hingabefähigkeit

Beim Perversen fehlt die Fähigkeit zur Hingabe, die Vertrauen in den anderen voraussetzt. Denn wer sich hingibt, ist verwundbar und hat keine Kontrolle mehr über sich und den anderen. Deshalb kann er sich auch, trotz exzessiver Nutzung seiner Körperlichkeit, nicht voll dem sexuellen Erleben hingeben und „. . . hält seine abgespaltene, dissoziierte, manipulative Ich-Kontrolle der Situation aufrecht . . . Das ist seine Leistung und sein Versagen in *intimen* Situationen." (Khan 1983, S. 26). Immer muß das Objekt in irgendeiner Form beherrscht werden, da er sich vor „emotionaler Hörigkeit" (A. Freud 1980) fürchtet.

10.6 Beziehungslosigkeit

Alles das, was wir in den obigen Kapiteln ausgeführt haben, geht letztlich auf die *Beziehungslosigkeit von Menschen mit sexuellen Fehlentwicklungen zurück, ihre Unfähigkeit, sich mit einem Partner auszutauschen und zu kommunizieren.* Diese Beziehungsproblematik reicht oft bis in eine frühe Lebenszeit zurück, in der Kinder normalerweise den Kern ihrer Bindungs- und Beziehungsfähigkeit entwickeln. Die frühen negativen und positiven Wahrnehmungen im Umgang mit primären Bezugspersonen sind üblicherweise von weitreichender Bedeutung für die Gestaltung von Beziehungen in späteren Jahren.

Für das Baby und das Kleinkind ist Liebe eine zutiefst körperliche Erfahrung, die sich in entsprechenden Handlungen der Bezugspersonen konkretisiert. Hier wird das Gefühl zu einer Art Körpersprache, die auch das kleine Kind zu „sprechen" lernt, wenn es eine entsprechende „Ansprache" hat. Die Art, wie sich die frühen Objektbeziehungen gestalten, wird zu einem Modell dafür, wie sich seine späteren entwickeln bzw. dieselben nicht entwickeln sollen. Oft bleibt eine Störung durch die Oberflächlichkeit des Alltags verdeckt, doch aktualisiert sie sich unausweichlich im perversen Sexualakt, der das Unvermögen von Geben und Nehmen im Körper- und Gefühlsbereich offenlegt.

10.7 Intimität statt Beziehung

Bei einem perversen Akt, an dem sich 2 Personen beteiligen, kann von einem oder beiden Ausführenden die körperliche Intimität als Beziehung mißinterpretiert werden. Es wird dabei die „Lücke positiver Leiberfahrungen" durch das Surrogat intimer, lustvoller Körpermanipulationen ausgefüllt. Die von manchen nie erlebte oder zu früh wieder entbehrte mütterliche Zärtlichkeit, Pflege und Fürsorge wird über exzessive Intimität und Exploration des Körpers gesucht. Wer sich nicht in den Liebkosungen einer primären Bezugsperson spüren und sinnlich differenzieren konnte, bleibt meist auf sich selbst angewiesen, wobei oft Autoerotik und Autoaggression essentielle Körpererfahrungen abgeben. Im perversen Akt wiederholt sich das derartige Körpererleben, indem meist zusätzlich ein Partner oder ein Objekt als Erfüllungshilfe benützt wird. Alles, was dabei an Intimität und Intensität geschieht, hat manipulativen Charakter und bleibt bestenfalls Beziehungstorso.

10.8 Parzellierung, Isolierung, Spaltung

Wenn man sich den Ablauf perverser Handlungen vor Augen führt, gewinnt man den Eindruck, daß es im devianten Akt zu einer Reduktion und Fragmentierung des Sexualobjekts kommt. Was dadurch besonders prägnant und eindrucksvoll erkennbar wird, das ist die Beziehungsproblematik als ein essentiell gestaltender Faktor der Perversionsgestalt. Denn der Mensch als Partner in einer sexuellen Begegnung kann im perversen Akt nicht als solcher erfaßt werden. Er existiert nur partiell und wird in seiner Individualität und Personalität nicht wahrgenommen bzw. negiert. Eigentlich werden bei diesem Akt zwischen 2 Menschen – und noch deutlicher wird das, wenn ein lebloses Objekt oder die Phantasie den „Partner" ersetzt – gar nicht dessen Eigenschaften oder Merkmale sexualisiert, sondern innere psychische Repräsentanzen des Devianten, die dieser in einem projektiven Wahrnehmungsvorgang dem anderen zuschreibt. Indem derartige Modalitäten der seelischen Organisation agiert werden, können wir aus den Handlungen direkt auf motivierende Prozesse schließen. Denn wenn jemand ein Körperdetail zu seinem Fetisch macht, von dem die Erfüllung und Stillung seines sexuellen Begehrens abhängt, dann meinen wir, daß sich der Vorgang der Wahrnehmung und dessen Sexualisierung nur auf das Teilobjekt zentrieren.[1]

Ebenso können Handlungen durch Prozesse der Spaltung von Objektrepräsentanzen, die zu einer Zwei-Personen-Theorie führen, beeinflußt werden. Die

---

[1] Wilson (1981) spricht von einer „overdetailed specification".

Vereinigung und Integration verschiedener Eigenschaften jedweder menschlicher Existenz wie Gut und Böse, und die Anerkennung und Akzeptierung ihrer Janusköpfigkeit kann in einem solchen Fall nicht ausreichend geleistet werden. Die perversen Praktiken selbst werden mit einem „Partner" inszeniert, der den abgespaltenen und isolierten Repräsentanzen entgegenkommt oder zumindest ihnen nicht zuwider handelt, was ja bei verschiedenen Formen der Perversion auch gar nicht möglich ist. Indem diese Repräsentanzen libidinisiert werden, gewinnen sie eine vorübergehende lustvolle Qualität, die mit erfolgtem Orgasmus oft schon wieder schwindet. Denn nach ihrer „Veräußerlichung" in den sexuellen Handlungen werden sie wieder stärker kontrolliert und häufig gleichzeitig das Objekt des sexuellen Begehrens entwertet. Vieles spricht dafür, daß reale Gegebenheiten in der Kindheit des Perversen die Entwickung derartiger Organisationsformen des Psychischen begünstigen, „denn wer den anderen Menschen nicht in seiner Ganzheit erträgt, ihn zerstückelt – spaltet und entmenschlicht – . . . hält sich an frühe traumatische Erfahrungen . . ." (Stoller 1979, S. 171).

In 10.9. soll eine spezifische Form der Mutter-Kind-Beziehung herausgearbeitet werden, die zu solchen dissoziierten intrapsychischen Objekten führt.

10.9 Dissoziation von Geist und Körper

Wenn wir den Begriff der Dissoziation (Khan 1983) gebrauchen, so verstehen wir ihn so, daß Teile und Systeme des Biopsychischen zwar koexistieren, doch nicht miteinander in Verbindung gebracht werden können. Dieses Problem hat sich bereits ja schon aktualisiert, als wir darauf hingewiesen haben, daß Sprache ohne tiefere Beziehung zum Leiblich-Emotionalen gebraucht werden kann, auch dann, wenn es um die Darlegung erlebter körperlicher und seelischer Befindlichkeiten geht. Dem Gesagten fehlt dann die innere Resonanz und Beteiligung, weil der Sprecher so wenig von sich spürt und fühlt. Derartige Entwicklungen werden häufig in einem besonderen Maß davon abhängig sein, wie kontinuierlich Prozesse der sinnlichen, emotionalen und geistigen Entwicklung verlaufen und integriert werden können. Für diesen Prozeß des Werdens spielt die Art, wie Eltern mit ihren Kindern kommunizieren, eine essentielle Rolle. Eine besondere Bedeutung wird dabei der frühen Mutter-Kind-Beziehung zugemessen, wie sie einerseits auf die leiblichen und emotionalen Bedürftigkeiten des Kindes eingeht und andererseits seinem Streben nach Ablösung, Verselbständigung und Autonomie Raum gibt. Vorausgesetzt, daß ein Kind während des Babyalters in symbiotischer Verschmolzenheit mit der Mutter lebt, können dann vor allem Schwierigkeiten entstehen, wenn keine allmähliche, gleichsam organisch sich entwickelnde Ablösung erfolgt, sondern eine abrupte Ausstoßung „aus dem Paradies" oder eine Aufrechterhaltung der symbiotischen Form der Beziehung. Des weiteren – und das ist für das Thema dieses Kapitels bedeutsam – kann die Mutter eine inkonsistente und wechselnde Haltung dem heranwachsenden Kind gegenüber an den Tag legen, die nach den Vorstellungen Khans (1983) eine pathogene Wirksamkeit entfalten kann. So behandeln diese Mütter ihre Kinder eher wahllos abwechselnd wie einen kleinen Säugling oder wie ein älteres Kind, dessen Entwicklungsstand sie aber noch gar nicht erreicht haben. Aus solchen Widersprüchlichkeiten und Unvereinbarkeiten, die die Person des Kindes mißachten, soll nun über den Weg der Identifikation mit dieser so verschiedentlich agierenden Mutter ein hochentwickeltes Ich bei gleichzeitiger Weiterexistenz eines archaischen Körper-Ichs hervorgehen, wobei letzteres nach lustvoller Befriedigung unter Mißachtung des Objekts strebt. Damit haben wir es mit 2 voneinander dissoziierten Systemen zu tun, wobei das eine die frühe Körperbindung an die Mutter und das andere die überhöhte Dimension seelisch-geistiger Ansprüche repräsentiert. Sexuelle Aktivitäten werden bei dieser Form der Dissoziation nur aus der lustvollen, autoerotischen Befriedigungsform heraus gestaltet und können deshalb auch nie zu einer wirklich „bezogenen Sexualität" führen. Eine wechselseitige Befruchtung und Integration von Eros und Logos findet somit nicht statt.

10.10 Entpersönlichung des „Partners"

Im devianten Sexualakt erfolgt eine weitgehende Entpersönlichung des „Partners", eine Reduktion auf eine Schablone, die geheime und offene Wünsche und Vorstellungen des Perversen annimmt oder agiert. Manchmal kann eine solche Entpersönlichung des Sexualpartners weitgehend verdeckt bleiben. So berichtet Devereux (1982, S.220) von einem Patienten, der offensichtlich zärtlich-gekonnt in sexuellen Beziehungen agierte. Allerdings waren seine Handlungen dabei von der Vorstellung geleitet, daß die Frau eine komplizierte Maschine sei. Mit dem Wissen, welche Knöpfe man drücken und welche Rädchen man drehen mußte, konnte er sie „auf Touren" bringen, bis ein Orgasmus eintrat. In dieser Phantasie finden wir die Konkretisierung des Maschinenmenschen, dessen Funktionen erklär- und kontrollierbar sind. Die Vorstellung des entpersönlichten Objekts, an dem manipulative Handlungen vorgenommen werden, verdinglicht und entindividualisiert den Partner. Die Unmittelbarkeit der Beziehung wird durch das „unpersönliche Objekt" verunmöglicht. „Dieses Objekt kann eine stereotype Phantasie, ein Fetisch oder eine pornographische Darstellung sein. Alle drei entfremden den Perversen sowohl von sich selbst als auch ... vom Objekt seines Verlangens" (Stoller 1979, S.160). Häufig wird das Arrangement so angelegt, daß das Sexualobjekt nichts fordert, wie das etwa beim Fetischismus oder Exhibitionismus augenscheinlich wird. Aber auch dann, wenn es Forderungen erhebt oder Ansprüche stellt, decken sie sich häufig mit oft verschleierten Absichten des perversen Partners und erfüllen eigentlich nur dessen geheime oder manifeste Wünsche. Immer bleiben die Formen der Befriedigung im Grunde genommen autoerotisch, auch wenn ein Partner beteiligt ist, da der eine immer nur die Projektionen des anderen aktualisiert.

10.11 Reduktion des Mitakteurs zum Übergangsobjekt

Es kann sein, daß in einer anderen Person oder einem leblosen Objekt immer nur das gefunden wird, was man sucht, weil jegliches Anderssein nicht wahrgenommen oder negiert wird. Der andere Mensch oder das leblose Objekt sind

Repräsentanten eigener Selbstanteile und der Umgang mit ihnen ist eigentlich ein Umgang mit sich selbst. In einem derartigen Fall findet eine am weitesten gehende Entpersönlichung des Sexualobjekts statt.

Allerdings ist es auch möglich, daß dieses stellvertretend für einen anderen Menschen oder Anteile desselben steht und die perversen Handlungen und Manipulationen somit indirekt mit jemand anderem vorgenommen werden.

Der Mensch oder das leblose Objekt wird dabei in wesentlichen Belangen auf die Qualität eines Übergangsobjekts (Winnicott, 1953) reduziert, mit dem man nach seinem Gutdünken verfahren kann. Beim Kleinkind mag ein Spielzeug, ein Tuch oder eine Puppe als ein solches fungieren, wobei es gleichzeitig Anteile des Selbst und der primären Bezugspersonen repräsentiert. Ein derartiges Übergangsobjekt besitzt keinen eigenen Willen, man kann es ungestraft malträtieren oder jederzeit liebkosen, es achtlos in die Ecke werfen etc.

Das, was das Objekt darstellt, hängt immer auch von der seelisch-geistigen Entwicklung eines Kindes ab, da es beispielsweise keinen „mütterlichen Penis" symbolisieren kann, wenn die Möglichkeit der Kastration überhaupt noch nicht faßbar ist. Denn um dieselbe zu verleugnen, muß sie gleichzeitig als Gefahr für die eigene Person apperzipiert werden.

Ein Übergangsobjekt wird dann zu einem Fetisch, wenn es zum Fokus der sexuellen Erregung und Befriedigung wird. Damit wird es zu einem konstituierenden Bestandteil einer manifesten Perversionsgestalt und dient der Abwehr von Ängsten verschiedener Art, der Umwandlung traumatischer Erfahrungen und der Rettung von Lust. Immer aber aktualisiert das Objekt nur eigene Tendenzen des Perversen oder Erfahrungen mit primären Bezugspersonen *und bleibt damit in seiner Besonderheit unerkannt.*

10.12 Exzessive sexuelle Ausbeutung des Körpers

Immer wieder stößt man auf Menschen, die alles daran setzen, möglichst viel sexuelle Lust aus ihrem Körper herauszuholen. Es wird dann mit allen Mitteln versucht, Reize zu intensivieren und zu diesem Zweck werden verschiedene Hilfen und Techniken zur Anwendung gebracht. Das erfordert aber gleichzeitig eine entsprechende Zentrierung auf die manipulativen Vorgänge und Arrangements, so daß man sich letztlich nie ganz den Empfindungen und Gefühlen hingeben kann. In dieser exzessiven sexuellen Ausbeutung kann eine Unruhe und Getriebenheit zum Ausdruck kommen, die an eine Sucht gemahnt. Wenn wir den Süchtigen als einen Menschen sehen, *der etwas sucht,* dann stellt sich uns die Frage, ob nicht etwas Derartiges auch hinter einer solchen sexuellen Ausbeutung des eigenen Körpers steht. Wir haben ja schon ausgeführt, daß intensive Körperreize dazu dienen können, daß man mehr von sich selbst spürt. *In diesem Sinn wäre dann der sexuelle Reiz eine Suche nach sich selbst oder nach einer ganzheitlichen Erfahrung, die die Dissoziation von Eros und Logos aufzuheben imstande ist.* Auch mag hinter der exzessiven Sexualität die Suche nach der Mutter stehen, die wärmt, nährt und tröstet. Hat man sie nie gehabt oder zu früh verloren, dann bleibt man auf sich gestellt, wird auf sich selbst zurückgeworfen und versucht, sich durch die Lust, die man von sich selbst bezieht, zu trösten. Aber das Fehlende ist auf diesem Weg nicht ersetzbar und kann somit nicht gefunden werden.

So lassen sich verschiedenste Motive anführen, die einen ausbeuterischen Umgang mit dem Körper einleiten, wobei sich darin eine Art von „Selbstliebe" eines Menschen zeigt, der sich eigentlich nicht liebt. Denn das setzt voraus, daß man einfühlende Liebe erfahren hat, die auch Sorge und Achtsamkeit für den Körper, seine Bedürfnisse und seine Entwicklung mit einschließt. Eine besondere Form fehlender Achtung stellt die Ausbeutung des Körpers durch die Prostitution dar, wobei häufig sexuelle Handlungen durchgeführt werden, ohne daß sexuelle Bedürfnisse dieselben motivieren. Es wird hier kein exzessiver physischer Reiz gesucht, sondern der Körper wird als Ware angeboten und ökonomisch vermarktet.

10.13 Fiktion einer menschlichen Begegnung

Unter einer Fiktion verstehen wir hier, daß etwas nicht wirklich ist, sondern nur durch Einbildung oder Illusion zustandekommt. Es kann nun vorkommen, daß bei einer sexuellen Perversion die Intimitäten und gegenseitigen Manipulationen als menschliche Begegnung fehlinterpretiert werden. Die Beziehung findet nicht statt, aber es wird etwas erlebt, was für einen Moment als solche erscheint. Die Ernüchterung erfolgt meist dann, wenn das Interesse der Partner füreinander mit dem Abklingen der Erregung häufig schlagartig erlischt und sich in diesem Augenblick als Fiktion offenbart. Oft sucht sich ja auch der Perverse den möglichst anonymen Sexualpartner, der nichts von ihm fordert oder nur das, was er sich wünscht. Das wird besonders deutlich, wenn dieser ein(e) Prostituierte(r) ist und sich gemäß den Forderungen und Erwartungen ihres/seines Kunden verhält. Da gibt es keinen gegenseitigen Austausch, kein Geben und Nehmen, kein Fordern und Erhalten und keine Vertrautheit, sondern nur Vertraulichkeit. *Das Paradoxon dieses Kontakts besteht darin, daß er so arrangiert wird, daß nur Sexualität agiert wird, auch wenn eine zutiefst frustrierte oder auch zerbrochene Sehnsucht nach Beziehung existiert.* Das, was gesucht wird, wird dabei aber gleichzeitig verunmöglicht, weil vermeintlich der Weg zur Aufhebung der Distanz zum anderen nur über die Körperintimität gefunden werden kann bzw. über „Ersatzobjekte" nicht hinausführt. Solange man sich aber selbst sucht oder im anderen wieder jemand anderen, kann es zu keiner wirklichen sexuellen Beziehung kommen und bleibt die menschliche Begegnung Fiktion.

10.13.1 Projektive Verfälschung

Sowohl in der phylogenetischen als auch der ontogenetischen Entwicklung durchläuft der Mensch ein Stadium, in dem Projektionen eine außerordentliche Bedeutung zukommt. Was ist nun das Wesen der Projektion? Freud (1896) hat diesen seelischen Vorgang genau beschrieben, bei dem am anderen Menschen oder auch an der unbelebten Welt etwas wahrgenommen wird, was man an sich selbst nicht sieht. Das heißt also, daß in einen Menschen, in ein Tier oder in die unbelebte Welt Eigenschaften hineingesehen, also eben *projiziert* werden, die man selbst besitzt, ohne daß sie wahrgehabt werden. Sehr schön läßt sich das bei kleinen Kindern beobachten, wenn sie eigene aggressive Regungen in die Puppe hineinprojizieren und dieselbe in diesem Moment wirklich als böse apperzipiert wird. Nunmehr ist nicht das Kind aggressiv und böse, sondern die Puppe.

Diesen Mechanismus der Projektion macht sich ja auch die Industrie zunutze, indem sie Objekte schafft, die zur Projektion auffordern. So werden Puppen zum Verkauf angeboten, die sexuelle Projektionen anregen und durch die Phantasie des Käufers mit Begehrlichkeit ausgestattet werden sollen. *Aber im Fetisch findet er niemals etwas anderes als das, was von ihm selbst kommt.* In einer Formulierung von Khan (1983) wird das sehr klar ausgedrückt, wenn er schreibt: „Ich möchte die Behauptung aufstellen, daß der Perverse mit der Technik der Intimität den Versuch unternimmt, sich selbst mit etwas *bekannt zu machen,* und einem anderen etwas *anzukündigen,* und in ihn *hineinzudrängen,* was seinem innersten Wesen entspricht" (S. 247). Über den Vorgang der Projektion wird also das Wesen des anderen verfälscht, es sei denn, daß Projektion und Wesensart deckungsgleich sind.[1] Aber auch dann wird der andere nicht wirklich wahrgenommen, auch wenn es nach außen den Anschein erweckt.

Wir wollen versuchen, das exemplarisch am Masochismus abzuhandeln. Ein Masochist kann seine aggressiv-sadistischen Strebungen in den sadistischen Partner hineinlegen und erlebt, daß sich dieser gemäß seinen Projektionen verhält. Dieser stellt dann gleichsam die Materialisation seiner Projektionen dar und kann nur durch dieselben erfahren werden. Und indem der sadistische Akteur diesen Projektionen des Masochisten entgegenkommt, bestätigen sie sich als „Wahrheit". Im sadomasochistischen Akt erfährt er außerdem, daß ihn die aggressiven Handlungen nicht zerstören, ja ihm sogar noch Lust bereiten, indem Angst und Schmerz sexualisiert werden.

Ebenso, wie die Motive des Masochismus aber verschieden sein können, gilt das für den Sadismus. Indem das Opfer gegeißelt wird, werden eigentlich Repräsentanzen des Selbst und/oder primärer Bezugspersonen gemartert. Innen und Außen wird somit wie in jeder Projektion nicht oder mangelhaft differenziert. Darin liegt eben der Unterschied zur Selbstgeißelung des Mönchs, von dem das Böse nicht als von der eigenen Person abgespalten, sondern als Teil von ihr wahrgenommen wird. Außerdem wird im sadistischen Akt die aggressive Handlung sexualisiert und die dadurch erzielte Macht über das Opfer Ausdruck von Potenz.

Während in perversen Aktionen die Beteiligten häufig eben das aktualisieren, was bereits im anderen vorhanden ist, muß dieses im heranwachsenden (potentiell perversen) Kind erst eine innere Repräsentanz gewinnen. Indem Eltern unbewußte deviante Strebungen und Tendenzen in das heranwachsende Kind projizieren, wird es möglich, daß dieselben von diesem konkretisiert werden.

---

[1] Besonders beeindruckend ist die Liebe von Hoffmann (in Hoffmanns Erzählungen) zur mechanischen Puppe Olympia, in die er sich verliebt, ohne, wie alle anderen zu merken, daß sie ein künstlicher Mensch ist.

So wird in das Kind etwas hineingelegt, was nicht von ihm kommt und wegen seiner verhältnismäßigen Ich-Schwäche oft nicht abgewehrt und unterdrückt werden kann. *So mag es geschehen, daß es sich gemäß einer solchen Projektion zu verhalten beginnt, wodurch das bei den Eltern Abgewehrte sichtbar wird.* Dieses muß nun von ihnen vehement bekämpft werden, da sie durch die „materialisierte Projektion" gefährdet werden. Gleichzeitig kann man sich auch beruhigen, weil ja das Kind pervers ist und nicht man selbst.

Im perversen Akt selbst kann es zu einer vorübergehenden „pathologischen Wahrnehmungsveränderung" kommen, etwa in der Art, wie sie in der Individualpsychologie mit dem Konzept der „tendenziösen Apperzeption" (Datler u. Reinelt 1989) aufgezeigt wurde. Die Nähe-Distanz-Problematik, die beispielsweise im exhibitionistischen Akt deutlich hervortritt, wird durch eine tendenzielle Verfälschung der physikalischen Realität „aufgehoben", indem eben die Entfernung für einen Augenblick nicht mehr existent zu sein scheint. Aber wieder bleibt alles nur Verfälschung, private Kreation und Schein.

10.13.2 Schauspiel statt Wirklichkeit

Alles, was auf einer Bühne geschieht, ist nicht wirklich. Theater bleibt immer Schein, aber je besser das Schauspiel inszeniert ist, desto eher macht es die Zuseher vergessen, daß das, was auf der Bühne geschieht, nur Theater ist. Ähnliches finden wir auch bei manchen perversen Akten, bei denen die Akteure Schauspieler und Zuseher zugleich sind. Alles, was auf der „Bühne perverser Inszenierungen" geschieht, ist echt und doch nicht echt. Bei vielen Handlungen und Gefühlsäußerungen schwingt immer ein „als ob" (Vaihinger 1911) mit. Die Prostituierte, die den sadistischen Part übernimmt, agiert, als ob sie den Masochisten bis zum Exzeß quälen würde, doch wird sie immer darauf achten, daß der Schmerz die sexuelle Erregung steigert und nicht auslöscht. Und der Masochist wird seine Auflehnung in ohnmächtiger Ergebenheit beenden. Die Handlung steht quasi schon fest und ist kein Stegreiftheater. Der Transvestit, der sich weibliche Kleidungsstücke anlegt, weiß, daß er nicht Mann und Frau zugleich ist, und doch gibt er sich jener tiefen Illusion hin, daß es so sein könnte. Und der Exhibitionist wird dann, wenn die Reaktionen der Adressaten auf sein Arrangement ausbleiben oder seinen Erwartungen nicht entsprechen, die Szene abbrechen, denn „der Perverse kennt sich selbst nur dann, wenn seine Opfer seine Absichten verwirklichen. Gerade hierin beruht die eigentliche Armut der perversen Erfahrung ... Der Perverse bleibt ein Zuschauer bei den Handlungen, die er durch den anderen begeht" (Khan 1983, S. 300). Hier gibt es noch eine Entsprechung zum Theater, da ja das Schauspiel auch dazu dient, menschliches Fühlen und Handeln deutlich zu machen und dem Zuseher dadurch auch Einsichten in das eigene Seelenleben zu vermitteln. Aber dieser hat nicht den Text entworfen und nicht Regie geführt. Im Theater der Perversionen werden die latenten oder manifesten Ideen des Perversen aufgeführt, so daß er eigentlich den Ablauf schon von vornherein erahnt oder weiß. Denn „perverse Menschen behandeln ihre Partner nicht als wirkliche Personen, sondern als manipulierbare Puppe auf der Bühne, auf der die Perversion aufgeführt wird" (Stoller 1979,

S. 140). Wenn allerdings die Puppen einmal aus der Rolle tanzen, kann das „Spiel" entweder abbrechen oder in eine Realität hinein eskalieren, die für einen der Akteure sogar tödlich werden kann. In seltenen Fällen wird aber auch der bestialische Sexualmord geplant und ausgeführt, so daß jenes „kontrollierte Arrangement" vieler Perversionen sich auch noch in einer derartigen Tat dokumentieren kann.

10.13.3 Auf der Suche nach Resonanz

Es ist ein ureigentliches Bedürfnis des Menschen, daß seine Existenz in irgendeiner Form Spuren hinterläßt. Das kann in der Beziehung zu anderen Menschen geschehen, die ihn wahrnehmen, ihn schätzen, lieben, ablehnen oder in seinen Tätigkeiten und Werken, die etwas von seiner Wirksamkeit veranschaulichen. Für den Liebenden ist es wichtig, nicht nur geliebt zu werden, sondern selbst zu lieben und das, was er im anderen bewirkt zu erfahren. Auch der Perverse möchte mit seinen sexuellen Handlungen im „Partner" etwas auslösen und ihn beeindrucken. So stellt mancher perverse Akt auch eine Suche nach Resonanz dar, nach einer Antwort, die das eigene Verhalten hervorruft. Und aufwendige, teils skurrile Arrangements, Überzeichungen des Verhaltens etc. sollen Aufmerksamkeit und Beachtung hervorrufen.

Der effeminierte Homosexuelle überspitzt und karikiert zugleich weibliche Aussehens- und Verhaltensformen, um dadurch anzulocken und zu beeindrukken. Allerdings gleicht der Perverse häufig dem Don Quichotte, der mit Windmühlenflügeln kämpft. Denn in Wahrheit erzielt er oft nur geringe Wirkung, oder dieselbe ist nicht echt. Seine Macht bleibt letztlich Schein und Illusion, da nur das Erwartete geschieht, wobei er dafür allerdings die Sicherheit eintauscht, daß er etwas bewirkt, was vorhersehbar ist und nicht seiner Kontrolle entgleitet. Die größte Sicherheit ist natürlich dann gegeben, wenn ein lebloses Objekt zum Fokus der sexuellen Handlungen wird, doch kann dann eine „Resonanz" nur durch die projektive Belebung desselben hervorgerufen werden.

10.13.4 Die Meinung von der Eindrucks- und Wirkungslosigkeit

Immer wieder stößt man bei Menschen mit sexuellen Fehlentwicklungen auf ein mangelndes Selbstwertgefühl und die Meinung der eigenen Eindrucks- und Wirkungslosigkeit. Nach außen sind sie gehemmt und zurückhaltend und haben oft (auch verdeckte) Schwierigkeiten in sozialen Beziehungen. Das erinnert an die zentrale Bedeutung, die Minderwertigkeits- und Ohnmachtsgefühle in der individualpsychologischen Theorienbildung spielen, denen auch bei sexuellen Fehlentwicklungen eine ursächliche Bedeutung zugemessen wird (Adler 1930, Ausg. 1977 b). Dabei ist es nicht allein ausschlaggebend, ob das Individuum unter Bedingungen aufgewachsen ist, die die Entstehung tiefer Minderwertigkeitsgefühle begünstigen, sondern es spielt ebenso eine Rolle, *welche Meinung sich der Betreffende über die eigene Person gebildet hat.* Es ist diese zentrale These der Individualpsychologie in einer Formulierung von Seneca ent-

halten, die Adler an den Beginn seines Buchs über den „nervösen Charakter"
(1912, Ausg. 1973 c) voranstellt: „Omnia ex oppinone suspensa sunt" (S. 30) –
Alles hängt von der Meinung ab. Wenn also jemand der Meinung ist, daß sein
Penis zu klein ist, dann wird er auch durch die statistische Realität seiner Durch-
schnittsgröße nicht belehrbar sein und seine tief eingewurzelten Minderwertigkeitsgefühle werden die Herstellung sozialer Beziehungen beeinträchtigen, weil
er überzeugt ist, daß er in den Augen der anderen bedeutungslos, ein Nichts
ist. Immer aber wird er nach einem Weg suchen, um doch einen Eindruck zu
hinterlassen und seine Hemmungen zu durchbrechen.

10.13.5 Irrwege zur Beeindruckung und Wirkung

Es gibt nun viele Möglichkeiten, um die Ohnmacht zu kompensieren. Wenn wir
von vielen Möglichkeiten schreiben, so heißt das nicht, daß diese jedem Menschen offenstehen, da häufig wenig Freiheit zur Beliebigkeit bleibt. Was aber oft
angestrebt wird, das ist die Kompensation, der Ausgleich oder der „Wille zur
Macht" (Nietzsche), um die Ohnmacht zu überwinden. Manche Menschen meinen, ihre Einsamkeit und Ohnmacht über die Sexualität kompensieren zu können. Sie versuchen, ihre Isolation und Beziehungslosigkeit zu durchbrechen,
indem sie die „Tendenz der Annäherung" an andere Menschen sexualisieren.
Durch exzessive Intimmanipulationen, auffällige sexuelle Handlungen, sadoma-
sochistische Praktiken etc. soll der andere die Wirkung, ja die Macht, die von
ihnen ausgeht, spüren. Am sichersten jedoch ist die Macht und Kontrolle über
das Objekt, wenn es leblos ist und daher beliebig gebraucht werden kann. Hier
muß die Phantasie und Illusion die Resonanzlosigkeit ersetzen und Eindruck
und Wirkung vorgaukeln. Daß aber die sexuelle Perversion die Ohnmachtsgefühle nicht aufzulösen vermag, hat u. a. damit etwas zu tun, daß die Sexualität
nur einen Bereich menschlicher Existenz darstellt und der Deviante meist auch
ahnt, daß manches an den Reaktionen des Mitakteurs nicht echt ist. So sind
seine Macht und der Sieg nur (illusionäre) Augenblicke in seinem Leben, auf die
alsbald jene quälenden Gefühle von Isolation, Unterlegenheit und Ohnmacht
wieder folgen.

10.13.6 Die Rolle von Wut und Haß im perversen Akt

In seinen „Drei Abhandlungen zur Sexualtheorie" (1905, Ausg. 1972 b) vertritt
Freud die Ansicht, daß „die Sexualität der meisten Männer . . . eine Beimengung
von Aggression" (S. 67) zeigt, „der Sadismus entspräche dann einer selbständig
gewordenen, übertriebenen, durch Verschiebung an die Hauptstelle gerückten
aggressiven Komponente des Sexualtriebes" (S. 67). Damals stellten für ihn
Sadismus und Masochismus sexuelle Erscheinungen dar, denen Grausamkeit
beigemischt ist. Eine andere Position bezog Adler auf dem psychoanalytischen
Kongreß in Salzburg im Jahr 1908, als er 2 gesonderte Triebe postulierte: einen
Sexualtrieb und einen Aggressionstrieb, wobei die beiden miteinander eine
Verschränkung eingehen können. Aggression, Wut und Haß bilden auch für

viele andere Forscher, die sich mit sexuellen Fehlentwicklungen befaßt haben, ein konstituierendes Element derselben (Giese 1964; Stoller 1979; Khan 1983; Keller-Husemann 1983). Bei einer Reihe perverser Handlungen tritt ja auch die Aggression offen zutage und ihr Wegfall würde etwas von ihrer motivierenden Dynamik rauben. Bei anderen wiederum drückt sich die Feindseligkeit nicht unmittelbar aus, sondern muß über Umwege erschlossen werden. Aber unabhängig davon, in welcher Form sexuell perverse Handlungen praktiziert werden, immer sollen sie „die erotische Form von Haß" (Stoller 1979) darstellen. Diese These hat viel für sich, doch fragen wir uns, ob nicht häufig hinter der Aggression und Wut die Sehnsucht des Perversen nach Beziehung zu finden ist, für deren Erfüllung er eigentlich keine Mittel und Wege weiß, sondern nur den Irrweg der Perversion.[1] Damit wird diese zu einer Ersatzhandlung, also zum Surrogat einer Beziehung. Die Aggression kann ein Versuch sein, aus dem Ghetto von Beziehungslosigkeit auszubrechen und Resonanz im anderen hervorzurufen. Das Scheitern dieser Form des Anknüpfens von Beziehungen über die (aggressive) Sexualität wird besonders deutlich im Fetischismus oder der Nekrophilie, da von vornherein der Adressat nichts zurückgeben kann.

Eine destruktive Sexualität hat m. E. auch den Sinn, dem Sexualobjekt das zu entlocken, wonach sich der Perverse sehnt und was jedoch gerade über die Aggression nicht erhaltbar ist. Es kann sein, daß diese Sehnsucht gar nicht (mehr) formulierbar ist, sondern nur als ein Wollen von etwas existiert, was einem aber nicht bekannt ist, oder was man vergessen hat. *Durch die Sexualisierung der Aggression wird diese zum Ausdruck eines pervertierten Bedürfnisses, Zärtlichkeiten zu geben oder zu empfangen.* Die aggressive Beherrschung des Sexualobjekts soll dem Perversen helfen, ihn der emotionalen Distanziertheit und dem Gefühl der Ohnmacht und Geltungslosigkeit zu entreißen. Irgendwie soll ihn der andere spüren und möchte er ihn spüren, und wenn es keinen anderen Weg gibt, dann bleiben nur die verschiedenen Formen der Aggression, um die Schale der Abgekapseltheit zu durchbrechen. Nun ließe sich jedoch der Wunsch, dem Liebesobjekt zu schaden und an ihm Rache zu nehmen, auch auf andere Art vollstrecken als durch die Erotisierung von Wut und Haß. Deswegen repräsentiert nach unserer Meinung die Sexualisierung perverser Handlungen oft jene Zärtlichkeit und Zuwendung, die nie erfahren wurden.

10.13.7 *Distanzreduktion durch Sexualisierung*

Im perversen Akt wird über die Sexualisierung die Distanz zwischen dem Devianten und dem Objekt seines Verlangens reduziert. Diese Distanzreduktion kann sowohl in der Realität erfolgen als auch in der Phantasie vonstatten gehen. Der Voyeur, der versteckt ein Liebespaar beobachtet, kann in der Phantasie die

---

[1] Kólǎrský u. Madlafousek (1980) kommen aufgrund einer experimentellen Untersuchung an 25 Exhibitionisten zur Auffassung, daß diese in den meisten Fällen den Adressaten weder ärgern noch ängstigen wollten. Ihr sexuelles Verhalten stellte häufig eine Art intimer erotischer Kommunikation mit dem Adressaten dar.

Distanz aufheben, die zwischen ihm und dem Paar vorhanden ist. Außerdem können über eine derartige *„Distanzreduktion durch Sexualisierung"* Handlungen vorgenommen werden, die ohne sexuelle Erregungen als unangenehm oder ekelerregend empfunden werden. Das heißt, daß durch die Sexualisierung ängstigende, unangenehme, schmerzhafte Situationen vorübergehend verändert erlebt werden. Sie ermöglicht eine Form der Nähe und Intimität, die sonst nicht geleistet werden kann, die aber keine wirkliche Beziehung zu stiften vermag. Denn was agiert wird, ist Sexualität, aber die Person wird herausgehalten.

Ebenso wie die Sexualität kann die Aggression Distanz verringern und eine Annäherung an das Objekt bewirken. Der Aggressive will wehtun, verletzen, den anderen besiegen. Er will gespürt werden und damit berühren. Und manchmal dringt er mit bestialischer Gewalt in das „Opfer" ein, vergewaltigt, martert und zerstückelt es, wobei sich die Frage aufwirft, was da agiert wird und was da gesucht wird. Ist es Rache für erlittene Traumen? Ist es der Rausch der Macht oder die Suche nach lustvoller Zärtlichkeit, die am Unvermögen, Beziehungen herzustellen, scheitert? Wird letztlich die primäre Liebe gesucht? Vieles ist möglich und im jeweiligen Fall genauer zu untersuchen. Was wir jedoch erkennen können, das ist die Verminderung einer Distanz zwischen dem Perversen und seinem Sexualobjekt durch die Sexualisierung und Aggression.

10.13.8 Attrappierung

Wenn wir von Attrappierung sprechen, so leiten wir diesen Begriff vom Wort „Attrappe" ab. Ursprünglich versteht man unter einer solchen eine Schlinge bzw. eine Falle. Des weiteren nennt man auch Nachbildungen von Objekten Attrappen, die zu Ausstellungszwecken dienen und außerdem Schaublindpackungen für Waren. Diese täuschen einen Inhalt vor, der in einer solchen Packung nicht enthalten ist.

Auch im Bereich der Sexualität werden Attrappen genützt, wenn die Prostituierte, der Sadist oder der Transvestit spezifische Merkmale hervorheben, um anzulocken. Ähnliches kennt man im Tierreich als Phänomen der sogenannten Mimikry (s. 1.2.6). Während aber das Tier von seinen Attrappen bewußt nichts weiß, werden sie vom Menschen intentional verwendet.

Es lassen sich m.E. 4 verschiedene Arten von Attrappen unterscheiden:

- *stammesgeschichtlich erworbene;*
- *gesellschaftliche, wie sie beispielsweise in bestimmten Formen des höfischen Verhaltens oder in Modevorschriften zum Ausdruck kommen;*
- *private, die keine stammesgeschichtlichen oder Gruppen-Koventionen aufweisen und*
- *projektive Attrappen, die andere Menschen mit Eigenschaften oder Merkmalen ausstatten, die dieselben nicht besitzen.*

Mit *Attrappierung* wollen wir den Vorgang der Überzeichnung von Merkmalen im Rahmen sexueller Fehlentwicklungen bezeichnen. Es kommt dabei häufig zu einer Hervorhebung bestimmter Details, denen innerhalb des Ganzen eine besondere Bedeutung zukommt oder die als Teilobjekte oder -handlungen für sich stehen. Der Prozeß der Attrappierung läßt sich manchmal sehr gut bei der Entwicklung einer Perversionsgestalt erkennen, wenn bestimmte Details allmählich hervorgehoben und überzeichnet werden. Besonders ausgestaltete und auch schematisierte Handlungen und Merkmale werden eindrucksvoll durch pornographische Darstellungen illustriert und festgehalten. Fast jede manifeste Perversion oder Pornographie richtet sich an einen Adressaten, für den die jeweiligen Attrappenmerkmale einen besonderen Reiz bedeuten können. Dabei kommt die Attrappe bestimmten Projektionen entgegen. In diesem Sinn stellt sie eine Art Hülle dar, die nun mit der Projektion ausgefüllt werden kann. Dabei sind verschiedene Reaktionen auf dieselbe denkbar. Nehmen wir an, daß eine Prostituierte ihre Brust als Attrappe verwendet, dann ist sie dabei weder sexuell noch mütterlich motiviert. Der Kunde, der das Bedürfnis nach nährender Mütterlichkeit und Wärme hat, wird nun sein Verlangen in den Busen projizieren, und derjenige, für den die Brust Erotik verspricht, wird diese in seiner Vorstellung sexualisieren. Bei diesem Vorgang einer *projektiven Attrappierung* wird also das Objekt mit spezifischen Bedeutungen ausgestattet, die ihm häufig gar nicht zugehören. Mit der projektiven Überzeichnung von Merkmalen, Handlungen etc. geht meist auch eine Schematisierung einher, wodurch gleichzeitig die Reduktion auf einige hervorstechende Besonderheiten erfolgt.

Der Vorgang der Attrappierung kann als „schöpferischer Prozeß" im Rahmen der Ausgestaltung der Perversionsgestalt verstanden werden. Die Ausgestaltung selbst ist so lange selektiven Adaptierungsvorgängen unterworfen, bis die Endform erreicht ist. Sie wird dann in derselben Weise immer wieder angeboten, da sie den größten Erfolg und die meiste sexuelle Lust verspricht.

11 Entwicklungen und Fehlentwicklungen der geschlechtlichen Orientierung und des sexuellen Verhaltens – potentielle konstituierende Anteile der Sexualgestalt

Auf den ersten Blick mag uns die Entwicklung und Ausformung der geschlechtlichen Identität so selbstverständlich erscheinen, daß man verführt ist, an einen rein genetisch gesteuerten Ablauf zu denken. Falls das der Fall ist, dann lassen sich Buben weder erzieherisch verweiblichen noch Mädchen vermännlichen. Auch wenn die Befunde über die Wirkung erzieherischer Einflüsse spärlich und nicht eindeutig sind, bestehen für uns wenig Zweifel darüber, daß die Entwicklung der geschlechtlichen Identität und des Geschlechtsrollenverhaltens einer multifaktoriellen – und nicht (nur) einer genetischen – Genese unterliegen. *Männlich und weiblich sind also nicht nur Offenbarung des Vorhandenen, sondern was sich offenbart, tritt mit dem, was einwirkt, in Beziehung und wird vom Individuum organisiert und gestaltet.* Das somatische Geschlecht allein bestimmt also nicht die Identität und das Verhalten, doch kommt unserer Vorstellung nach die materielle Struktur „geschlechtssyntonen" Einflüssen mehr entgegen als gegengeschlechtlichen. Das würde heißen, daß möglicherweise selektive Vorgänge auf seiten des Kindes wirksam sind, die das zu seinem eigenen Geschlecht gehörige „vorziehen". Ein solcher Vorgang einer selektiven Apperzeption würde nach unseren Vorstellungen nicht programmatisch ablaufen, sondern durch selektionierende Umwelteinflüsse und ihre Wirkungen auf Ausformungen, Strukturierung und Organisation des zentralen Nervensystems mitbestimmt. Was uns allerdings bei einem derartigen (begrenzten) wechselseitigen adaptiven Prozeß vor allem interessiert, ist jedoch die Frage, ob und in welchem Ausmaß einerseits somatische Fehlentwicklungen „psychisch abfärben" und andererseits spezifische Umwelteinflüsse die Geschlechtsidentität und das sexuelle Verhalten – eventuell bis in das zentralnervöse Substrat hinein – formen.

Mit dem Problem, ob das Biologische die Entwicklung der Geschlechtsidentität beeinflußt, hat sich u.a. bereits Freud (1937) befaßt, wobei er die folgende Ansicht formulierte: „Man hat oft den Eindruck, mit dem Peniswunsch (des Mädchens) und dem männlichen Protest (des Jungen) sei man durch alle psychologische Schichtung hindurch zum ‚gewachsenen Fels' durchgedrungen und so am Ende seiner Tätigkeit" (S. 99). Damit verankert er bestimmte psychische Inhalte direkt im Biologischen, wobei er 1905 bezüglich der Entstehung des psychischen Hermaphroditismus eine andere Meinung vertrat. In seinen diesbezüglichen Überlegungen ging er davon aus, daß „bei keinem normal gebildeten männlichen oder weiblichen Individuum . . . Spuren . . . des anderen Geschlechtes vermißt" (Freud, Ausg. 1972 b, S. 53) werden und eine „ursprünglich bisexuelle(.) Veranlagung" vorliegt (S. 53) Im körperlichen Hermaphroditismus tritt sie sichtbar hervor. Dieser findet aber keinesfalls notwendigerweise in einem psychischen Hermaphroditismus seine Entsprechung, der seinerseits auch nicht die Grundlage für die Inversionen und ihre Abarten abgibt. Allerdings ist Freud in seiner Abhandlung nicht ganz konsequent, da dieses Kapitel endet: „Zwei Gedanken bleiben bei dieser Erörterung immerhin bestehen: Daß auch für die Inversion eine bisexuelle Veranlagung in Betracht kommt, nur daß wir nicht wissen, worin diese Anlage über die anatomische Gestaltung hinaus besteht, und daß es sich um Störungen handelt, welche den Geschlechtstrieb in seiner Entwicklung betreffen" (S. 55).

Neben Freud befaßte sich auch Adler (1910) unter weitgehender Vernachlässigung der Anatomie und der Triebtheorie mit diesem Problem. Nach seiner Ansicht besitzen alle Menschen männliche und weibliche psychische Züge, wobei die gegengeschlechtlichen im Lauf der Zeit verkümmern oder sublimiert werden. Doch bei allen Neurotikern lassen sich, wie er meint, (körperliche) Erscheinungen des gegensätzlichen Geschlechts finden, die in ihnen Gefühle der Minderwertigkeit verursachen. Und insbesondere zweifeln sie daran, ob sie zur vollen Männlichkeit gelangen können.

Dieses hier angerissene Problem der geschlechtlichen Identität stellt Stoller (1979) in das Zentrum seiner Überlegungen zur Entstehung sexueller Perversionen: „Ich bin aber vor kurzem zu der Auffassung gelangt, daß Perversion aus dem Versuch ensteht, Bedrohungen der eigenen Geschlechtsidentität, das heißt, des Bewußtwerdens von Männlichkeit und Weiblichkeit, zu bewältigen, denn das ist der Fall bei den Patienten, die ich behandle" (S. 14).

Auch wir hegen keinen Zweifel, daß bei einer Reihe von psychosexuellen Fehlentwicklungen Zweifel und Minderwertigkeitsgefühle bezüglich der eigenen Geschlechtszugehörigkeit eine Rolle spielen. Derartige Zweifel können auch bei solchen Menschen auftreten, bei denen keine Anzeichen einer körperlichen Inversion zu finden sind. Ja, es kann in ihnen manchmal sogar die Gewißheit bestehen, daß sie in Wirklichkeit dem anderen Geschlecht zugehören. In einem solchen Fall scheint die zentralnervöse Struktur ausnahmsweise den gegengeschlechtlichen und nicht den gleichgeschlechtlichen Eindrücken entgegenzukommen.

Mit diesem und anderen Problemkreisen und Fragen der Entwicklung der Geschlechtsrolle und der psychosexuellen Identität werden wir uns in den folgenden Abschnitten befassen und Fehlvarianten andeuten. Die verschiedenen Ebenen der geschlechtlichen Differenzierung werden dabei weitgehend in Anlehnung an Money et al. (1956) formuliert.

11.1 Störungen der Morphogenese

„Und wie die Erfahrungen der Mutter einen Geschlechtswechsel des Kindes in ihrem Bauch verursachen können, so können, wenn die Milch der Amme für einen Jungen zu heiß, oder für ein Mädchen zu kalt ist, ein ‚männisches Mädchen', oder ein ‚effeminierter Knabe' das Resultat sein." (de Mause 1980, S. 372).

Dieses auf Joubert (1608) zurückgehende Zitat vermag uns eindrucksvoll Ansichten und Vorstellungen vermitteln, die beispielsweise bei Menschen im

Frankreich des 17. Jahrhunderts anzutreffen waren und wohl auch bei uns in einschichtigen Gegenden vor noch nicht so langer Zeit hin und wieder gehört werden konnten.

Heute wissen wir über jene Vorgänge, die zu einem männlichen oder weiblichen Organismus und auch zu Zweideutigkeiten führen, einiges mehr. Welche geschlechtsspezifischen Strukturen und Modalitäten der Organisation potentiell ausgeformt werden sollen, hängt vom genetischen Code ab. Störungen in der Morphogenese treten dann auf, wenn

- *die Information selbst fehlerhaft ist;*
- *die Information richtig ist, aber ihre Umsetzung – aus welchen Gründen auch immer – mangelhaft erfolgt;*
- *Einwirkungen von „außen" verändernd in den Ablauf einwirken, wie beispielsweise bestimmte Medikametengaben an die Mutter während der Schwangerschaft.*

11.1.1 Ursprüngliche geschlechtliche Undifferenziertheit des embryonalen Gewebes: Immanenz der Bisexualität

Der Gedanke von einer bisexuellen Veranlagung des Menschen ist nicht neu und taucht immer wieder in Arbeiten auf, die sich mit diversen Fehlentwicklungen der Geschlechtsidentität und des sexuellen Verhaltens befassen. Besonders in Zusammenhang mit verschiedenen Formen der Homosexualität und des Transsexualismus wird diesem Konzept einiger Erklärungswert zugemessen. So vertrat Krafft-Ebing (1895, Ausg. 1984) die Ansicht, daß der Mensch eben wegen seiner bisexuellen Veranlagung männliche und weibliche Gehirnzentren besitzt, die sich allerdings erst in der Pubertät unter dem Einfluß der Geschlechtsdrüse entwickeln. Freud (1905) geht ebenfalls von einer ursprünglichen bisexuellen Veranlagung aus, die im Lauf der Entwicklung zur „Monosexualität mit geringen Resten des verkümmerten Geschlechts" (Freud 1905, Ausg. 1972b, S. 53) führt. Allerdings sieht er keinen Grund dazu, eine geschlechtliche Differenzierung im Gehirn und damit auch die Möglichkeit der Störung einer solchen als die eine Wahrheit anzuerkennen und schreibt aus diesem Grund: „Der Ersatz des psychologischen Problems durch das anatomische ist ebenso möglich wie unbewältigt" (Freud 1905, Ausg. 1972b, S. 54).

Wie immer man argumentiert bleibt allerdings die Tatsache bestehen, daß sich aus dem „geschlechtslosen" embryonalen Gewebe männliche, weibliche und auch hermaphroditische anatomische Strukturen und Funktionen bilden können. Das heißt also, daß das Gewebe erst die potentielle geschlechtliche Spezifität bildet und ihm damit die verschiedenen möglichen Varianten der morphologischen geschlechtsspezifischen Differenzierung immanent sind. Somit ist also nichts vorgegeben, doch beginnt alsbald nach der Geburt eine eindeutige (bei Störungen mehrdeutige) geschlechtliche Körperentwicklung einzusetzen.

11.1.2 Einleitung der geschlechtsspezifischen Differenzierungsphase durch genetische Information

Wenn auf die Eizelle mit ihrem X-Chromosom ein Samenfaden mit einem Y-Chromosom trifft, dann entwickelt sich normalerweise ein Bub. Verschmilzt jedoch mit ihr eine Samenzelle mit einem X-Chromosom, dann entsteht ein Mädchen. Allerdings garantiert das Vorhandensein eines eindeutigen Chromosomenpaars noch nicht, daß die ihm zugrundeliegende Information entsprechend ausgeformt wird.

In den ersten Wochen bleibt das embryonale Gewebe noch undifferenziert, so daß sich männliche und weibliche Embryonen vorerst noch nicht unterscheiden. Der Vorgang der Differenzierung setzt durch die Wirksamkeit des Y-Chromosoms ein, welches zur Ausformung des Urhodens führt, der bereits im 2. Lunarmonat Urgeschlechtszellen enthält. Liegt hingegen eine Information von einem X-Chromosom vor, entstehen Ovarien. Damit ist ein erster Schritt und eine essentielle Phase der geschlechtlichen Entwicklung vollzogen, da nunmehr bereits die männlichen oder weiblichen Keimdrüsen angelegt sind.

11.1.2.1 Folgen genetischer Fehlinformationen

Wenn die genetische Information selbst fehler- oder mangelhaft ist, dann kommt es häufig zu schwerwiegenden, manchmal tödlichen Auswirkungen auf die körperliche und seelische Entwicklung. An derartigen Fällen chromosomaler Aberrationen mit ihren Störungen der Morphogenese zeigt sich

- *die Bedeutung der genetischen Information auch für die psychische Entwicklung,*
- *die weitgehende Unbelehrbarkeit des genetisch Ausgeformten und der damit zusammenhängenden physischen Merkmale und Funktionen und*
- *die Wechselwirkung der sich ausformenden Erbinformation mit vielen anderen Einflüssen, die auch auf die Psychogenese wirken.*

Am häufigsten begegnet man dem *Klinefelter-Syndrom*, dem der Chromosomensatz XXY zugrundeliegt. Solche Männer entwickeln sich zu hochgewachsenen Menschen, besitzen ein hypoplastisches männliches Genitale, und in der Pubertät kommt es zur Bildung weiblicher Brustdrüsen. Sie sind üblicherweise heterosexuell ausgerichtet, verfügen über eine geringe sexuelle Potenz und sind unfruchtbar. Meist liegt der IQ unter dem Durchschnitt, und ein hervorstechender Wesenszug ist ihre Passivität.

Relativ selten tritt das *Ulrich-Turner-Syndrom* auf, das chromosomal durch ein X-Chromosom gekennzeichnet ist. Die inneren und äußeren Geschlechtsmerkmale sind weiblich ausgebildet, jedoch üblicherweise dysplastisch. Normalerweise handelt es sich um triebschwache, sexuell wenig bedürftige Frauen mit heterosexueller Orientierung. Es fehlt ihnen an Initiative und Antrieb.

Triplo-X-Frauen mit einem Chromosomensatz von XXX weisen unvollkommen ausgebildete primäre und sekundäre weibliche Geschlechtsmerkmale auf. Sie sind intellektuell retardiert.

Menschen mit einer *XYY-Anomalie* sind phenotypisch männlich, hochwüchsig und neigen zu aggressiven Handlungen. Sie fallen durch verschiedene sexuelle und kriminelle Delikte auf, wobei für eine Interpretation der Ätiologie ihrer delinquenten Neigungen auch die häufig ungünstigen Sozialisationsbedingungen eine Berücksichtigung finden müssen.

Wenn wir hier auch noch den *Mongoloismus* anführen, so handelt es sich nicht um eine Aberration der Geschlechtschromosomen, sondern um eine Trisomie des Chromosoms 21. Was für unser Thema dabei bedeutsam ist, ist die Auswirkung der Störung auf die geschlechtsspezifische Entwicklung. Bei ihnen verzögert sich der Eintritt der Pubertät, sie bleiben unfruchtbar und in ihren sexuellen Handlungen vornehmlich autoerotisch ausgerichtet.

Wie sich aus diesen kurzen Beschreibungen entnehmen läßt, haben Abweichungen in den Geschlechtschromosomen meist auch Auswirkungen auf die psychosexuelle Entwicklung. Dabei begegnen wir allerdings kaum dem Bild klassischer Perversionen, weil nach unseren Überlegungen

- *bei der schon prozentuell relativ geringen Zahl sexueller Perversionen in der Gesamtbevölkerung ihre statistische Auftretenswahrscheinlichkeit in der kleinen Gruppe von Menschen mit geschlechtschromosomalen Schädigungen äußerst niedrig ist und*
- *die manchmal weitgehende biopsychische Retardation des Behinderten eine so „komplexe" Fehlentwicklung, wie sie manche Perversionsgestalten darstellen, unmöglich macht.*

Auch vertreten wir die schon mehrmals geäußerte Meinung, daß die Perversionsgestalt nicht a priori in der genetischen Information angelegt ist. Allerdings können die aus chromosomalen Aberrationen hervorgehenden anatomischen Strukturen und funktionellen Prozesse im Sinn eines „konstituierenden Anteils" in eine sich entwickelnde Perversionsgestalt integriert werden. Außerdem können für Störungen der Geschlechtsidentität und des Geschlechtsrollenverhaltens aus chromosomalen Aberrationen resultierende, abweichende morphologische Varianten eine bahnende Rolle spielen.

11.1.3 Hormonelle Strukturierungs- und Regulierungsfunktion

Im 2. Monat der Schwangerschaft beginnen die Keimdrüsen Hormone zu produzieren, die für die anatomische Entwicklung und Strukturierung von essentieller Bedeutung sind. Aus Experimenten an Tieren und den Untersuchungen von Menschen mit Abweichungen und Fehlbildungen der geschlechtsspezifischen Organe und Funktionen haben wir die Erkenntnis gewonnen, daß die Ausbildung der primären und sekundären Geschlechtsmerkmale des Mannes an die intrauterine Ausschüttung von Androgenen gebunden ist. Somit kommt dem Hormonhaushalt der pränatalen Zeit eine wichtige Rolle im geschlechtlichen Differenzierungsprozeß zu.

Wenn dann eines Tages die puberale Entwicklung einsetzt, werden in vermehrtem Maß gonadotrope Hormone ausgeschüttet, die ihrerseits wiederum eine intensivere Produktion von Testosteronen beim Mann und von Östrogenen (aber nicht nur) bei der Frau anregen.

11.1.3.1 Folgen hormoneller Störungen für die Ausformung geschlechtsspezifischer Strukturen

Wenn eine Störung im intrauterinen Hormonhaushalt auftritt, kommt es zu fehlerhaften und abweichenden Ausformungen von geschlechtsspezifischen Strukturen und Funktionen. Im Tierversuch lassen sich durch künstliche Eingriffe derartige Fehlbildungen in verschiedensten Varianten erzeugen. So entstehen durch experimentelle Androgenisierung von weiblichen Rhesusaffen während einer kritischen Periode der pränatalen Entwicklung morphologische Männchen, die sich auch typisch männlich verhalten (Young et al. 1964). Wenn ein Kaninchen (Karyotyp XY) am 19. Tag im Uterus kastriert wird, dann bildet es weibliche anatomische Strukturen aus. Erfolgt die Kastration am 24. Tag, dann entwickelt es sich gemäß dem chromosomalen Geschlecht (Jost 1953).

Auch in der menschlichen embryonalen Entwicklung zeigt es sich, daß ein XY-Chromosom noch nicht die Ausformung eines männlichen Organismus garantiert. Denn erst über die Androgeneinwirkung aus den fetalen Hoden kommt es zur Ausbildung der weiteren männlichen Geschlechtsorgane.

Beim *androgenitalen Syndrom* (AGS), welches bei Buben und Mädchen auftreten kann, kommt es durch eine Stoffwechselstörung zu einer Überfunktion der Nebennierenrinde. Das führt dazu, daß es Mädchen mit Ovarien und allen Abstufungen einer somatischen Vermännlichung und Buben mit nicht voll entwickelten Hoden gibt. Von Interesse erscheint uns auch, daß Mädchen mit einem AGS häufig bubenhafte Interessen aufweisen (Ehrhart et al. 1968). Jedoch entspricht ihre infantile und undifferenzierte Psychosexualität meist eher der anerzogenen Geschlechtsrolle. Allerdings gibt es auch weiblich erzogene, therapeutisch unbehandelte Mädchen, die in der Pubertät einen Geschlechtswechsel durchsetzen und sexuell auf einen weiblichen Partner ausgerichtet sind.

Der *Pseudohermaphroditismus masculinus* zeichnet sich dadurch aus, daß trotz der Existenz von männlichen Keimdrüsen eine unvollkommene Maskulinisierung der äußeren und inneren Genitalorgane erfolgt. Außerdem findet man oft große Hautfalten vor, die wie Schamlippen aussehen. Als Ursache kommt eine verminderte Androgenproduktion oder eine lokale Resistenz der Gewebe gegenüber den Einflüssen der Androgene vor. Auch dann, wenn diese Kinder zu einer weiblichen Geschlechtsrolle erzogen werden, kann es trotzdem manchmal zu einem spontanen Wechsel zur männlichen kommen.

Zum *femininen Pseudohermaphroditismus* zählt man Frauen mit weiblichen Geschlechtsdrüsen und einem intersexuellen Genitale. Durch Androgeneinflüsse über die Mutter während der Schwangerschaft werden die inneren und äußeren Organe ganz oder teilweise männlich geformt. Meist sind sie weiblich orientiert und streben selten einen Geschlechtsrollenwechsel an.

Bei der *testikulären Femininisierung* entwickelt sich bei Feten mit einem XY-Chromosomenpaar ein weiblicher Körperbau, doch fehlt der Uterus. Meist liegen die Gonaden in den Leistenbeugen. Auch hier ist für die Fehlentwicklung eine Androgenresistenz des Gewebes oder eine sonstige Störung im Androgenhaushalt verantwortlich.

Beim Menschen mit *Hermaphroditismus verus* sind alle Übergänge von nebeneinander existierenden männlichen und weiblichen, primären und sekundären Geschlechtsmerkmalen möglich. Sie können sowohl männliche als auch weibliche Gonaden besitzen, und es besteht die Möglichkeit, daß beide das Reifungsstadium erreichen.

Auch für hormonell verursachte Fehlbildungen der Geschlechtsorgane und ihrer psychischen Funktionen gilt nach unserer Ansicht, daß sie sich nicht unmittelbar in sexuelle Perversionen umsetzen können. Wir befinden uns mit unseren Überlegungen allerdings an einem Punkt, an dem die biologischen Vorgänge für Fehlentwicklungen der geschlechtlichen Identität und des Geschlechtsrollenverhaltens zunehmend mehr in Betracht gezogen werden müssen. Damit wirft sich natürlich auch die Frage auf, wie weit eine labile Geschlechtsidentität, wie sie gelegentlich bei den verschiedenen Formen des physischen Hermaphroditismus hervortritt, die Entwicklung einer Perversion *indirekt* begünstigen kann, speziell, wenn man an Stollers (1979) Auffassung denkt, daß Perversionen gewöhnlich Störungen der männlichen oder weiblichen Identität sein sollen. Daß hormonell bewirkte somatische Fehlbildungen besonders in der Pubertät zu derartigen Problemen und Verunsicherungen der geschlechtlichen Identität führen können, ist bereits aus obigen kurzen Abrissen diverser Varianten des Hermaphroditismus ablesbar.

11.1.3.2 Die Annahme einer spezifischen zerebralen Differenzierungsphase

Für die morphogenetische geschlechtliche Differenzierung spielen Hormone eine essentielle Rolle. Störungen des Hormonhaushalts in der intrauterinen Phase bewirken leichte bis schwere Fehlbildungen der primären und sekundären Geschlechtsorgane, wie das in den diversen Formen des Hermaphroditismus deutlich wird. Mit diesem Wissen um hormonelle Wirkungen auf die Differenzierung primärer und sekundärer Geschlechtsorgane und ihrer Funktionen, so könnte man meinen, ist die geschlechtsspezifische Entwicklung hinreichend beschrieben und geklärt. Doch stoßen wir immer wieder auf Fälle, bei denen wir damit nicht auskommen. Das hat sich ja bereits bei manchen Formen des Hermaphroditismus angedeutet, da das Geschlechtsrollenverhalten des Hermaphroditen nicht immer den überwiegenden Geschlechtsmerkmalen entspricht, auch wenn sich die Erziehung nach diesen richtet. Am eindrucksvollsten zeigt sich jedoch eine Unvereinbarkeit von körperlichem und seelischem Geschlecht beim Transsexuellen (Cauldwell 1949), bei dem sich, wenn man einen Gedanken Ulrichs (1862) übernimmt, *eine weibliche Seele in einen männlichen Körper verirrt hat* (beim weiblichen Transsexualismus ist es umgekehrt). Nun ist jedoch seelisches Erleben und komplexer organisiertes Verhalten ohne korrelierende Vorgänge im Gehirn nicht denkbar. Aus diesem Grund müssen auch Männlichkeit und Weiblichkeit entsprechende zentralnervöse Repräsentanzen besitzen, wobei diese auf verschiedenen Organisationsebenen konstituierende Anteile aufweisen. Eine erste und damit ursprünglichste Repräsentanz entsteht möglicherweise während einer intrauterinen Phase – es wird dafür von verschiedenen Forschern die Zeit vom 4.–7. Lunarmonat postuliert – durch hormonelle Einwirkungen, so daß sich entsprechend den primären und sekundären Geschlechtsmerkmalen ein *„männliches oder weibliches Hirnorgan"* bildet. Das würde heißen, daß durch die Androgenisierung von sensiblen Anteilen des Gewebes im Gehirn diese eine *Matrix für „männliche Erfahrungen"* abgeben.

Diese hypothetisch auf eine Androgenisierung ansprechenden Gewebe im Zerebrum des Menschen dürften hypothalamischen Anteilen zugehören. Vorgänge in der hier geschilderten Art würden somit ein Entgegenkommen der Struktur für eine männliche oder weibliche Sozialisierung bewirken.

Eines steht jedenfalls fest, daß in Tierexperimenten sensible Phasen für eine männliche oder weibliche Verhaltensprogrammierung nachweisbar sind (Jost 1953; Young et al. 1964; Gadpaille et. al. 1972; Dörner 1979). So läßt sich bei Ratten experimentell genau die Zeitspanne eingrenzen, in der die Einwirkung der gonadalen Sekretion einen maskulierenden Effekt auf das zentralnervöse System hat. Harris u. Levine (1962) kastrierten männliche Ratten innerhalb von 24 Stunden nach der Geburt, worauf sich diese wie Weibchen verhielten. Wurde die Kastration aber erst am 3. Tag ihres postnatalen Lebens durchgeführt, zeigten sie in der Folge männliches Geschlechtsrollenverhalten.

Falls also eine oder mehrere derartige sensible Phasen auch beim Menschen existieren, dann müssen wir unsere Vorstellungen vom Hermaphroditismus erweitern und zur somatischen Geschlechtsbestimmung auch noch das (potentielle) *Männlichkeit oder Weiblichkeit repräsentierende zentralnervöse System* heranziehen. Denn es könnte sein, daß beispielsweise zwar ein XY-Chromosomenpaar und eindeutig ausgebildete primäre und sekundäre männliche Geschlechtsmerkmale vorhanden sind, aber wegen einer fehlenden Androgenisierungsphase im Gehirn die Ausbildung eines „männlichen Hirnorgans" unterblieben ist. Natürlich können wir uns auch hier gleitende Übergänge der Ausprägung der „Vermännlichung" des Substrats vorstellen. Auch die „Durchschlagskraft" eines solchen primären geschlechtsspezifischen organischen Faktors müßte wohl individuell variieren.

Auch noch nach der Geburt wirkt nach unserer Meinung der soziale Differenzierungsprozeß als substratmodifizierender Vorgang und erweitert die zentralnervöse Repräsentanz des Männlichen oder Weiblichen, wobei sich mit zunehmendem Alter dieselbe weniger in Strukturveränderungen niederschlägt und dadurch die Möglichkeit ihrer Modifizierbarkeit wächst. Somit wären transvestitische Entwicklungen, die später einsetzen, weniger *substantiell* als frühe. Bei diesen Überlegungen darf allerdings nicht außer acht gelassen werden, daß etwas latent Vorhandenes manchmal erst in der Pubertät manifest wird und überraschend auftretende gegengeschlechtliche Erlebens- und Verhaltensweisen die Manifestation von etwas schon lange, jedoch „stumm" Vorhandenem sein können.

11.1.4 Die Rolle irritierbarer zerebraler (Teil)funktionen der Perversionsgestalt für sexuelles Erleben und Verhalten

Wenn wir uns mit sexuellen Entwicklungen und Fehlentwicklungen befassen, so handelt es sich immer um ein neuropsychologisches Problem, denn jegliches Erleben und komplexer organisiertes Verhalten hat eine entsprechende Repräsentation im Gehirn. Dasselbe gilt natürlich auch für die geschlechtliche Identität und das entsprechende Rollenverhalten. Auf verschiedenen historischen Ebenen der Organisation sind nun Irritierungen denkbar, die durch zerebrale Funktionsstörungen zustandekommen können und direkt oder indirekt bei der Aktualisierung des Geschlechtsrollenverhaltens und/oder psychosexueller Phantasien und Handlungen wirksam werden können. Derartige zerebrale Funktionsstörungen mögen manchmal ein konstituierender Bestandteil einer

Perversionsgestalt sein, doch ist die Entwicklung derselben nicht zwingend an derartige Dysfunktionen gebunden. Eher variieren und moderieren dieselben Inhalte, Dynamik und Ablauf der Perversion.

Eine Reihe verschiedener Störungen im Gehirn wird mit diversen sexuellen Deviationen in Verbindung gebracht. So versucht Epstein (1961) den Fetischismus auf temporal lokalisierte Funktionsstörungen zurückzuführen und vermutet, daß der Temporallappen endokrine Vorgänge und sexuelles Verhalten steuert. Manchmal kann auch der Wunsch nach einer Geschlechtsumwandlung bei Menschen mit temporal lokalisierten Zerebralschäden auftreten. Und von Roeder (1971) wurde Homosexualität durch Koagulation des Cajalkerns im ventromedialen Bereich des Hypothalamus behandelt, so daß die Frage auftaucht, ob sich nicht dort bei manchen Menschen eine Art „homosexuelles Zentrum" lokalisieren läßt. Außerdem wurden epileptische Anfälle mit Fetischismus (Mitchel et al. 1954), Exhibitionismus (Cabanis 1972) und Nekrophilie (Klaf et al. 1958; Krafft-Ebing 1984) in Zusammenhang gebracht, und Bolman (1974) verweist auf sexuell-aggressive Handlungen, die im Gefolge von Zerstörungen von Hirnarealen auftreten können.

Auch wenn wir fallweise auf diagnostizierbare zerebrale Funktionsstörungen bei Menschen mit sexuellen Deviationen stoßen, treten sie m. E. kaum jemals als ursächliche Faktoren in der Genese derselben auf.[1]

11.1.5 Besonderheiten primärer und sekundärer Geschlechtsmerkmale und -funktionen und deren Auswirkungen auf die psychische Entwicklung

Es gibt eine Vielzahl von Abweichungen und Besonderheiten primärer und sekundärer Geschlechtsmerkmale und -funktionen, wobei wir ein „geschlechtsspezifisches Hirnorgan" den primären zuzählen würden. Derartige Abweichungen oder Besonderheiten von Merkmalen und Funktionen können, für das Subjekt nicht wahrnehmbar, im Innern des Organismus liegen bzw. ablaufen oder der Apperzeption direkt zugänglich sein, wie die Verbildungen äußerer körperlicher Anteile. In beiden Fällen kann eine Beeinflussung der Entwicklung des Körperselbst sowohl im allgemeinen als auch im besonderen während der Genese der geschlechtlichen und psychosexuellen Identität erfolgen. Denn wenn das Individuum die Unterschiede seiner physischen Ausstattung im Vergleich mit „statistischen Normwerten" wahrnimmt, kann es zu einer seelischen Verunsicherung kommen. Von entscheidender Bedeutung im Prozeß der Identitätsbildung ist natürlich auch die subjektive Einschätzung und Bewertung solcher Besonderheiten. Das wird vornehmlich offenkundig bei der Neu-

---

[1] Auch wenn Schädigungen des Gehirns eine große Bedeutung für die Genese sexueller Störungen zugemessen wird, wie beispielsweise von Späte (1970) dem limbischen System, können dieselben nach seiner Auffassung nicht einfach einer psychischen Störung zugeordnet werden, da eben andere Faktoren mit der Schädigung interagieren. Das limbische System betrachtet er aber als organische Grundlage für eine atavistische Prägungsbereitschaft im Sinne Leonhards (1964).

rose, die zu einer tendenziösen Bedeutungsverschiebung des Wahrgenommenen führen kann.

Reale Abweichungen zwischen Soll- und Istwerten finden sich auch bei diversen endokrin bedingten Entwicklungsstörungen wie hypophysären Wachstums-
und Gewichtsstörungen, Pubertas praecox und Pubertas tarda etc. Meist kommt
es bei diesen Formen zu keiner ausgereiften Sexualität, sondern die sexuellen
Bedürfnisse bleiben weitgehend ungerichtet und ohne starken Triebdruck. Auch
bei diesen Fällen fehlt oft jene Komplexität und psychische Differenziertheit, die
für die Entstehung komplexer sexueller Perversionsgestalten Voraussetzung ist,
doch schließt die (psycho-)somatische Störung ihre Einbindung in dieselben
nicht prinzipiell aus.

Auf jeden Fall ist jedoch festzuhalten, daß Besonderheiten primärer und
sekundärer Geschlechtsmerkmale und -funktionen indirekt wie auch direkt und
in Abhängigkeit von ihrer subjektiven Bewertung die psychische Entwicklung
beeinflussen.

11.1.6 Folgen des physischen Hermaphroditismus
für die psychische Entwicklung

Bereits in den vorangehenden Kapiteln ist die Bedeutung biologischer Gegebenheiten, insbesondere aber von deren Abweichungen für die psychosexuelle
Entwicklung und Fehlentwicklung und die Bildung der Geschlechtsidentität
angeklungen. Damit ist auch allmählich immer deutlicher der psychische Anteil
von Störungen der Geschlechtsrolle und psychosexueller Deviationsgestalten in
den Vordergrund getreten.

Die Frage, ob ein physischer Hermaphroditismus zu einem psychischen führt,
haben wir bereits in Abschnitt 11.1.1 angeschnitten und wollen sie nunmehr
etwas ausführlicher behandeln. Wir gehen von der Auffassung aus, daß bei beiden Geschlechtern auch (rudimentäre) biologische Anzeichen und Merkmale
des anderen vorhanden sind, aber üblicherweise natürlich nicht in hermaphro-
ditischer Ausprägung. (Diese Vorstellung der Zweigeschlechtlichkeit reicht bis
in die Antike zurück und wurde damals im Symbol des Androgyn zum Ausdruck gebracht). Außerdem wird angenommen, daß neben den körperlichen
auch psychische Eigenschaften des anderen Geschlechts bei jedem Menschen
zu finden sind, die jedoch meist mehr oder weniger verdrängt oder nicht gelebt
werden, da im Prozeß der Sozialisierung eine Geschlechtstypisierung erfolgt,
die in einem gewissen Ausmaß auch kulturell variiert. Jung (1951, Ausg.
1976/1977) hat die verdrängten weiblichen Züge des Mannes als „Anima" und
die männlichen der Frau als „Animus" bezeichnet.

Erhebliche Probleme können nun für einen heranwachsenden Menschen daraus resultieren, daß die Realisierung des kulturell typisierten geschlechtlichen
und sexuellen Verhaltens durch Besonderheiten und Abweichungen primärer
und sekundärer Geschlechtsmerkmale in Frage gestellt wird.

Allerdings scheint bei Hermaphroditen die durch die Erziehung einwirkende
geschlechtliche Sozialisierung gegenüber dem Einfluß der Apperzeption eigener körperlicher Merkmale für die Ausformung der psychosexuellen Identität

zu überwiegen. Denn wie bereits Ellis im Jahr 1936 (Ausg. 1954) und Money und seine Mitarbeiter in den 50er und 60er Jahren nachgewiesen haben (Money et al. 1956; Money 1961), entwickeln Hermaphroditen jenes psychische Geschlecht und das entsprechende Rollenverhalten, in dem sie erzogen worden sind. Allerdings gibt es auch Ausnahmen, die darauf hinweisen, daß gelegentlich der somatische Faktor stärker durchschlägt. Und wenn Eltern in der Erziehung weibliche und männliche Stereotype vermischen, entwickeln Hermaphroditen mit großer Wahrscheinlichkeit eine hermaphroditische Identität. Die weitgehende Belehrbarkeit des physischen Hermaphroditismus kann natürlich auch mit der mangelnden Eindeutigkeit im Somatischen zusammenhängen, so daß der sozialisierende Einfluß mehr Variabilität erlaubt, wie das bei ungestörten somatischen Entwicklungsverläufen der Fall ist.

11.2 Störungen der Psycho(sexual)genese

Eine Psychogenese per se gibt es nicht, sondern immer nur in Beziehung zu physikalischen, biologischen, sozialen und kulturellen Einwirkungen, die in unabdingbaren wechselseitigen Verflochtenheiten die Entwicklung des Seelenlebens beeinflussen.

Wir haben weit ausgeholt und über die Beschreibung der individuellen Entwicklung hinausgreifend (indirekte) Einflüsse für das psychosexuelle Werden und Fehlwerden zu identifizieren versucht und uns dabei allmählich der Ontogenese angenähert. Nachdem wir unser Augenmerk auf einige Aspekte der physischen Entwicklung körperlicher Geschlechtsmerkmale gerichtet haben und auf ihre Bedeutung für die Entstehung psychosexueller Störungen eingegangen sind, wollen wir uns nunmehr primär der psychischen Seite sexueller Entwicklungsstörungen zuwenden und sozialisierende Bedingungen im Nahfeld des Heranwachsenden untersuchen. Eine besondere Rolle kommt bei diesen Betrachtungen den Menschen zu, die in der Zeit der ersten Lebensjahre (auch später) mit ihrer Betreuung und Erziehung beauftragt sind.

11.2.1 Bezugspersonen des Kindes und deren Beziehungen

Eine essentielle, ja existentielle Rolle in den ersten Lebensjahren des Kindes spielen jene Bezugspersonen, die seine Betreuung und Befürsorgung übernehmen. Meist sind es Eltern und Großeltern, die für sein Wohl (oder auch Unwohl) sorgen, und früher oder später übernehmen auch private oder staatliche Institutionen einen Teil der erzieherischen Aufgaben. Die primären Bezugspersonen haben meist untereinander Beziehungen – es sei denn, sie leben getrennt – und ihre körperliche und seelische Präsenz für die Nachkommenschaft kann in hohem Maß variieren. Ihre Eigenschaften, Persönlichkeitszüge, Verhaltensmuster bilden vornehmlich das „emotionale Klima", in dem das Kind seine geschlechtliche und psychosexuelle Identität ausbildet, wobei darüber hinaus noch transfamiliäre Einflüsse eine erhebliche Rolle spielen. Häufig leben auch noch Geschwister im Haushalt, wodurch sich das „dynamische innerfamiliäre Beziehungsgeflecht" vervielfältigt.

In einem ersten Schritt sollen nun evolutive gesellschaftliche Varianten der Eltern-Kind-Beziehung dargestellt werden, weil wir die Herausarbeitung typischer Beziehungsmuster nicht nur als historische Information verstehen, sondern auch als eine Chance, den Blick für gegenwärtige Eltern-Kind-Beziehungen zu schärfen.

11.2.2 Eltern-Kind-Beziehung

11.2.2.1 Evolutive gesellschaftliche Varianten

Die Ausführungen von Kapitel 11 orientieren sich weitgehend an dem von de Mause herausgegebenen Sammelband „Hört ihr die Kinder weinen?" (de Mause 1980).

Im Lauf der uns bekannten Geschichte haben sich die Beziehungen zwischen Eltern und Kindern allmählich gewandelt, wobei für manche Jahrhunderte nur spärliche Quellen und Dokumente existieren. Aus derartigen Materialien wurde eine „evolutionäre Theorie des historischen Wandels der Eltern-Kind-Beziehung" (de Mause 1980, S. 14) entwickelt und jene Erlebens- und Verhaltensmuster herausgearbeitet, die für bestimmte Zeitabschnitte typisch sind. Dabei werden derartige Verhaltensvarianten (des Erwachsenen) vornehmlich durch folgende seelische Vorgänge beeinflußt. (Parallelen zu Richters (1981) typischen Rollenzuweisungen mancher Eltern an ihre Kinder drängen sich auf):

- *Durch Projektionen, die auch Fürsorge einschließen können – diese berücksichtigen aber nicht die Bedürfnisse des Kindes;*
- *durch Substituierung des Kindes für eine Erwachsenenfigur;*
- *durch Empathie, die auf die Bedürfnisse des Kindes eingeht.*

Wir wollen nunmehr den Wandel einiger Aspekte des Umgangs mit Kindern über die Jahrhunderte herauf betrachten.

- Von der Antike bis zum 4. Jahrhundert n. Chr. wurden Kinder häufig *ausgesetzt* oder *umgebracht.* Sokrates hat dieses Thema auch in seiner dramatischen Darstellung des Schicksals von König Ödipus aufgegriffen, der mit durchbohrten Füßen in den Bergen ausgesetzt wurde. Außedem bestand die weitverbreitete Sitte, Kinder als *Sexualobjekte* zu gebrauchen.
In der Projektion wurde das Kind sexualisiert und „verführte" gleichsam den Erwachsenen, so daß er dann auf das „sexuelle Angebot" des Kindes reagierte (Umkehrreaktion).
- Vom 4.–13. Jahrhundert n. Chr. änderte sich allmählich manches an der Einstellung zu Kindern. Sie *wurden häufig weggegeben, (projektiv) als böse wahrgenommen und mußten deshalb geschlagen werden.* In diesem teilweise gewalttätigen Jahrhundert waren die grausamen Eltern meist selbst Opfer von Grausamkeit und Brutalität. Juvenal (de Mause S. 121) prangert an, was noch im 2. Jahrhundert n. Chr. häufig vorzukommen schien, nämlich Morde an Stief- und Adoptivsöhnen, Abtreibungen, Verkauf und Verpfändung von Kindern, Aussetzungen etc. Im Jahr 374 n. Chr. wurde dann der Kindesmord zum Kapitalverbrechen erklärt.
Im Lauf der Zeit begann ein allmählicher Wandel in der Beziehung zu Kindern, der teilweise durch Einflüsse der Kirchenväter eingeleitet wurde. Es wurde betont, daß Kinder eine Seele haben und unterrichtet werden können. Die säugende Mutter wurde idealisiert und die Stillzeit umfaßte nunmehr 1–3 Jahre, wodurch sich unter anderem

auch die Bindung zum Kind vertiefte. Allerdings wurden von den etwas begüterten Eltern die Sprößlinge häufig an Säugeammen abgegeben und kehrten von diesen erst nach 2 Jahren wieder zu ihrer ihnen noch unbekannten Mutter zurück. Aus der Sicht der wissenschaftlichen Erforschung der Kinderentwicklung wissen wir heute, daß eine derartige abrupte Beziehungsänderung traumatisch wirken und die Entwicklung der Bindungsfähigkeit beeinträchtigen kann.

Man begann auch im Lauf der Zeit Kinder wegen der Gefahr der Erdrückung vom elterlichen Bett fernzuhalten, und im 9. Jahrhundert wurde deswegen sogar ein Gesetz erlassen. Nunmehr begann der Gebrauch von Kindern als Sexualobjekte zurückzugehen, was auch auf eine *Verminderung der Umkehrreaktion zurückzuführen ist.*

- Zwischen dem 14. und 17. Jahrhundert zeichnete sich die Beziehung der Eltern zum Kind durch eine *starke Ambivalenz* aus. Dem Kind wurden nebeneinander positive und negative Gefühle entgegengebracht.
- Das 18. Jahrhundert läßt sich als eine Zeit der *Intrusion* charakterisieren. Die Erwachsenen begannen, in das Kind zu dringen, ließen ihm wenig psychologischen Freiraum und *kontrollierten* es sehr. Allerdings gingen auch in diesem Jahrhundert die auf das Kind gerichteten Projektionen und damit verbundenen Umkehrreaktionen weiter zurück.
- Im 19. und 20. Jahrhundert kam es zu einer weitgehenden Änderung der Auffassungen über die Aufzucht von Kindern. Nunmehr ging es nicht mehr darum, das Kind zu unterdrücken, sondern es *anzupassen. Dieses wurde nun zunehmend bewußt erzogen*, wobei die Erziehung noch in den ersten Jahrzehnten unseres Jahrhunderts zum Teil mit großer Strenge gehandhabt wurde.
- Daneben gibt es noch eine elterliche Haltung, die das Kind vornehmlich *unterstützt und fördert.* Das kann nur dann geschehen, wenn Eltern möglichst gut um seine Bedürfnisse Bescheid wissen, wenig auf das Kind projizieren und beziehungsfähig sind.

Es schiene uns außerordentlich fruchtbar zu sein, psychosexuelle Entwicklungsstörungen im Licht einer solchen Theorie des Wandels der Eltern-Kind-Beziehung zu betrachten, da wir doch annehmen, daß bestimmte Beziehungsmuster die Entstehung von Perversionen und Konflikten um die geschlechtliche Identität mehr begünstigen als andere, auch wenn in der Literatur immer wieder darauf hingewiesen wird, daß sexuelle Perversionen zu allen Zeiten mit ungefähr derselben Häufigkeit aufgetreten sind (Bräutigam 1979, S. 17). Sollte es uns gelingen, spezielle Einstellungen, emotionale Qualitäten und Verhaltensweisen der Eltern mit diversen Störungen der geschlechtlichen und psychosexuellen Entwicklung ihrer Kinder zu korrelieren, dann würden sich rückschauend die oben angeführten „historischen" Dimensionen bezüglich ihrer Auswirkung auf das damalige Auftreten von sexuellen Deviationen vielleicht besser einschätzen lassen.

Daß auch entgegen einer günstig erscheinenden Eltern-Kind-Beziehung Abweichungen der geschlechtlichen Identität und des sexuellen Verhaltens auftreten können, halten wir für wahrscheinlich, da wir gelegentlich auf Fälle stoßen, bei denen die häuslichen Bedingungen keine pathogenen Einflüsse erkennen lassen.

Auf diverse speziellere Varianten der Eltern-Kind-Beziehung wollen wir nunmehr in den folgenden Abschnitten etwas ausführlicher eingehen und nach Korrelationen mit sexuellen Fehlentwicklungen fragen.

11.2.2.2 Varianten der Erziehung bei Störungen der geschlechtlichen Identität, der Objektwahl und des sexuellen Verhaltens

Eszessive Nähe und Intimität. Üblicherweise bilden Mutter und Kind in der ersten Zeit des extrauterinen Lebens eine „biologische Einheit" (A. Freud 1968). Diese „biologische Einheit" beginnt sich im Lauf der Zeit allmählich aufzulösen, da das Kind nach Autonomie und Selbständigkeit strebt und die vernünftige Mutter seine Strebungen liebevoll unterstützt und fördert, ohne zu überfordern. Denn nach einer Phase des autistischen „In-der-Welt-Seins" und der anschlie-ßenden Symbiose mit der Mutter beginnen Trennungsängste und das Verlangen nach Selbständigkeit in Widerstreit zu geraten und das Kind wechselt zwischen Ablösung von der Mutter und Rückkehr zu ihr (siehe dazu die Subphasen der Symbiose, Trennung und Individuation bei Mahler 1972). Wenn nun die Mutter zu viel an Autonomie fordert und dem Kind die „Rückkehr" versperrt oder es in „symbiotischen Banden" gefangenhält, dann können daraus Fehlentwickungen keimen. So weisen manche Forscher darauf hin, daß bei einer übermäßig lang dauernden, innigen Beziehung zur Mutter die Entwicklung der männlichen Identität bei Buben gefährdet wird und diese bereits in früher Kindheit feminine Züge auszubilden beginnen (Stoller 1979). Als Männer sind sie dann meistens passive und zurückhaltende Menschen. Als Paradebeispiel für seine These führt Stoller den transsexuellen Mann an, der lange und intim an die Mutter gebun-den bleibt, ohne daß aber eine narzißtische Diffusion der individuellen Gren-zen erfolgt, wie das bei der psychotischen Symbiose der Fall ist. Diese Mütter beeinträchtigen nicht die Autonomiebestrebungen und lassen ihre Kinder die Grenzen zwischen sich und der Außenwelt entdecken, wobei sie einen aller-dings entscheidenden Bereich aussparen, nämlich den ihrer Weiblichkeit. Aber gerade diese Abgrenzung von der Mutter ist für die Entwicklung bedeutsam, weil sie erst dadurch zum begehrenswerten ödipalen Objekt werden kann.

Auch Khan (1983) weist auf die Rolle übermäßiger Intimität zwischen Mutter und Kind bei Perversionen hin, wobei es zwischen beiden aber keine wirkliche Kommunikation gibt, da das (potentiell perverse) Kind als eigenständige Person keine Berücksichtigung und Anerkennung bei ihr findet. Intimität kann dann zu einer Technik werden, die die originären Gefühle von Isolation mindert und eine Art von Kontakt zum Objekt und durch dieses zu sich selbst ermöglicht. Diese frühkindlichen Erfahrungen der Mutter-Kind-Beziehung schlagen sich in einer Unfähigkeit zur Besetzung von Objektrepräsentanzen nieder, so daß ein Surrogat an deren Stelle tritt.

Auf die Rolle des Vaters bei derartigen überintimen Mutter-Kind-Beziehun-gen werden wir an anderer Stelle berichten.

(Keimende) Ent- und Verfremdung. In der Kindheit von Menschen mit sexuellen Perversionen stößt man häufig auf ent- und verfremdete frühkindliche Bezie-hungen, die einen oder auch beide Elternteile betreffen können. Wenn wir an dieser Stelle nochmals den Transsexualismus aufgreifen und uns mit der weibli-chen Variante einer derartigen „konträren Geschlechtsempfindung" befassen, dann zeichnen sich die frühkindlichen Beziehungen der Transsexuellen zur Mutter durch emotionale Distanziertheit und fehlende mütterliche Präsenz aus

(Stoller 1979). Letztere kann durch physische Krankheiten oder Depressionen verursacht sein. Auch bei anderen Formen von Fehlentwicklungen wie beispielsweise dem Voyeurismus werden die Eltern als kalte und distanzierte Menschen beschrieben (Rubins 1969). Noch öfter stoßen wir allerdings auf widersprüchliche Haltungen der Eltern gegenüber ihren Kindern, die sich häufig in „polaren Erziehungs- und Verhaltensmustern", welche von Vater und Mutter jeweils verwirklicht werden, dokumentieren.

Wir haben auch schon auf jene Mütter hingewiesen, die zwar dem Kind eine intensive Körperpflege angedeihen lassen, die Beziehung zu ihm aber ohne ausreichende Wärme und Zuneigung gestalten. Besonders bejahen und fördern sie seine kognitiven und intellektuellen Fähigkeiten. Allerdings behandeln sie ihre Kinder eher wahllos und ohne Eingehen auf deren „Individuallage" (Heitger 1984, S. 247) entweder wie kleine Babies oder schon ältere Kinder, so daß das heranwachsende Geschöpf ein dissoziiertes Primärobjekt introjiziert. Es entwickelt das, was Khan (1983, S. 191) das „montierte innere Objekt" genannt hat, welches aus dissoziierten Teilobjekten besteht. In den sexuellen Beziehungen des Perversen kommt es dann wohl zu einer Externalisierung derselben. Seine Mutter ist ihm somit ent- und verfremdet geblieben, da sie in seiner Kindheit nicht auf seine Bedürfnisse eingehen konnte, besonders in jenen Zeiten, in denen sie depressiv war.

Bei anderen Mutter-Kind-Beziehungen setzt die Entfremdung erst zu einem späteren Zeitpunkt ein, wenn das Kind sich abzulösen beginnt und die Mutter verschmolzen bleiben möchte. Sie schaltet sich dann permanent in die Belange des Kindes ein und läßt ihm keine Freiheit für Entdeckungen und experimentellen Umgang mit sich und den Objekten. Wir stoßen damit auf jene Intrusion, die als ein typisches Merkmal der Eltern-Kind-Beziehung für das 18. Jahrhundert beschrieben wurde.

Konkretisierungen von Achtlosigkeit, Ablehnung und Bedrohung. Besonders in frühen Abschnitten der Geschichte existierten für Kinder massive und existentiell bedrohliche Gefahren, die von den Eltern ausgingen. Sie wurden bis in das 4. Jahrhundert n. Chr. häufig getötet, weggelegt, mißhandelt und sexuell mißbraucht. Im Satyricon berichtet Petronicus (1968), daß bei der Einnahme von Numantia durch die Römer Mütter vorgefunden wurden, die ihre von ihnen halb aufgefressenen Babies im Schoße hielten. Derartige Geschehnisse verleihen plötzlich diversen Mythen wie jenen von der „verschlingenden Mutter" (beispielsweise symbolisiert durch die Hexe in Hänsel und Gretel) einen realen Hintergrund. Wir haben auch auf die geradezu ubiquitäre Kastrationsangst während der 2. Hälfte des 19. Jahrhunderts im deutschsprachigen Raum verwiesen, die in der realen Gefahr von chirurgischen Einflüssen, die als Strafmaßnahmen für die Masturbation angedroht und auch vorgenommen wurden, begründet war.

Brutale Mißhandlungen von Kindern, sexueller Mißbrauch, Bedrohung ihrer körperlichen und insbesonders auch der genitalen Integrität sind leider keine historischen Ereignisse, sondern auch heute noch existierende Gefahren für ihre körperliche und seelische Entwicklung. Manchmal sind diese Angriffe gegen das Kind auch sehr subtil und verdeckt, so daß sie für den Außenstehenden schwer greifbar sind bzw. erst bei einer sorgfältigen Erhebung erfaßt werden können. Von Stoller (1979) werden reale Bedrohungen der geschlechtlichen Identität und erotisierender Körperbereiche als ursächliche Faktoren einer perversen Entwicklung postuliert. Immer sind derartige (manchmal subtil verursachte) Traumen tiefgreifend und erfolgen plötzlich und zu früh.

Das Fehlen geschlechtsspezifischer Vorbilder. Hermaphroditen entwickeln vornehmlich jene geschlechtliche Identität, zu der sie von den Eltern ermutigt und erzogen werden (Money et al. 1956). Auch bei Menschen, bei denen wir nicht nachweisen und auch nicht annehmen können, daß eine hormonelle konträre Geschlechtsentwicklung eingeleitet wurde, lassen sich manchmal mit ziemlicher Wahrscheinlichkeit sozialisierende Bedingungen nachweisen, die zu einer „Verweiblichung" des Mannes oder „Vermännlichung" der Frau geführt haben. Jene Menschen, an denen sich die heranwachsenden Kinder besonders orientieren und die ihnen gemeiniglich die geschlechtsspezifischen Rollenbilder vermitteln, sind die Eltern bzw. jene Menschen, die sie ersetzen.

Nach der Auffassung Stollers (1975 a) entwickelt der Mensch im Lauf seines 1. Lebensjahrs den Kern der männlichen oder weiblichen Identität und stabilisiert diese bis zum Ende des 3. Lebensjahrs (Money et al. 1955; 1956), so daß sie sich nur mehr in seltenen Fällen ändert. Allerdings wird erst in der Adoleszenz diese Entwicklung endgültig abgeschlossen.

Nun gibt es alle Abstufungen und Übergänge der inneren Gewißheit der eigenen Geschlechtszugehörigkeit. So kann ein Mann Zweifel und Unsicherheit an seiner Männlichkeit verspüren, obwohl er letztlich doch weiß, daß er ein Mann ist, eine Überzeugung, die vom männlichen Transsexuellen nicht aufgebracht werden kann. Andere wiederum werden in ihrem Identitätsbewußtsein nicht wankelmütig, auch dann nicht, wenn sie durch einen Unfall ihr Genitale verlieren, da das Bewußtsein ihrer Männlichkeit nicht (allein) aus dem Besitz des Penis resultiert. Je mehrdimensionaler das geschlechtliche Identitätsbewußtsein ist, desto weniger ist es erschütterbar.

Es gibt verschiedenste Möglichkeiten, die die Bildung der geschlechtlichen Identität erschweren und beeinträchtigen. So kann eine Mutter ihrer Tochter gegenüber lieblos und zurückweisend auftreten, während der Vater ihr nahesteht und sie anregt, seine Interessen mit ihm zu teilen. Eine derartige elterliche Konstellation wird männliche Tendenzen im Mädchen fördern. Denn gerade in der Tatsache, daß Väter die Weiblichkeit ihrer Töchter nicht unterstützen, sieht Stoller (1975 a) einen wichtigen Faktor bei der Entwicklung des weiblichen Transsexualismus.

Eine besondere Bedrohung der Geschlechtsidentität bei Buben stellt eine über die natürliche symbiotische Phase andauernde exzessive Nahbeziehung zwischen Mutter und Sohn dar, da dadurch ihr „Wandel" zu einem heterosexuellen Objekt gefährdet und beeinträchtigt wird. Von Khan (1983, S. 11) wird hervorgehoben, daß alle seine perversen Patienten als Säuglinge und Kleinkinder von den Müttern sehr geliebt worden sind, während die Rolle des Vaters farblos und ohne Profil geblieben ist.

Einen Gedanken wollen wir hier noch darlegen, der uns wichtig erscheint. Es ist nach unserem Erachten nicht nur der gleichgeschlechtliche Elternteil, der als

Leitbild für die Entwicklung der psychosexuellen Identität bedeutsam ist, sondern auch der gegengeschlechtliche kann dabei eine wesentliche Rolle spielen. Denn auch wenn beispielsweise Buben ohne Vater aufwachsen – und Nachkriegszeiten sind ja ein leidvolles Beispiel dafür – erwerben sie üblicherweise eine männliche Identität. Dieser Prozeß hat sicher sehr viel mit einer mütterlichen Haltung zu tun, die wir dermaßen formulieren würden: *„Werde nicht so, wie ich (als Frau) bin, sondern wie ich dich als potentiellen Mann sehe."* Sie wird dann jedes Verhalten, welches dieser Männlichkeit nahekommt, bestärken und feminines Handeln zurückweisen. Ein derartiger modulativer Prozeß der Identitätsbildung muß natürlich komplizierter verlaufen als in einer Lebenssituation, in der sich der Knabe mit dem Vater identifizieren kann, da ihm ohne dessen reales Vorbild nur das von der Mutter „kreierte Imago" bleibt. Allerdings existieren dann in der Realität meist auch reale Männer, die als Leitbild fungieren können.

Die unbewältigte ödipale Problematik. Sophokles (1980) hat jenes aufregende Drama über König Ödipus geschrieben, das Freud (1897; 1900, Ausg. 1972 a; 1924; Ausg. 1972 c) zur Vorlage für die Konzeption einer bestimmten menschlichen Entwicklungsphase dienen sollte. Bekanntlich hat ja Ödipus seinen ihm unbekannten Vater erschlagen und, ohne es zu wissen, die Mutter geehelicht, mit der er in Blutschande lebte und Kinder zeugte. Ähnliches soll sich in der Seele des 3–5jährigen Kindes abspielen und als eine ihm inhaltlich kaum bewußte, motivierende Dynamik seine Beziehungen zu den Eltern beeinflussen. In ihm schwelt Begehrlichkeit gegenüber dem gegengeschlechtlichen Elternteil und negative Gefühle richten sich auf den gleichgeschlechtlichen, der das Buhlen um die Gunst der Mutter oder des Vaters rivalisiert. Auf der realen Ebene äußern sich dann diese Impulse in liebevoll-zärtlicher Zuwendung einerseits und abweisenden, aggressiven Verhaltensweisen andererseits. Wird diese Dynamik nicht aufgelöst und bleibt sie weiter bestehen, dann bildet sie nach Auffassung einer Reihe psychoanalytischer Forscher die Ursache für perverse Entwicklungen, da die Identifikation mit dem gleichgeschlechtlichen Partner unterbleibt. Als treibendes Motiv für die Identifikation des Knaben mit dem Vater wird die Kastrationsangst angesehen, die zum Verzicht sexueller, auf die Mutter gerichteter Wünsche führt. Beim Mädchen allerdings stoßen wir nach Freud auf einen anderen Verlauf, bei dem am Beginn die Vorstellung steht, daß es kastriert sei, wobei es der Mutter seine Penislosigkeit anlastet. Erst nach einer vorübergehenden Phase der zärtlich-sexuell gefärbten Zuwendung zum Vater regrediert das Mädchen unter dem Druck des Ambivalenzkonflikts mit der Mutter und entzieht sich demselben durch die Identifikation mit ihr.

Die ödipale Entwicklungsphase beinhaltet nach psychoanalytischer Auffassung auch eine potentielle homosexuelle Ausrichtung, die dazu führen kann, daß der Sohn den Vater liebt und mit der Mutter rivalisiert, bzw. die Tochter die Mutter begehrt und den Vater als Konkurrenz erachtet. Es wird dabei angenommen, daß weitgehend die Milieuverhältnisse dafür entscheidend sind, ob eine derartige homosexuelle Entwicklung erfolgt (Loch 1977). Aus einem unbewältigten Ödipuskomplex können demnach auch verschiedenste andere Störungen der sexuellen Entwicklung hervorgehen wie ein femininer Masochismus beim Knaben oder ein aus einem unbewältigten Penisneid resultierender Männlichkeitskomplex bei Mädchen.

11.2.3 Varianten der Entwicklung

Wir haben schon eine ganze Reihe möglicher Fehlentwicklungen der geschlechtlichen Identität und des sexuellen Verhaltens beschrieben. Wir sehen uns außerstande, eine lückenlose und in sich geschlossene Übersicht über verschiedene Formen gestörter und abweichender (psychosexueller) Fehlentwicklungen zu geben und beschränken uns auf Hinweise, das Aufzeigen von Facetten gestörter Verläufe und intrapsychischer Konflikte, die die Entwicklung gefährden und Deviationen einleiten können. Als eine erste Orientierungshilfe für dieses Unterfangen soll uns die Entwicklungslinie für Objektbeziehungen nach Anna Freud (1968) dienen.

11.2.3.1 Eine typische psychische Entwicklungslinie (nach A. Freud)

Anna Freud (1968) hat modellhaft eine Entwicklungslinie herausgearbeitet, die von der infantilen Abhängigkeit bis zum erwachsenen Liebesleben reicht. Sie unterscheidet dabei folgende Schwerpunkte:

- Am Beginn des Lebens existiert eine biologische Einheit zwischen Mutter und Kind. Unterteilt man diesen Zeitabschnitt, dann lassen sich eine autistische und eine symbiotische Phase erkennen, sowie eine Periode, in der die Trennungsangst einerseits und der Selbständigkeitswunsch andererseits in divergierende Richtungen drängen.
- Es folgt nun eine Zeit der „Liebe nach dem Anlehnungsbedürfnis" oder eine Periode des „Teilobjektes" (Klein 1962), in der die Objektwahl noch nicht durch das Ich, sondern von Bedürfnissen und Triebregungen reguliert wird. Es wird dabei die durch das Objekt vermittelte Befriedigung libidinös besetzt (und nicht das Objekt). Besetzungen dieser Art sind nicht konstant, sondern werden zurückgezogen, sobald die Wunscherfüllung eingetreten ist.
- Erst in einem nächsten Schritt kommt es zu einer wirklichen Objektbeziehung, da nunmehr die psychische Repräsentanz des Objekts unabhängig von der Bedürfnisbefriedigung besetzt und aufrecht erhalten werden kann.
- In der analsadistischen Phase werden dann Libido und Aggression auf das gleiche Objekt gerichtet, wodurch es zu der charakteristischen Ambivalenz in den Beziehungen kommt.
- In der ödipalen (phallischen) Phase wird nun besonders der gegengeschlechtliche Elternteil zum Ziel sexueller Wünsche, während der gleichgeschlechtliche rivalisiert wird. Prahlerei, Neugier und Exhibitionslust zeichnen das Benehmen des Kindes aus.
- In der Latenzphase klingen die prägenitalen Regungen der infantilen Sexualität allmählich ab und der Ödipuskomplex wird überwunden. Die libidinösen Besetzungen werden weitgehend von den Eltern abgezogen und auf Lehrer, Idole, Gleichaltrige, unpersönliche Ideale etc. gerichtet.
- In der Vorpubertät kommen die scheinbar überwundenen Regungen und Einstellungen des infantilen Trieblebens und der frühkindlichen Beziehungen wieder zum Vorschein.
- In der Pubertät erfolgt dann die endgültige Loslösung von den ödipalen Objekten und die prägenitalen Partialtriebe werden unter das Primat der Genitalität gestellt. Die Pubertät ist dann abgeschlossen, wenn dieser Schritt und die Besetzung eines neuen, heterosexuellen Liebesobjekts außerhalb der Familie gelungen ist.

Es kann nun vorkommen, daß ein Mensch in verschiedenen Dimensionen seines Menschseins erwachsen ist, aber gerade im Bereich der zwischenmenschlichen Beziehungen auf einer frühkindlichen Stufe verbleibt oder zu einer solchen zurückkehrt. So kann die symbiotische Erfahrung der frühen Mutter-Kind-Beziehung auf die Partnerbeziehung übertragen oder der andere Mensch nur als Mittel zur Befriedigung eigener Wünsche gesehen werden. Auch begegnen wir Personen, die bei geringen Versagungen oder Ansprüchen des Partners ihre Libidobesetzung abziehen, da sie nicht in der Lage sind, eine konstante Objektbeziehung aufrecht zu erhalten. Auf derartige Formen von Beziehungsrudimenten sind wir ja bereits bei unseren Ausführungen über Menschen mit sexuellen Deviationen gestoßen.

11.2.3.2 Die Persönlichkeitsentwicklungsstörung (nach W. Spiel)

Wir haben bereits bei unserem Exkurs über die Entwicklungslinie nach A. Freud Möglichkeiten von (partiellen) Fehlentwicklungen angedeutet. Diese können in kaum mehr korrigierbare Veränderungen und Verformungen der Persönlichkeit münden und ihr Verlauf und Abschluß läßt sich mit dem Begriff der „Persönlichkeitsentwicklungsstörung" (Spiel u. Spiel 1987) umschreiben, durch den zum Ausdruck gebracht werden soll, „. . . daß während des Prozesses der Entfaltung und Differenzierung der Persönlichkeit in ihrem Werdensprozeß langdauernde Umstände einwirken, die zu voraussehbaren Veränderungen in der Ausformung und Ausgestaltung bestimmter Wesens- und Charakterzüge führen" (S. 236). Was wir nach unserer Meinung mit einer gewissen Wahrscheinlichkeit, aber nicht mit Sicherheit voraussehen können, ist die Deformierung, aber nicht die Form, in der sie in Erscheinung treten wird, weil die pathogenen Bedingungen zwar die Freiheit zu einer begrenzten Beliebigkeit einschränken, aber nicht vollkommen aufheben. Die Einengung und Beschränkung der Entfaltung des Möglichen erfolgt bei der Persönlichkeitsentwicklungsstörung durch „Mangel an *Entwicklungsstimuli und -einflüssen*, Deprivation hinsichtlich *phasenspezifischer Bedürfnisse* und durch *zur Devianz verführende pathologische Konstellationen sowie andere exogene Einflüsse*" (Spiel u. Spiel 1987, S. 236), wobei der verformende Prozeß des Werdens auch in perversen Phantasien und Handlungen manifest werden kann.

Pathogene Einflüsse können bereits von Geburt an auf die biopsychische Entwicklung eines Kindes einwirken oder zu einem späteren Zeitpunkt einsetzen. Wir haben dafür bereits eine Reihe von Beispielen erwähnt und führen hier nochmals exemplarisch jene Form der Mutter-Kind-Beziehung an, bei der nach anfänglichem glückhaften Verlauf mit der Phase der beginnenden Ablösung des Kindes die Mutter dasselbe in der Symbiose festhält und damit seine expansiven und autonomen Bestrebungen beschneidet. Eine derartige symbiotische Einbindung des Kindes kann Jahre und Jahrzehnte anhalten und zu einer dauernden und kaum mehr korrigierbaren Verkümmerung jeglicher Verselbständigungstendenzen mit allen daraus resultierenden Folgen führen. Gravierende Konsequenzen für die psychosexuelle Entwicklung lassen sich in derartigen Fällen häufig nachweisen.

Des weiteren stellen jene Mütter eine Gefährdung für das gesunde psychische Wachstum ihrer Kinder dar, die dieselben als eine Art „Dinggeschöpf" behandeln (Khan 1983, S. 11) und nicht als sich im Prozeß der Entfaltung selbst formulierende Wesen. Diese Mütter können sich in einem Übermaß und mit großer Intensität um das körperliche Gedeihen ihrer Kinder kümmern und gleichzeitig deren individuelle Persönlichkeit negieren. Eine solche Überbesetzung des Kindes oder besser Dinggeschöpfs bezeichnet Khan als Idolisierung (1983, S. 11). Dieses spürt sehr früh, daß „das, was die Mutter besetzt hat und was sie fördert, etwas ganz besonderes in ihm sein muß, was aber doch nicht es selbst als Gesamtperson ist" (Khan 1983, S. 12). Allmählich beginnt es, dieses Dinggeschöpf zu internalisieren, welches dadurch zu einem idolisierten Selbst wird. Damit ist auch der Boden für eine Entwicklung bereitet, die sich u. a. im Bereich der Sexualität als Perversion ausdrücken kann.

Wir haben auch schon einen anderen Vorgang beschrieben, bei dem die unbewußten perversen Tendenzen der Eltern über projektive Vorgänge in perversen Entwicklungen des Kindes *materialisieren*.

Wir würden uns nun hoffnungslos überfordern, wenn wir alle jene Formen und Arten pathogener Gegebenheiten, die zu einer Persönlichkeitsentwicklungsstörung führen, behandeln wollten. Wir begnügen uns deshalb mit der Aufgabe, erstens die traumatische Fehlentwicklung, die sich ja hier abzeichnet, und zweitens die Frage einer atraumatischen Genese einer Persönlichkeitsentwicklungsstörung zu bearbeiten.

Die traumatische Fehlentwicklung. Häufig sind es tiefgehende seelische Verletzungen, die zu einer Fehlentwicklung führen. Wir kennen eine Reihe besonders einschneidender Ereignisse, die in den Seelen von Kindern traumatische, oft irreversible Verwundungen hinterlassen, wobei es nicht nur von der Bedrohlichkeit einer Situation abhängt, ob eine überdauernde seelische Deformierung erfolgt, sondern auch von den verfügbaren Bewältigungs- und Abwehrmechanismen des Kindes. Zu derartigen Vorkommnissen, die dieses in der Frühzeit seiner Entwicklung noch nicht adäquat verarbeiten kann, zählen langdauernde Trennungen von der primären Bezugsperson in jener kritischen Phase, in der das Kind die Objektkonstanz und seine Bindungsfähigkeit erst entwickelt. Eine andere traumatische Erfahrung stellen Angriffe auf seine körperliche Integrität dar, besonders in einer Zeit, in der bei manchen Kindern die Erkenntnis der Zweigeschlechtlichkeit zu Kastrationsängsten führt. Ein brutaler Vater wird diese Kastrationsangst dermaßen steigern, daß dem Kind vielleicht nur die Unterdrückung und Verdrängung jeglicher genitaler und aggressiver Regungen bleibt und letztlich ein durchsetzungsloser, intentional gehemmter Mensch vor uns steht (dessen Sexualität vielleicht zu einer passiven Form der Homosexualität verformt ist). Wenn wir danach fragen, wie die Entwicklung jener Kinder weitergeht, die ein idolisiertes Selbst ausbilden, dann stößt man in der ödipalen Phase insofern auf eine Veränderung der Mutter-Kind-Beziehung, als die Mutter mit der Bewußtwerdung ihrer intensiven (intimen) Beziehung sich abrupt vom Kind zurückzieht. Dieses wird damit plötzlich allein gelassen und intensiviert die Besetzung des idolisierten Selbst. In seinem Verhalten fällt auf, daß es nicht spielt, keine Übergangsobjekte besitzt und keinerlei Initiativen zeigt, von sich aus irgend etwas zu unternehmen. Auch gelingt es ihm (später) nicht, eine andere Form einer libidinösen Beziehung herzustellen, als jene einer exzessiven Intimität.

Wann immer wir kasuistische tiefenpsychologische Beiträge über perverse Entwicklungen studieren, werden wir meistens auf traumatische Beziehungserfahrungen und unbewältigte intrapsychische Konflikte stoßen. Trotzdem wollen wir nunmehr die Frage aufwerfen, ob es nicht auch atraumatische Fehlentwicklungen gibt.

Die Annahme der atraumatischen Fehlentwicklung. Wenn wir uns fragen, ob atraumatische Fehlentwicklungen möglich sind, dann hegen wir zumindest Zweifel an einem derartigen Geschehen. Wir können uns zwar vorstellen, daß es Lern- und Erfahrungsprozesse gibt, die keine direkte Verwundung des Seelenlebens hervorrufen, doch führt die abweichende Entwicklung sekundär zu entsprechenden Einwirkungen. Stoller (1975 a) hat für die Entstehung des männlichen Transsexualismus die außerordentliche und über die Maßen langdauernde physische und psychische Nähe zwischen Mutter und Kind als essentiellen Faktor angeführt, wobei das Verhalten dieser Mütter weitgehend frei von Feindseligkeit bleiben soll, da sie das Kind in seiner Expansion und Kreativität unterstützen. Es sind demnach keine Versagungen, schwerwiegende Konflikte oder traumatische Erfahrungen, die zu dieser vollkommenen Inversion führen.

Nun muß man jedoch erstens in Zweifel ziehen, ob diese besondere Form der Mutter-Kind-Beziehung eine notwendige Voraussetzung für die Entstehung des Transsexualismus darstellt, und zweitens darauf hinweisen, daß mit jenem ersten Ahnen der Identitätsstörung unausweichlich eine sekundäre Traumatisierung einsetzt. Denn die Realität körperlicher Merkmale kann nicht so perfekt verleugnet werden, daß sie nicht in irgendeiner Form realisiert würde. Was wir also ins Auge fassen, das ist die Möglichkeit einer sekundären Traumatisierung, die zeitlich etwas verzögert einer atraumatischen Entwicklung folgen kann. Wenn ein Kind in einer paradiesischen Zweisamkeit mit seiner Mutter lebt und der Vater aus ihrer Beziehung weitgehend ausgeschlossen bleibt, dann findet vielleicht eine konfliktarme, atraumatische „Entwicklung" des Kindes statt, die bei der Geburt eines Geschwisterchens abrupt unterbrochen und als Vertreibung aus dem Paradies erlebt wird, so daß daraus eine lebenslang bestehende traumatische Erfahrung resultieren kann. Somit beinhalten „atraumatische Fehlentwicklungen" wahrscheinlich immer nur Utopien, die der Realität nicht standhalten, so daß es bei einer Konfrontation mit derselben zu seelischen Verletzungen kommt.

Die leibseelische Repräsentanz von Achtlosigkeit, Ablehnung, Unterdrückung und Unerreichbarkeit. Wenn wir mit Kindern oder Jugendlichen zu tun haben, bei denen sich eine psychosexuelle Fehlentwicklung anbahnt, oder zu einer manifesten Deviation ausgeformt hat, finden wir relativ häufig interiorisierte Repräsentanzen der Achtlosigkeit, Ablehnung, Unterdrückung und Unerreichbarkeit. Das, was sie in ihren primären Beziehungen erfahren haben, hat sich in ihrem Selbstbild niedergeschlagen. Dieses stellt die Inkarnation der negativen und feindseligen Emotionen der Eltern und der daraus entstandenen Ängste, Selbstentwertungen und Haßgefühle dar. Die Psyche versucht, sich mit diesen (Objekt-)Selbstrepräsentanzen zu organisieren und durch Abwehr- und Kompensationsvorgänge die nunmehr intrapsychische Bedrohung zu kontrollieren und zu mindern. Eine besondere Rolle kann dabei der Spaltung zukommen, die wir etwas ausführlicher in Zusammenhang mit der Borderlinepersönlichkeit abhandeln.

Die mangelnde Erfahrung einer liebevoll-zärtlichen Beziehung ermöglicht oft nur mehr ein Sexualverhalten, welches dieses verachtete und entwertete Selbst aktualisiert. Daraus kann Unerreichbarkeit und Distanz zu einem Sexualobjekt entstehen, die manchmal durch aggressive Handlungen durchbrochen werden oder in den sexuellen Praktiken eine analoge Achtlosigkeit und Abwertung dokumentieren, wie man sie selbst erfahren hat. Über eine deviante sexuelle Beziehung wird Rache an den primären Objekten vollzogen, wobei hinter einer oft zynischen Verachtung die Sehnsucht nach etwas Unbekanntem und nie Erfahrenem steckt.[1]

Die Materialisationstendenz elterlicher Projektionen. Wir vertreten die Ansicht, daß manchmal elterliche Projektionen eine manifeste Ausgestaltung in den Kindern, auf die sie gerichtet sind, erfahren. In einem solchen Fall könnte man die Perversion des Kindes als Positiv der elterlichen Neurose bezeichnen.

Je kleiner das Kind ist, umso weniger Möglichkeiten besitzt es, der Projektion etwas entgegenzusetzen. So kann dieselbe schließlich eine psychische Repräsentanz erhalten. Allerdings besitzt der Vorgang, den wir meinen, einen „definierbaren Inhalt" in Form von einer (oder mehreren) perversen Tendenz(en), die da gleichsam in das Kind hineingedrängt werden. Geht man nunmehr von der *potentiellen* Perversität des Kindes aus, dann wird durch die „entgegenkommende Projektion" eine Erlebens- und Verhaltenstendenz angeregt, die sich allmählich oder nach einer „stummen Phase" der Latenz in der Pubertät aktualisieren kann. Damit hat sich ein Prozeß vollzogen, der dadurch endet, daß sich nunmehr das vom Vater und/oder der Mutter abgelehnte Selbst am Kind schmerzlich abzeichnet und deshalb bekämpft werden muß, da sonst die eigene Identität zu sehr bedroht würde. Damit entzündet das manifest gewordene perverse Verhalten eine innerfamiliäre Dynamik, die eine Zentrierung aller Beteiligten auf die Symptomatik bewirkt. Auch im Fall eines derartigen Materialisationsprozesses elterlicher Projektionen gilt, daß diese immer nur ein konstituierender Anteil einer Perversionsgestalt sein können, daß sie eine Tendenz verstärken, aber nicht die Perversionsgestalt sind. Um diese zu „entwerfen", verwendet das Kind jedoch die projizierten Tendenzen der Eltern.

Wenn von Projektionen der Eltern die Rede ist, dann heißt das nicht, daß nicht auch bewußtseinsnahe sexualisierende Tendenzen von den Eltern an das Kind herangetragen werden können. Besonders schwierig wird es für das Kind, wenn es dabei die Information erhält: „Du sollst es tun" (den Eltern unbewußt) und „Du sollst es nicht tun" (den Eltern bewußt). Bei einer derartigen doppelbödigen Botschaft bleibt manchmal nur mehr der Ausweg, daß es einen Teil aktualisiert und einen anderen verdrängt.[2]

---

[1] Bei der psychotherapeutischen Behandlung des Exhibitionismus kann man, wie Plassmann (1987) an 2 Fällen dokumentiert, auf tief verdrängte Schmerzen stoßen, die durch Mißachtung der kindlichen Bedürfnisse nach Anerkennung und Bewunderung entstanden sind.

[2] Fußnote s. S. 161.

11.2.3.3 Exzessive Existenz-, Trennungs-, Kastrations- und Identitätsängste

Angst gehört zum menschlichen Leben. Sie kann traumatisch wirken, wenn sie unerwartet, mit überwältigender Intensität, langdauernd oder häufig wiederkehrend auftritt und dem Kind noch wenig Abwehr- und Bewältigungsformen zur Verfügung stehen. Sie kann eine Persönlichkeitsentwicklungsstörung einleiten und als perverse Variante die latente oder gebundene manifeste Bedrohung in devianten Verhaltensmodalitäten vorübergehend aufheben. Denn was im perversen Akt passiert, ist ein Orgasmus und keine Vernichtung, wodurch für einen Augenblick Erleichterung hervorgerufen wird.

Wir glauben nun nicht, daß bestimmte Formen der Angst bestimmten Perversionen zuordenbar sind, sondern in denselben perversen Praktiken verschiedene Ängste gebunden sein können, die in ihrer infantilen Form überdauern und als konstituierende Anteile das manifeste Verhalten variieren. Wir wollen einige dieser typischen Angstformen in Anlehnung an A. Freud (1968) kurz beschreiben, wobei ihre Abfolge den Möglichkeiten der Psyche entspricht. Wir meinen damit, daß der neugeborene Säugling diverse Ängste noch nicht erleben kann – beispielsweise die Kastrationsangst – weil er noch nicht in der Lage ist, die Zweigeschlechtlichkeit zu realisieren etc.

Von existentieller Bedeutung für den Säugling ist die Fürsorge der Mutter, so daß in der Phase der „biologischen Einheit" die Angst vor dem Objektverlust und damit vor einer unwiederbringlichen Trennung eine essentielle Rolle spielt. Wenn dann das Kind allmählich in der Lage ist, eine konstante Liebesbeziehung herzustellen, weiß es, daß die Mutter wiederkehrt, auch wenn sie sich für einige Zeit entfernt. Was das Kind aber nunmehr fürchtet, ist die Möglichkeit des Liebesverlusts.

Von Bak (1953) und Socarides (1960) wird angenommen, daß die Trennungsangst und die Angst vor dem Verlassenwerden für den Fetischismus von wesentlicher Bedeutung sind. Dem Fetisch ist man nicht hilflos ausgeliefert, wie der Säugling der Mutter und kann mit ihm beliebig verfahren. Ein derartiges Liebesobjekt kann einen also nicht verlassen.

Später folgt dann eine Zeit, während der sich das Kind wegen seiner aggressiven Impulse gegen die Eltern vor der Strafe ängstigt. Sein eigenes Erleben gibt das Modell für die Art der gefürchteten Strafe ab, so daß auch dadurch die Angst ein existentiell bedrohliches Ausmaß erreichen kann. In analsadistischen Praktiken wird diese Bedrohung aktiviert und gleichzeitig auf ein erträgliches, ja lustvolles Maß gemildert.

In der phallischen Phase kommt es dann zum Erwachen der Kastrationsangst, die aus der Phantasie hervorgeht, daß entweder der Verlust des Genitales droht oder dasselbe verloren wurde. Nach psychoanalytischer Vorstellung kann durch diese Angst die weitere psychosexuelle Entwicklung unterbunden werden und das Kind zu frühen Formen der libidinösen Befriedigung und Aggression zurückkehren, so daß es zu einem Wiederaufleben der Erotisierung des Anal-

---

[2] Nach Pagenstecher (1980) handeln lesbische Töchter im geheimen Auftrag ihrer Mütter. Wenn aber diese Töchter unbewußte Erwartungsphantasien ihrer Mütter leben, kann das die Mütter bedrohen. Diesen sind zwar die Zwänge der patriarchalischen Gesellschaft bewußt, doch lebt die Tochter das verbotene Selbst.

bereichs kommt. Dadurch wird es möglich, daß eine homosexuelle Entwicklung eingeleitet wird.

Manchmal früher, öfter aber noch in dieser Zeit der ödipalen Phase, entstehen Zweifel und Unsicherheiten bezüglich der eigenen Geschlechtsidentität. Der Bub beginnt sich zu ängstigen, daß er vielleicht gar kein richtiger Mann werden kann, und das Mädchen, daß es vielleicht ein Bub war und den Penis als wichtiges Merkmal seiner (phantasierten) männlichen Identität verloren hat. Oder es sorgt sich, da es noch keine Brüste besitzt, daß es nicht so eine Frau wie die Mutter werden kann etc.

Alle diese Ängste, wie sie hier geschildert sind, können durch die reale Lebenssituation massiv verstärkt werden, so daß beispielsweise eine subtile bis manifeste Bedrohung der Geschlechtsidentität durch die Eltern ein reales Geschehen darstellt. In der Entwicklung einer Perversion dokumentiert sich dann u. a. ein Bewältigungsversuch für derartige, aus den Angstinhalten erkennbare Bedrohungen.

Mit zunehmendem Alter interiorisiert das Kind üblicherweise Verbote, Gebote und Strafandrohungen und bildet allmählich das Gewissen aus. Nunmehr kann die Angst durch eine innere Bedrohung, nämlich die des Gewissens, entstehen. Sie wirkt auch indirekt auf Abwehrvorgänge und lenkt manchmal sexuelle Entäußerungen auf Umwege. So wird der Masochist einerseits seinem Überich Genüge tun, indem er Schmerzen „einfordert", und andererseits „nützt" er diese, um sexuelle Triebbedürfnisse zu agieren. Somit wird eine derartige Form sexuellen Verhaltens zu einem Kompromiß, der etwas Sexualität erlaubt und gleichzeitig die Angst des Gewissens mildert.

Noch einmal sei gesagt: Das ist nicht das einzige Modell zur Erklärung des masochistischen Verhaltens, da dasselbe auch durch die Dynamik anderer Organisationsebenen motiviert sein kann.

11.2.3.4 Gewißheit und Ungewißheit der Geschlechtszugehörigkeit

Wir haben schon einiges zur Entwicklung der geschlechtlichen Identität und des entsprechenden Rollenverhaltens formuliert und werden hier nur einige wenige Gedanken nochmals aufgreifen. Nach der Auffassung Stollers (1979, S. 133) beginnt sich das Kind am Ende des 1. Lebensjahrs dem einen oder anderen Geschlecht als zugehörig wahrzunehmen. Dieser Prozeß der Entwicklung der Geschlechtsidentität stabilisiert sich in den folgenden 2 Jahren (Money et al. 1955; 1956) und findet meist seinen endgültigen Abschluß in der Pubertät. Diese Entwicklung kann durch somatische oder sozialisierende Faktoren beeinträchtigt werden, so daß daraus eine Verunsicherung der geschlechtlichen Identität resultiert. Zum einen können hermaphroditische Körpermerkmale und -funktionen zu einer Verwirrung führen, zum anderen Erziehungseinflüsse der Eltern, die sich ausbildende Identität bedrohen. Manche Perversionen dienen u. a. auch der Aufrechterhaltung und Bestätigung einer allerdings brüchigen Identität. Indem der Exhibitionist sein Genitale demonstriert, beweist er, daß er nicht kastriert (und damit weiblich) ist. Und ein Homosexueller „stärkt" seine männliche Identifikation in der sexuellen Beziehung zum Mann. Erst die volle

Sicherheit der eigenen Geschlechtszugehörigkeit ermöglicht eine entängstigte heterosexuelle Beziehung. Wenn sich ein Bub aus der frühkindlichen Mutter-Kind-Beziehung nicht ablöst, ist die Ausbildung seiner männlichen Identität gefährdet. Das hat andere Folgen, als wenn erst im 3. Lebensjahr eine Verunsicherung eintritt, weil dann die Kernidentität (Stoller 1975 a, S. 33 f.; 34; 76 f., 77) schon vorhanden ist.

11.2.4 Folgen psychischer Störungen und Krankheiten

Bereits die Überschreibung des Abschnitts in dieser Form birgt Probleme, da wir vor der Schwierigkeit stehen, daß es manchmal schwer fallen wird, eine Entscheidung darüber zu treffen, ob eine sexuelle Störung der psychischen Fehlentwicklung oder Erkrankung vorangegangen oder ihr nachgefolgt ist. Außerdem besteht ebenso die Möglichkeit, daß eine pathologische Entwicklung sich sowohl in einer psychischen Erkrankung als auch in devianten sexuellen Erlebens- und Verhaltensformen manifestieren kann. Bei der Neurose scheint nach der klassischen psychoanalytischen Auffassung die Abfolge eindeutig zu sein, da sie als Verdrängung sexueller Impulse interpretiert wird. Allerdings relativiert sich diese Eindeutigkeit, wenn man die Möglichkeit ins Auge faßt, daß eine Perversion nicht das „Negativ der Neurose" (Freud 1905, Ausg. 1972 b, S. 74) sein muß, sondern selbst ein neurotisches Geschehen ist. Damit wollen wir andeuten, was wir an anderer Stelle dieses Buchs bereits vertreten haben, nämlich daß die sexuelle Fehlentwicklung letztlich immer nur im Rahmen der gesamten Persönlichkeitsentwicklung verstanden werden kann. Nicht die sich entwikkelnde Trieborganisation formt die Persönlichkeit, sondern sie ist Teilgeschehen innerhalb eines umfassenderen Vorgangs. Wir wollen diese Frage zuerst im Zusammenhang mit der Neurose untersuchen.

11.2.4.1 Neurose und Sexualität

Nach psychoanalytischer Auffassung ist es gerade das Wesen der Neurose, daß der neurotisierende Prozeß verdrängend, modifizierend, adaptierend auf die Sexualität einwirkt. Vereinfacht kann man sie als Reaktionsform auf unannehmbare sexuelle Impulse bezeichnen, die nun ihrerseits dieselben beeinflußt. Durch die Abwehrtätigkeit des Ich wird die Bewußtwerdung sexueller Triebäußerungen und Phantasien gehemmt. Sie existieren jedoch jenseits der Bewußtseinsschwelle weiter, und ihre Spuren sind indirekt in verschiedenen seelischen Vorgängen – den Phantasien, Träumen und neurotischen Symptomen – nachweisbar. Sie erscheinen dann mehr oder weniger verdeckt und maskiert, und die ursprünglichen Motive sind oft schwer erkennbar. Darin liegt nun ein grundlegender Unterschied zur Perversion, bei der gemäß der analytischen Theorie die infantile Sexualität direkt agiert wird. Eben wegen dieser essentiellen Unterschiede der Manifestationsformen derselben hat Freud (1905; Ausg. 1972 b, S. 74) die Neurose als „Negativ" der Perversion bezeichnet. Nun scheint es aber so zu sein, daß beide meist nicht so einfach voneinander abgrenzbar sind, ja sich überhaupt die Frage aufwirft, ob vielleicht die Perversion nicht als eine bestimmte Form der Neurose anzusehen ist. Denn auch die Perversion zeigt nach Stoller (1975a) dieselben seelischen Prozesse, wie wir sie von der Neurose kennen. So finden wir auch hier die Regression, die durch einen Konflikt bewirkt wird, regressive Wünsche, die Angst auslösen und deshalb abgewehrt werden, Konfliktlösungen durch einen Kompromiß und Symptombildungen, so daß „... es sich bei der Perversion eher um eine *erotische* Neurose als um eine besondere Kategorie neurotischer Reaktionsformen ..." handelt (S. 135).

Aber auch dann, wenn die Perversion als eigenständige Kategorie einer Störung angesehen wird, begegnet man öfter analog ablaufenden Prozessen, wie sie bei der Neurose vorkommen. Sie läßt sich aus einer derartigen Sicht (siehe dazu beispielsweise Loch 1977, S. 237) als

- *direkter Ausdruck einer persistierenden infantilen Triebäußerung, das heißt, eines partiellen Sexualtriebs und/oder als*
- *Kompromiß zwischen diesem Triebbedürfnis und einer ihm geltenden Abwehr*

charakterisieren.

Aber auch wenn in ihr derartige neurotische seelische Vorgänge aufzufinden sind, soll uns das nach der Meinung mancher Forscher nicht über die Grundstörung (Balint 1970) bzw. narzißtische Persönlichkeitsstörung (Kohout 1973) des Perversen hinwegtäuschen. Und auch in den Augen Khans (1983) stehen Perversionen Psychosen näher als Neurosen, da eben durch das Agieren der perversen Tendenzen der Zusammenbruch des Ich durch eine irreversible Regression in die Psychose verhindert wird.

Ich meine nun, daß die Frage, ob nun die Perversion eine Neurose sei, nicht in dieser Form gestellt werden dürfte. Denn ich vertrete die Auffassung, daß es nicht *die Perversion*, sondern Perversionen gibt, denen verschiedene Organisationsebenen und -modi des Psychischen zugrundeliegen können. Das läßt sich sowohl für beobachtbare Vorgänge des Lernens als auch für intrapsychische Entwicklungsprozesse dokumentieren. Das heißt also, daß konstituierende Elemente der Perversionsgestalt nicht unbedingt dem „Grund" zugehören *müssen*, sondern ebensogut Teil einer späteren biopsychischen Strukturdynamik sein können. Gillespie (1952) hat darauf hingewiesen, daß sich die Perversion dadurch von der Neurose abgrenzen läßt, daß zum Unterschied von der reiferen Abwehrform der Verdrängung in der Neurose bei ihr primitive schizoide oder spaltende Mechanismen im Vordergrund stehen. Deshalb wird man sich überlegen müssen, ob bei Perversionen häufig nur partielle Verdrängungen zustande kommen und ein Teil der sexuellen Impulse agiert wird. Ihr unbewußter Anteil muß dann als essentiell für die Genese eine Deviation erachtet werden. *Vielleicht sollte man eine Reihe von Perversionen somit als partielle Neurosen bezeichnen.* So können beispielsweise inzestuöse, auf die Mutter gerichtete sexuelle Impulse abgewehrt und gleichzeitig auf der bewußten Ebene fetischistisch-masochistische Praktiken agiert werden. Handelt es sich dabei nicht um ein neurotisches Symptom? In diesem Sinn fungieren sexuelle Perversionen quasi als Abwehrmechanismen, um tieferliegende Ängste nicht bewußt werden zu lassen. Denn wenn diese ins Bewußtsein drängen, wird der Deviante unruhig, getrieben und zu sexuellen Handlungen gedrängt, die die Dynamik teilweise absorbieren, wie ja auch die Zwangshandlung für kurze Zeit Erleichterung und Beruhigung schafft.

11.2.4.2 Borderlinestruktur und Sexualität

Eigentlich haben wir uns bereits auch laufend mit Aspekten der Borderlinepersönlichkeit auseinandergesetzt, ohne daß dies dezidiert ausgewiesen wurde. Wodurch sich die Borderlinepersönlichkeit auszeichnet – wir halten uns hier vornehmlich an Kernberg (1983) – das ist eine stabile pathologische Ich-Struktur. Ihre manifeste Symptomatik ähnelt häufig der neurotischen oder auch psychotischen, doch wird man bei sorgfältiger Analyse auf verschiedene zugrundeliegende pathogene Strukturen und Dynamismen stoßen. Eine wesentliche Bedeutung kommt bei der Borderlinepersönlichkeit der Spaltung zu, die in einem frühen Stadium der Entwicklung einfach die mangelnde Integrationsfähigkeit des Ich abbildet, welche später allerdings in den Dienst der Abwehr gestellt werden kann. Sie ermöglicht dem Kind die Aufrechterhaltung des dissoziierten guten und bösen Objekts „... durch ein aktives Auseinanderhalten von miteinander in Konflikt stehenden – nämlich einerseits libidinös determinierten und andererseits aggressiv determinierten – Introjektionen und Identifizierungen ..." (Kernberg 1983, S. 45 f.). Dabei können Triebabkömmlinge sowohl als Emotion als auch als Vorstellungs- und Handlungsintention bewußt erlebt werden und scheinbar vollkommen getrennt von anderen Segmenten des bewußten Erlebens auftreten. Dadurch wird es möglich, daß äußere Objekte in ausschießlich gute oder böse eingeteilt werden, wobei auch die Gefühle gegenüber einer Person abrupt umschlagen können. War sie zuerst nur gut, dann ist sie nunmehr absolut böse. Aus dieser Spaltung resultieren schwerwiegende Folgen für die Persönlichkeitsentwicklung, wobei eine mögliche Symptomenkategorie polymorph perverse Tendenzen im Sexualverhalten darstellen können. Wichtig erscheint uns hier auch der Hinweis Kernbergs, daß bereits polymorph perverse Phantasien borderlineverdächtig sind und nicht nur das manifeste Verhalten. Wenn sich also in einer Phantasie sadistische, homosexuelle und heterosexuelle Inhalte paaren, dann ist das Vorliegen einer Borderlinepersönlichkeit in Erwägung zu ziehen.

Wir wollen dabei nochmals festhalten, daß diese polyperversen Tendenzen als Symptom einer Borderlinepersönlichkeitsentwicklungsstörung verstanden werden. Wir können somit formulieren, daß sich die Borderlinepersönlichkeit (auch) über die Sexualität ausdrücken kann. Patienten mit derartigen Symptomen sind dabei von jenen abzugrenzen, deren Sexualleben auf stabile sexuelle Deviationen begründet ist, besonders wenn sie auch noch haltbare Objektbeziehungen haben.

Von Interesse für unsere Fragestellung erscheint auch eine empirische Untersuchung von Eysenck (1976) über „Sexualität und Persönlichkeit", bei der Studenten(innen) mit erhöhtem Psychotizismus – einem Persönlichkeitsfaktor, der als Konstrukt wahrscheinlich gewisse Züge der Borderlinepersönlichkeit abbildet – fehlendes Interesse an Jungfräulichkeit, Vorlieben für unpersönlichen Sex, Pornographie, Promiskuität, Voyeurismus, Prostitution etc. zeigten. Nach Eysenck befassen sich diese Menschen intensiv mit den biologischen Aspekten der Sexualität und ihre pathologische Einstellung wird in einer Reihe von Fragebogenitems deutlich. Sie betrachten sich als sexuell unbefriedigt, empfinden Feindseligkeit gegenüber dem Sexualpartner, haben perverse Gedanken und homosexuelle Neigungen. Allerdings macht sie das Bestreben, ihr „Vergnügen zu holen, wo es zu finden ist ... offensichtlich nicht sehr glücklich ...“ (Eysenck 1976, S.74).

11.2.4.3 Schizophrenie und Sexualität

Wenn Kinder und Jugendliche mit Störungen der geschlechtlichen Identität, der Objektwahl und des sexuellen Verhaltens vorgestellt werden, muß immer auch an die Möglichkeit einer schizophrenen Erkrankung gedacht werden, die sich in einer derartigen Symptomatik ankündigt (oder äußert). Die Verkennung eines solchermaßen auf das sexuelle Erleben und Handeln eines Menschen einwirkenden Prozesses kann weitreichende Folgen nach sich ziehen, besonders wenn eine Neigung zu Destruktion und Zerstörung derart aufbricht, daß sexuelles Handeln in grausamste Angriffe auf die eigene Person oder andere Menschen mündet. Dann kann im Extremfall der Kranke sich selbst entmannen (Blacker u. Wong 1963; Kenyon u. Hyman 1953), oder ein Opfer mit einem Maß an Sadismus peinigen und quälen, daß es daran zugrundegeht (Akhtar u. Thomson 1980). Und welches Maß an „Krankheitswertigkeit“ soll man dem Transsexuellen zuschreiben, der mit unumstößlicher Beharrlichkeit nach einer geschlechtsumwandelnden Operation strebt? Springer (1981) vertritt die Ansicht, daß auch dann das Syndrom des Transsexualismus, wenn es nicht im Rahmen einer endogenen bzw. exogenen Psychose oder als eindeutiger Wahninhalt (Geschlechtsumwandlungswahn) auftritt, als „Borderlinegeschehen“, oder letztlich als psychotischer Prozeß (Autoplastizität und partieller Wahn) anzusehen ist.[1]

Eine schizophrene Erkrankung kann alle Facetten von Störungen der geschlechtlichen Identität, sexueller Abweichungen und Bizarrheiten „zur Darstellung bringen“, wobei die körperlichen und seelischen Voraussetzungen für derartige Äußerungen gegeben sein müssen. Ich meine damit, daß sich die Psychose umso vielgestaltiger (auch in der Sexualität) ausdrücken kann, je reicher und differenzierter die Persönlichkeit eines Menschen ist. Der Säugling, welcher exzessiv onaniert, ist physisch und psychisch (noch) nicht fähig, beispielsweise einen transvestitischen Akt zu vollziehen. Mit zunehmender körperlich-seelischer Differenzierung wird sich üblicherweise aber auch sexuelles Erleben und Verhalten weiter entwickeln, bis schließlich eine reife heterosexuelle Beziehung

---

[1] Nach Benedetti (1978) besteht eine wesentliche Schwierigkeit des Transsexuellen darin, den Geschlechtsleib und die Geschlechtspsyche in Zusammenhang zu bringen: „Sie leben dauernd in einer Situation der Gespaltenheit, die deswegen keine schizophrene Spaltung hervorbringt, weil die biologische Anlage hier eine andere ist“ (S.225).

möglich wird, wenn nicht Einflüsse auftreten, die eine derartige Entwicklung beeinträchtigen oder auflösen, wie das bei manchen schizophrenen Verläufen der Fall sein kann. So hat Nameche et al. (1964) bei 50 chronisch kranken Erwachsenen, die schon als Kind dem Psychiater vorgestellt worden waren, festgestellt, daß sie sexuell verarmt und unangepaßt waren (ich möchte in diesem Zusammenhang auf die Interdependenz somatischer, psychischer und sozialer Faktoren bei derartigen Krankheitsprozessen verweisen, die die Isolierung des „reinen Krankheitsfaktors" oft schwerlich ermöglichen, da beispielsweise medikamentöse oder/und soziale Folgeerscheinungen derselben ihrerseits auf die Sexualität des Kranken wirken).

Wenn die Krankheit zu einer progredienten „Entseelung" des erwachsenen Patienten führt, kann sich das sexuelle Verhalten auf ausschließlich masturbatorische Aktivitäten reduzieren. Nicht einmal deviante sexuelle Praktiken sind dann mehr lebbar, da in einem derartigen Stadium der Regression, des Abbaus oder der seelischen Versandung Sexualität nicht weiter gestaltbar ist. Wenn in einem solchen Fall fast nur mehr biologisch vitale Bedürfnisse bleiben, kann Sexualität auch nicht als Abwehr dienen, da eine solche für die Rudimente des Ichs nicht mehr leistbar ist. Der Schritt in die irreversible Regression ist damit vollzogen und perverses Agieren zur Rettung des Ichs vor dem psychotischen Prozeß (Khan 1983) nicht mehr möglich.

11.2.4.4 Depression und Sexualität

Diagnosen aus dem Formenkreis manisch-depressiver Erkrankungen werden bei Kindern selten gestellt, was einerseits darauf zurückgehen mag, daß bei ihnen derartige Störungen kaum auftreten, oder andererseits das pathogene Geschehen (teilweise) in anderer Art und Weise zum Ausdruck kommt als beim Erwachsenen. Wenn Alfred Adler vom „Organdialekt" (1914) gesprochen hat und damit meinte, daß verschiedene organische Leiden Kristallisationskerne seelischer Probleme und Konflikte bilden, dann steckte dahinter eigentlich die Idee eines individuellen „Dialektes des Psychischen". Das öffnet nun nicht ein Tor zur „absoluten Individualität", die überindividuelle Klassifikationen unmöglich macht, doch werden bei genauer Betrachtung durch die leibseelische Besonderheit des einzelnen einmalige Facetten immer sichtbar. Von dieser „Einmaligkeit bei aller Übereinstimmung" wollen wir hier jedoch absehen und uns darauf beschränken, daß es zwischen Krankheitsbildern des Erwachsenen und jenen von Kindern erhebliche Unterschiede geben kann.

Besonders bei Kindern können sich hinter manchen Symptomen – exemplarisch seien hier psychosomatische Beschwerden bei Kleinkindern genannt – endogene Phasen vitaler Herabgestimmtheit „verbergen", worauf Spiel (1969) hingewiesen hat. Und manche Schulkinder leiden scheinbar anlaß- und grundlos an verschiedenen Symptomen wie phobischen Ängsten, Hypochondrien, Konzentrationsproblemen, Schulängsten und Appetitlosigkeit, die den manifesten Anteil einer endogenen vitalen Hemmung darstellen, wobei die richtige Diagnose oft erst im nachhinein gestellt werden kann, wenn in der Adoleszenz Phasen einer depressiven Erkrankung deutlicher hervortreten. Auch dann ist allerdings die retrospektive Klassifikation mit einer gewissen Irrtumswahrscheinlichkeit behaftet.

Auswirkungen eines endogenen depressiven Geschehens auf die Sexualität von Kindern werden üblicherweise vor dem Jugendalter nicht thematisiert. Trotzdem wird die Frage zu stellen sein, ob nicht gelegentlich auffällige sexuelle Verhaltensweisen eines Kindes die Depression (oder auch Manie) andeuten. Daß solches auch beim Erwachsenen der Fall sein kann, darauf hat unter anderem Nijdam (1984) hingewiesen. So mögen am Beginn einer depressiven Erkrankung noch keine anderen Störungen erkennbar sein als Vergröberungen und Verarmungen des Erotischen, so daß die „unmittelbare Befriedigung der Lust das einzige Ziel des Koitus zu sein scheint" (S. 72). In diesem Stadium mag die Intensität des Sexuellen für kurze Momente den Ausbruch aus dem enger werdenden Käfig der steigenden vitalen Hemmung ermöglichen und einer Befindlichkeit, „bei lebendigem Leib tot zu sein" (Nidjam 1984, S. 73) sowie „dem Gefühl der Gefühllosigkeit" (Strunk 1980, S. 415) vorübergehend zu entkommen. Diese Dimension des sexuellen Erlebens und Verhaltens als ein „Mittel", sich existentiell zu spüren, habe ich schon mehrmals angedeutet. Von Erwachsenen wissen wir jedenfalls, daß am Beginn einer endogenen Depression (aber auch in einer manischen Phase) Sexualität einen exzessiven Charakter annehmen und in diversen Formen von Enthemmung zutage treten kann. Der Bogen derselben umspannt die verschiedensten Störungen von Objektwahl und sexuellem Verhalten und schließt auch perverse Handlungen ein.

Wenn allerdings ein depressives Geschehen die Person *im innersten Kern ihrer Vitalität* erfaßt, dann kommt es zu einer weitgehenden Abschwächung, ja zum Verstummen jeglicher sexuellen Entäußerung. Eine derartig ausgeprägte vitale Hemmung kann auch eine Reaktion auf situative Bedingungen sein und uns bereits im Kleinkindalter eindrucksvoll im Bild der anaklitischen Depression vor Augen treten.

Wie auch für die endogene Depression (primäre Depression), gilt für ein reaktives Geschehen (sekundäre Depression), *daß die Phänomene das Eigentliche gleichsam verbergen*, wenn beispielsweise Wutanfälle, Erziehungsprobleme, sexuelle Auffälligkeiten und andere Symptome die Janusköpfigkeit der Störung verhüllen. Erst bei sorgfältiger Exploration und projektiver Testung läßt sich hinter derartigen Aktivitäten etwas von der depressiven Gestimmtheit erfassen. Wenn Streitberg (1971) von einem „explosiven Ausbruch aus der Stagnation des Werdens" (S. 98) als zentrales Motiv des Exhibitionismus spricht, dann wirft das die Frage auf, ob er gerade diese depressive Dimension des Seelischen, die manchmal offener oder verdeckter beim Exhibitionisten gefunden werden kann, erfaßt hat. Wenn wir Sexualität als integrierten Bestandteil des Eros sehen, dann wird in der Depression Gegenläufiges offenbar (allerdings nicht im Sinn eines Todestriebs). Somit betrifft ein tiefergehendes depressives Geschehen direkt oder indirekt auch immer den Eros und damit die Sexualität, ob es sich nun um ein Kind oder einen Erwachsenen handelt. Die Augenfälligkeit der Variation des sexuellen Ausdrucks durch die Krankheit ist jedoch beim Jugendlichen und Erwachsenen deutlicher als beim Kind, da sich mit der körperlichen Reife Sexualität in Erleben und Handeln einerseits differenziert und andererseits eine wachsende Rolle im Leben des jungen Menschen spielt.

11.2.4.5 Behinderung und Sexualität

Bei einer Abhandlung dieses Themas steht man vor dem Problem, daß es eine große Zahl verschiedener Formen und Kombinationen von Behinderungen gibt, die ebenso vielfältig die sexuelle Entwicklung und das Verhalten variieren und modifizieren können. Behinderung kann zu einer gravierenden Beeinträchtigung der Persönlichkeitsentwicklung führen und/oder die Vorraussetzungen für heterosexuelle Beziehungen dermaßen beeinflussen, daß nur Surrogatformen, ja manchmal nicht einmal diese, gelebt werden können.

Eine wichtige Frage für uns ist also, wie sich eine Behinderung – und wir denken jetzt vornehmlich an eine früh erworbene – auf die biopsychische Ausformung und Organisation auswirkt und derartige Prozesse möglicherweise verändert, verformt und damit Ausgestaltungen der Objektbeziehungen beeinträchtigt. Wir denken dabei an Schwierigkeiten und Störungen der Differenzierung von Objekt- und Selbstrepräsentanzen, an Fragmentierungen und Segmentierungen des Selbst und des Objekts, an dessen fehlende Konstanz, die Spaltung des Objekts in seinen guten und bösen Anteil, so daß dessen Janusköpfigkeit nicht erkannt werden kann. Daraus können schwere Schädigungen der Persönlichkeit resultieren, wie das z.B. relativ häufig bei Kindern mit kongenitaler Blindheit der Fall ist, die ein autismusähnliches Syndrom ausbilden. Meist sind das allerdings nicht die direkten Folgen der Blindheit, sondern ihre Wechselwirkung mit den sozialisierenden Bedingungen, die etwas von jener frühen narzißtisch-autistischen Phase (im Sinne Mahlers 1952) perpetuieren. Wir können uns gut vorstellen, daß derartige Entwicklungen Auswirkungen auf die Sexualität haben.

Wenn wir von sozialisierenden Bedingungen sprechen, so haben wir vorerst einmal die frühe Mutter-Kind-Beziehung vor Augen, die wesentlich zu den Prozessen der Differenzierung und Integration beiträgt. Allerdings darf sie nicht überbürdet werden, da Vorgänge des Wahrnehmens, Behaltens, Verarbeitens etc. derart schwer geschädigt sein können, daß jegliche liebevolle Förderung scheitern muß, wenn sie sich nur annähernd eine „normale Entwicklung" zum Maß nimmt. Wenn die haut- und bewegungssinnlichen Apperzeptionen beeinträchtigt sind – das läßt sich oft gar nicht so einfach feststellen – dann werden substantielle „Differenzierungsleistungen" nicht gelingen und es wird eine Suche nach Reizintensitäten beginnen, welche eine Befindlichkeit auslösen, die in etwa folgendermaßen formuliert werden könnte: „Ich spüre mich, ich lebe, ich bin existent" etc. Exzessive Manipulationen am eigenen Körper, besonders im oralen, analen und genitalen Bereich verschaffen dann lustvolle (oft auch schmerzliche) Sensationen und erhalten eben diese existentielle Bedeutung. Wenn also der Behinderte ständig masturbiert und dabei vielleicht noch Schaukelbewegungen ausführt (Rett 1985), mag er mit diesem autoerotischen Verhalten „innere Leere", Isolation und so etwas wie „Nichtexistenz" aufzuheben versuchen. Damit gewinnen derartige Handlungen aber auch eine Bedeutung, die über die reine Lustsuche hinausreicht. Natürlich weiß der Behinderte nicht um diesen Sinn in seinem Tun, doch ist derselbe demselben einfach immanent.

Bei vielen Behinderungen wird eine metabiologische Sinngebung gar nicht möglich sein und Sexualität auf einen körperlichen Ablauf reduziert bleiben,

„… der nicht sublimiert und mit seelisch-geistigen Vorgängen in Verbindung gebracht werden kann" (Rett 1983, S.8). Die Einforderung derartiger Sinnhaftigkeiten über den Erziehungsprozeß wäre bei solchen Fällen eine hoffnungslose Überforderung, da Förderung immer nur auf die Entwicklung des Möglichen zielen kann. Denn wenn z.B. eine schwere geistige Beeinträchtigung vorliegt, dann wird bei derartig Behinderten die „Konzentration ihrer Lerninteressen auf direkter Bedürfnisbefriedigung Dienendes gekennzeichnet …" sein (Bach 1983, S.29). Aber gerade diese Bindung an vitale Bedürfnisse erfordert unser ständiges Bemühen um eine Sexualerziehung des geistig Behinderten, die nicht nur auf seine Genitalität zentriert bleibt (siehe dazu Bach 1983, S.25f.), sondern Erfahrungen der Selbst- und Objektdifferenzierung, der Assoziierung und Integration von Fragmentierungen und Teilobjekten und des Aufbaus von Objektkonstanz vermittelt. Außerdem müssen Ich- und Überichfunktionen, die die Verarbeitung und Kontrolle von Triebimpulsen ermöglichen, durch das Hilfsich und -überich des Erziehers übernommen und geleistet werden, wenn sie im Behinderten nur eine torsohafte und rudimentäre Präsenz besitzen. Wenn Verdrängungen und Hemmungen inzestuöser, analer, ödipaler und anderer Verhaltenstendenzen nicht gelingen, wird der Umgang damit dem Ermessen der Betreuer anheim gestellt. Dabei ist zu beachten, daß sozial anstößige und deviante Handlungen des Behinderten häufig Surrogatbildungen und damit seine Möglichkeiten, unter den gegebenen inneren und äußeren Bedingungen zu einer sexuellen Befriedigung zu gelangen, darstellen. Meist weisen dabei fetischistische, exhibitionistische, homoerotische und andere Praktiken nicht unbedingt denselben phasenspezifischen Charakter auf, wie solche Manifestationen bei Kindern, da eben beim Behinderten oft eine eindeutigere Sexualisierung derselben vorhanden ist und er häufig an derartige Befriedigungsformen gebunden bleibt, ja bleiben muß. Wenn ein Kind ein Wäschestück als Übergangsobjekt (Winnicott 1953) benützt, dann kommt demselben nicht die gleiche Bedeutung zu wie einem Fetisch, an den sich die sexuelle Erregung knüpft. Es wird auch jeweils zu klären sein, soweit das überhaupt gelingt, welche Motive den devianten Handlungen zugrunde liegen und ob sie nur Ersatz und Surrogat für das nicht Mögliche, welches eigentlich intendiert wird, sind. Eben weil kein Partner da ist, wird die Bildvorlage zur Masturbation verwendet, wobei ein heterosexuelles Bedürfnis besteht.

Was gemäß der sozialen Übereinkunft als perverses Verhalten eingestuft wird, kann also den Teilcharakter frühkindlicher Trieb- und Bedürfnisäußerungen besitzen, ohne daß es sich um dieselbe Organisationsform handelt, oder eine Surrogatbildung repräsentieren, der wiederum primäre oder sekundäre Qualitäten zukommen. Wir verstehen darunter, daß das Surrogat entweder primär intendiert wird oder sekundär Notlösung ist. Besonders dann wird der Charakter von Notlösungen deutlich, wenn nach einer geglückten körperlichen und seelischen Entwicklung eine erworbene schwere Körperbehinderung den normalen heterosexuellen Verkehr unterbindet und der Betreffende auf Wege der Befriedigung angewiesen ist, die üblicherweise nicht praktiziert werden oder eben nur eine Variante des Möglichen sind.

Wir haben bislang nur massive Behinderungen und einige Konsequenzen für die Sexualität erwähnt, doch gibt es natürlich fließende Übergänge zum Nichtbehinderten. Solche Übergänge erweitern auch das potentiell Mögliche der sexuellen Entwicklung und deren Äußerungsformen. Sie vergrößern Chancen für normales sexuelles Verhalten, doch schließen sie Deviationen keinesfalls aus.[1] Als Beispiel mögen uns dafür die Perversionen und Deviationen jener Menschen dienen, die keine der klassischen Behinderungsformen aufweisen. Daß natürlich auch Behinderte echte Perversionen zeigen können, bedarf m. E. keiner Diskussion, und die Negation einer solchen Tatsache würde diese Realität ideologisch verzerren. Wichtig ist, daß wir unvoreingenommen beobachten, nicht eigenen Projektionen zum Opfer fallen und im erzieherischen Prozeß weder eine „restriktive Verhütungspädagogik", noch eine „revolutionäre, antinormative, undifferenziert stimulierende" (Bach 1983, S. 33) Erziehung am Behinderten verwirklichen.

---

[1] Simonds (1980) stellte fest, daß die sexuellen Phantasien, Interessen und Bedürfnisse leicht retardierter Jugendlicher kaum von nichtretardierten differieren. Allerdings werden von letzteren die Stufen psychosexueller Entwicklungen zu einem späteren Zeitpunkt erreicht.

Literatur*

Adler A (1908, 1973a) Der Aggressionstrieb im Leben und in der Neurose. In: Adler A, Furtmüller C (Hrsg) Heilen und Bilden (neu hrsg. von W.Metzger). Fischer, Frankfurt am Main, S 53–62

Adler A (1910, 1973b) Der psychische Hermaphroditismus im Leben und in der Neurose. In: Adler A, Furtmüller C (Hrsg) Heilen und Bilden (neu hrsg. von W.Metzger). Fischer, Frankfurt am Main, S 85–93

Adler A (1912, 1973c) Über den nervösen Charakter. Fischer, Frankfurt am Main

Adler A (1914, 1973d) Organdialekt. In: Adler A, Furtmüller C (Hrsg) Heilen und Bilden (neu hrsg. von W.Metzger). Fischer, Frankfurt am Main, S 114–122

Adler A (1933, 1974) Der Sinn des Lebens. Fischer, Frankfurt am Main

Adler A (1907, 1977a) Studie über Minderwertigkeit von Organen. Fischer, Frankfurt am Main

Adler A (1930, 1977b) Das Problem der Homosexualität und sexuellen Perversionen. Fischer, Frankfurt am Main

Ainsworth MDS (1972) Weitere Untersuchungen über die schädlichen Folgen der Mutterentbehrung. In: Bowlby J (Hrsg) Mutterliebe und kindliche Entwicklung. Reinhardt, München Basel, S 173–218

Akhtar G, Thomson JA (1980) Schizophrenia and sexuality. A review and a report of twelfe unusual cases – part II. J Clin Psychiatry 41: 5

Amann A (1982) Psychologische und familientherapeutische Aspekte des Sexualverhaltens von Adoleszenten. Ther Umsch 39: 434–437

American Psychiatric Association (1980, 1984) Diagnostisches und statistisches Manual psychischer Störungen (DSMIII). Dt. Bearb. und Einführung von K.Koehler u. H.Sab. Übersetzung: O. von Delbrück. Beltz, Weinheim Basel

Aries P (1975) Geschichte der Kindheit. Hanser, München Wien

Auerback A (1968a) Understanding sexual deviations (I). Postgrad Med 43: 125–129

Auerback A (1968b) Understanding sexual deviations (II). Postgrad Med 43: 169–173

Bach H (1983) Sexualität und sexuelle Erziehung bei Geistigbehinderten. In: Rett A (Hrsg) Die Sexualität geistig Behinderter. Facultas, Wien, S 27–41

Baerends GP (1950) Specialisation in organs and movements with a releasing Function. In: Physiological mechanisms in animal behaviour. Univ Press, Cambridge

Bak RC (1953) Fetishism. J Am Psychoanal Assoc 1: 285–298

Balint M (1970) Therapeutische Aspekte der Regression. Die Theorie der Grundstörung. Klett, Stuttgart

Ballard R (1982, unpublished) Asian men's assumptions about the consequences of sexual activity

Bandura A (1965) Behavior modification through modeling procedures. In: Krasner L, Ullmann LP (eds) Research in behaviour modification. Holt Rinhart & Winston, New York

Baumgartner A (1947) Über die Sodomie. Monatsschr Psychiatr 114: 357–383

---

* Wenn bei einem Titel 2 Jahreszahlen erscheinen, wurde die Ausgabe mit der letztgenannten benutzt.

Bauriedl T (1987) Über die Wiederkehr der Gefühle bei der Beschäftigung mit der Vergangenheit. Vortrag, gehalten in Wien, am 10. Juni 1987

Benedetti G (1978) Transsexualismus und Transvestitismus. Z Psychosom Med Psychoanal 24/3: 224–39

Berman M (1981, 1983) Wiederverzauberung der Welt. Dianus-Trikon, München

Binder S (1968) Der unzurechnungsfähige Sexualverbrecher im Rorschachtest. Nervenarzt 39: 62–67

Blacker KH, Wong N (1963) Four cases of autocastration. Arch Gen Psychiatr 8: 169–176

Bodenheimer AR (1977) Das Symbol als Blickfang. Eine Deutung des Symbols und ein Therapievorschlag für den Exhibitionismus. Psychother Med Psychol 27: 125–135

Bolman WM (1974) Aggression und violence in children. Curr Probl Pediatr 4: 1–32

Bowlby J (1953, 1972) Mutterliebe und kindliche Entwicklung. Reinhardt, München Basel

Bräutigam W (1979) Sexualmedizin im Grundriß. Thieme, Stuttgart New York

Brown JS (1942) The generalization of approach responses as a function of stimulus intensity and strength of motivation. J Comp Psychol 33: 209–226

Brown JS (1948) Gradients of approach and avoidance responses and their relation to level of motivation. J Comp Physiol Psychol 41: 450–465

Bures J (1977) Physiologische Grundlagen des Lernens. In: Zeier H (Hrsg) Pawlov und die Folgen. Kindler, Zürich (Die Psychologie des 20. Jahrhunderts, Bd 4, S. 476–524)

Burian R (1970) Über eine durch sexuelle Prägung entstandene Form der Pädophilie. Psychiatr Neurol Med Psychol 22: 249–253

Cabanis D (1972) Weiblicher Exhibitionismus. Z Rechtsmed 71: 126–133

Carter KC (1983) Infantile hysteria and infantile sexuality in the late ninetenth-century German language medical literature. Med Hist 27/2: 186–196

Cauldwell D (1949) Psychopathia transsexualis. Sexology 16: 274–280

Crown S (1973) Pornography and sexual promiscuity. Med Sci Law 13: 239–243

Datler W, Reinelt T (1989) Das Konzept der tendenziösen Apperzeption und seine Relevanz für das Verständnis von Deutung und Beziehung im psychotherapeutischen Prozeß. In: Reinelt T, Datler W (Hrsg) Beziehung und Deutung im psychotherapeutischen Prozeß. Springer, Berlin Heidelberg New York Tokyo

Degkwitz R, Heimchen H, Kockott G, Mombour W (1971, 1980) Diagnoseschlüssel und Glossar psychiatrischer Krankheiten (ICD-9). Springer, Berlin Heidelberg New York

Descartes R (1641, 1971) Meditationen über die erste Philosophie (hrsg. von G. Schmidt). Reclam, Stuttgart

Descartes R (1984) De passonibus animae I. Art. 6: Die Leidenschaften der Seele (hrsg. u. übers. von K. Hammacher). Meiner, Hamburg

Devereux G (1937) Institutionalized homosexuality of the Mohave Indians. Hum Biol 9: 498–527

Devereux G (1970, 1982) Normal and anormal. Suhrkamp, Frankfurt am Main

Devereux G (1983) Die Phantasie der Selbstkastration. Psychoanalyse 1/4: 21–31

Dieckmann H (1980) Eros und Sexus als psychodynamisches Problem in „Lady Chatterley's Lover". Anal Psychol 11: 53–73

Dieckmann H (1989) Die Fruchtbarmachung von Mythen für Beziehung und Deutung im therapeutischen Prozeß. In: Reinelt T, Datler W (Hrsg) Beziehung und Deutung im psychotherapeutischen Prozeß. Springer, Berlin Heidelberg New York Tokyo

Dörner G (1979) Hormones and brain differentiation. Elsevier, Amsterdam

Ehrenfels CH von (1890) Über Gestaltqualitäten. Vierteljahresschr Philos 14

Ehrhardt A, Evers K, Money J (1968) Influence of androgen and some aspects of sexually dimorphic behavior in women with the late-treated androgenital syndrome. Johns Hopkins Med J 123: 115–122

Elkind D (1980) Strategic interactions in early adolescence. In: Adleson J (ed) Handbook of a adolescent psychology. Wiley & Son, New York

Ellis A (1954) Psychosexual and marital problems. In: Pennington LA (Hrsg) An introduction to clinical psychology. Ronald, New York, S 264–283

Ember CR, Ember M (1984) The evolution of human female sexuality: A cross-species perspective. J Anthropol Res 40: 202–209

Epstein AW (1961) Relationship of fetishism and transvestitism to brain and particularly to temporal lobe dysfunction. J Nerv Ment Dis 133: 247–253

Epstein AW (1975) The fetish object: Phylogenetic considerations. Arch Sex Behav 4: 303–308

Eysenck HJ (1976) Sexualität und Persönlichkeit. Europa, Wien

Foucault M (1977, 1986) Der Wille zum Wissen. Sexualität und Wahrheit. Suhrkamp, Frankfurt am Main

Freud A (1965, 1968) Wege und Irrwege in der Kinderentwicklung. Klett, Stuttgart

Freud A (1952, 1980) Studien über Passivität II. Bemerkungen über eine Verbindung zwischen affektivem Negativismus und Hörigkeit. In: Die Schriften der Anna Freud, Bd 4. Kindler, München, S 1088–1093

Freud S (1896) Weitere Bemerkungen über die Abwehr-Neuropsychosen; „Aus den Anfängen der Psychoanalyse". (Gesammelte Werke, Bd 1, S 377–403)

Freud S (1897) Brief 71 an Fliess vom 16. Oktober 1897.

Freud S (1937) Die endliche und die unendliche Analyse. (Gesammelte Werke, Bd 16)

Freud S (1909, 1969) Analyse der Phobie eines fünfjährigen Kindes („der kleine Hans"). (Studienausgabe. Fischer, Frankfurt am Main, S 13–123)

Freud S (1900, 1972 a) Die Traumdeutung. (Studienausgabe Bd 2. Fischer, Frankfurt am Main, S 265–269)

Freud S (1905, 1972 b) Drei Abhandlungen zur Sexualtheorie. In: Sexualleben. (Studienausgabe, Bd 5. Fischer, Frankfurt am Main, S 37–145)

Freud S (1924, 1972 c) Der Untergang des Ödipuskomplexes. In: Sexualleben. (Studienausgabe, Bd 5. Fischer, Frankfurt am Main, S 242–251)

Freud S (1923, 1975) Das Ich und das Es. In: Psychologie des Unbewußten. (Studienausgabe. Fischer, Frankfurt am Main, S 273–330)

Friedmann DA (1976) Angeborene Defekte. Die Auswirkungen kongenitalen und perinatalen Sinnesverlustes auf die Entwicklung der Persönlichkeit. In: Eicke D (Hrsg) Freud und die Folgen (1). Kindler, Zürich (Die Psychologie des 20. Jahrhunderts, Bd 2, S 933–959)

Fuchs M (1984) Funktionelle Entspannung. Hippokrates, Stuttgart

Gadpaille WJ, Englewood C (1972) Research into the physiology of maleness and femaleness. Arch Gen Psychiatry 26: 193–206

Gerber G (1980) Umzug tut weh. Rowohlt, Reinbek bei Hamburg

Giese H (1964) Der homosexuelle Mann in der Welt. Enke, Stuttgart

Giese H (1973) Zur Psychopathologie der Sexualität. Enke, Stuttgart

Gillespie WH (1952) Notes on the analysis of sexual perversions. Int J Psychoanal 33: 397–402

Glover E (1933) The relation of perversion-formation to the development of reality sense. Int J Psychoanal 14: 486–503

Green D (1987) Adolescent exhibitionists: Theory and therapy. J Adolesc 10: 45–56

Greenacre P (1968) Perversions: General considerations regarding their genetic and dynamic background. Psychoanal Study Child 23: 47–62

Harris GW, Levine S (1962) Sexual differentiation of the brain and its experimental control. J Physiol 163: 42–43

Hartmann N (1964) Der Aufbau der realen Welt. De Gruyter, Berlin

Hassenstein B (1966) Kybernetik und biologische Forschung. In: Gessner (Hrsg) Handbuch der Biologie, Bd 1/2. Athenaion, Frankfurt, S 631–719

Heinroth O (1910) Beiträge zur Biologie namentlich Ethologie und Psychologie der Anatiden. Verh. V. Intern. Ornith. Kongr., Berlin

Heitger M (1984) Über den Bildungsauftrag gegenüber dem behinderten Menschen. In: Heitger M, Spiel W (Hrsg) Interdisziplinäre Aspekte der Sonder- und Heilpädagogik, Bd 1. Reinhardt, München, S 24 f.

Hull CL (1943) Principles of behavior. Appleton Century Crofts, New York

Hume D (1758, 1979) Eine Untersuchung über den menschlichen Verstand. Reclam, Stuttgart

Jackson L (1952) A test of family attitudes. Methuen, London

Janzarik W (1982) Skatophile Phantasien in der Vorpubertät und die Lehre von den Stadien der sexuellen Entwicklung. Nervenarzt 53: 25–32

Jones IH, Frei D (1979) Exhibitionism – A biological hypothesis. Br J Med Psychol 52: 63–70

Jost A (1953) Problems of fetal endocrinology: The gonadal and hypophyseal hormones. Recent Prog Horm Res 8: 379–418

Jung CG (1935, 1975) Über Grundlagen der Analytischen Psychologie. (Studienausgabe. Walter, Olten, S 49–86)

Jung CG (1951, 1976/1977) Aion. Untersuchungen zur Symbolgeschichte. (Gesammelte Werke, Bd 9/2. Halbband. Walter, Olten)

Keller-Husemann U (1983) Destruktive Sexualität. Reinhardt, München

Kenyon HR, Hyman RM (1953) Total automasculation. JAMA 151: 207–210

Kernberg OF (1975, 1983) Boderline-Störungen und pathologischer Narzißmus. Suhrkamp, Frankfurt am Main

Khan MR (1979, 1983) Entfremdung bei Perversionen. Suhrkamp, Frankfurt am Main

Klaf FG, Brown S (1958) Necrophilia. Brief review and case report. Psychiatr Q 32: 645–652

Klein M (1957, 1962) Neid und Dankbarkeit. In: Das Seelenleben des Kleinkindes. Klett, Stuttgart

Kohler I (1951) Über den Aufbau und Wandlungen der Wahrnehmungswelt. Österr. Akad. d. Wissensch.

Köhler W (1924) Die physischen Gestalten in Ruhe und im stationären Zustand. Vieweg, Braunschweig

Kohut H (1971, 1973) Narzißmus. Eine Theorie der psychoanalytischen Persönlichkeitsstörungen. Suhrkamp, Frankfurt am Main

Kólǎrský A, Madlofousek J (1980) Are exhibitionist excited by female fear or anger? Cas Lek Cesk 119/17–18: 497–500

Kosa F, Vargha M, Vragos-Kis E, Szilard J (1979) Sodomie (Zoophilie, Bestialität). Arch Kriminol 164: 36–44

Krafft-Ebing (1895, 1984) Psychopathia sexualis. Mit besonderer Berücksichtigung der konträren Sexualempfindung. Hrsg. A. Fuchs (Wiederauflage). Matthes & Seitz, München

Kraiker C (1989) Beziehung und Deutung in der Verhaltenstherapie: Ein Plädoyer für Indoktrination. In: Reinelt T, Datler W (Hrsg) Beziehung und Deutung im psychotherapeutischen Prozeß. Springer, Berlin Heidelberg New York Tokyo

Landmann M (1964) Philosophische Anthropologie. De Gruyter, Berlin

Leonhard K (1964) Instinkte und Urinstinkte in der menschlichen Sexualität. Enke, Stuttgart

Loch W (Hrsg) (1977) Die Krankheitslehre der Psychoanalyse. Hirzel, Stuttgart

Longo RE, Groth AN (1983) Juvenile sexual offenses in the histories of adult rapists and child molesters. Int J Offender Ther Comp Criminol 27: 150–155

Lorenz K (1935) Der Kumpan in der Umwelt des Vogels. J Ornithol 83: 137–213, 289–413

Lorenz K (1971) Knowledge, beliefs and freedom. In: Weiss P (ed) Hirarchically organized systems in theory and practice. Hafner, New York

Lorenz K (1978, 1982) Vergleichende Verhaltensforschung. Deutscher Taschenbuch Verlag, München

Lorenz K (1973, 1984) Die Rückseite des Spiegels. Versuch einer Naturgeschichte des menschlichen Erkennens. Piper, München

Mach E (1886, 1906) Die Analyse der Empfindungen und das Verhältnis des Physischen zum Psychischen. Fischer, Jena

Mahler MS (1952) On child psychosis and schizophrenia: Autistic and symbiotic infantile psychoses. Psychoanal Study Child 7: 286–305

Mahler M (1968, 1972) Symbiose und Individuation. Klett, Stuttgart

Mause L de (Hrsg) (1974, 1980) Hört ihr die Kinder weinen. Suhrkamp, Frankfurt am Main

Mead M (1935) Sex and temperament in three primitive societies. Marrow, New York

Merkert PR (1970) Die Sinne des Menschen im Dienste des geistigen Welterwerbs. Henn, Wuppertal Elberfeld Kastellaun Ratingen

Mitchell W, Falconer MA, Hill D (1954) Epilepsy with fetishism relieved by temporal lobectomy. Lancet II: 626–630

Money J (1961) Hermaphroditism. In: Ellis A, Abarbanel A (eds) The encyclopedia of sexual behavior. Howthorn, New York, pp 472–484

Money J (1984) Five universal exigencies indications and sexological theory. J Sex Marital Ther 10: 229–238

Money J, Hampson JG, Hampson JC (1955) Hermaphroditism: Recommendations concerning assignment of sex, change of sex, and psychologic management. Bull Johns Hopkins Hosp 97: 284–300

Money J, Hampson JG, Hampson JC (1956) Sexual incongruities and psychopathology: The evidence of human hermaphroditism. Bull Hopkins Hosp 98: 43–57

Monod J (1970, 1983) Zufall und Notwendigkeit. Deutscher Taschenbuchverlag, München

Mukherjee JB, Path MRC (1980) Castration – A means of induction into the Hijirah group of the ennuch community in India. Am J Forensic Med Pathol 1: 61–65

Müller GE (1986) Zur Psychophysik der Gesichtsempfindungen. Z Psychol 10: 1–82

Nameche G, Waring M, Ricks D (1964) Early indicator of outcome in schizophrenia. J Nerv Ment Dis 139: 232–240

Nijdam SJ (1984) Depression und Sexualität. In: Kielholz P, Adams C (Hrsg) Vermeidbare Fehler in Diagnostik und Therapie der Depression. Deutscher Ärzteverlag, Köln, S 71–76

Pagenstecher L (1980) Der geheime Auftrag der Mütter. Wie Frauen lesbisch werden. Psychol Heute 7: 22–26

Pawlov IP (1903, 1972a) Experimentelle Psychologie und Psychopathologie bei Tieren. In: Die bedingten Reflexe. Die grundlegenden Forschungen des russischen Nobelpreisträgers. Kindler, München, S 15–28

Pawlov IP (1926, 1972b) Die Beziehung zwischen Erregung und Hemmung, das Auseinanderhalten von Erregung und Hemmung sowie experimentelle Neurosen an Hunden. In: Die bedingten Reflexe. Die grundlegenden Forschungen des russischen Nobelpreisträgers. Kindler, München, S 111–121

Peretti PO, Rowan M (1983) Zoophilia: Factors related to its sustained practice. Pan Med 25: 127–131

Petronicus (1968) Satyricon. Übers. von H.C.Schnur. Reclam, Stuttgart

Pfäfflin F (1982) Die Lust am Lustmord. Der Nervenarzt 53: 547–550

Pfeffer CR, Plutchik R, Mizruchi MS (1983) Predictors of assaultiveness in latency age children. Am J Psychiatry 140/1: 31–35

Pinkava V (1971) Logical models of sexual deviations. Int J Man Mach Stud 3: 351–374

Plassmann R (1987) Zur Therapie des Exhibitionismus. Psyche (Stuttg) 41: 140–147

Platon (1982) Phaidros. Übertragung u. Einleitung von K.Hildebrandt. Reclam, Stuttgart

Platon (1986) Das Gastmahl. Übertragung u. Einleitung von K.Hildebrandt. Reclam, Stuttgart

Portmann A (1976) An den Grenzen des Wissens. Vom Beitrag der Biologie zu einem neuen Weltbild. Fischer, Frankfurt am Main

Prekop J (1985) Festhalten als Primärtherapie bei frühkindlichem Autismus und anderen Störungen. Vortrag, gehalten am 18.11. 1985 im Institut für Psychologie, Universität Wien

Reinelt T, Gerber G (1984) Zur Einordnung psychotherapeutischer Methoden in ein genetisches Entwicklungsmodell des Menschen: Spüren – Fühlen – Denken. Ärztl Prax Psychother 6: 29–31

Reinelt T, Gerber G (1985) Die Bedeutung von Spüren, Fühlen und Denken für die Theorie, Lehre und Praxis in der Sonder- und Heilpädagogik. Heilpädagogik 28: 9–15

Reinelt T, Datler W (Hrsg) (1989) Beziehung und Deutung im psychotherapeutischen Prozeß. Springer, Berlin Heidelberg New York Tokyo

Rett A (1983) Die Sexualität als lebenspraktisches Problem. In: Rett A (Hrsg) Die Sexualität geistig Behinderter. Facultas, Wien, S 43–52

Rett A (1985) Die Sexualität Behinderter (Fixierung der Reifung auf bestimmte Entwicklungsstadien). In: Husslein H, Olechowski R, Rett A (Hrsg) Sexualität als Entwicklungsproblem. Herold. Wien, S 39–44

Richter H (1981) Eltern, Kind und Neurose. Rowohlt, Reinbek bei Hamburg

Riedl R (1980) Biologie der Erkenntnis. Parey, Berlin Hamburg
Roeder FD (1971) Über Möglichkeiten stereotechnischer Eingriffe bei Aggressionstätern. In: Nass G (Hrsg) Kriminalität: Vorbeugen und Behandeln. Heymann, Köln Berlin Bonn München
Rubin I (1969) The sex educator and moral values (SIECUS study guide 9). Sex Information and Education Council of the United States, New York
Rubins JL (1969) Sexual perversion: Some dynamic consideration. Am J Psychoanal 29: 94–105
Sachs H (1923, 1971) Zur Genese der Perversionen. Psyche (Stuttg) 25: 287–297
Schmidt T (1955) Der Wilde vom Aveyron. Prax Kinderpsychol Kinderpsychiatr 10: 250–258
Schmidt G, Schorsch E (1974) Sexuelle Liberalisierung und Emanzipation: Gegenwarts- und Zukunftsmodelle. Nervenarzt 45: 147–152
Schrödinger E (1951) Was ist Leben. Lehnen, München
Simonds JF (1980) Sexual behaviors in retarded children and adolescents. J Dev Behav Pediatr 1: 173–179
Singh JAL (1964) Die Wolfskinder von Midnapore. Tagebuch des Missionars J.A.L.Singh, mit Geleitwort von A.Portmann. Quelle & Meyer, Heidelberg
Skinner BF (1953) Science and human behavior. The Free Press, New York
Socarides CW (1960) The development of a fetishistic perversion – The contribution of preoedipal phase conflict. J Am Psychoanal Assoc 8: 281–311
Sophokles (496–406 v.Chr., 1980) König Ödipus. Reclam, Stuttgart
Späte HF (1970) Zum Anteil des limbischen Systems in der Pathogenese des Transvestitismus. Psychiatrie 22: 339–344
Spiel W (1969) Depressive Zustandsbilder im Kindes- und Jugendalter. In: Schulte W, Mende W (Hrsg) Melancholie in Forschung und Klinik. Thieme, Stuttgart New York, S 208–215
Spiel W, Spiel G (1987) Kompendium der Kinder- und Jugendneuropsychiatrie. Reinhardt, München
Spitz RA (1980) Vom Säugling zum Kleinkind. Klett-Cotta, Stuttgart
Springer A (1981) Pathologie der geschlechtlichen Identität. Transsexualismus und Homosexualität. Springer, Wien New York
Staples R (1973) Male-female sexual variations: Function of biology or culture. J Sex Res 9: 11–20
Stoller RJ (1975a) The transsexual experiment. Hogarth, London
Stoller RJ (1975b, 1979) Perversion. Die erotische Form von Haß. Rowohlt, Reinbek bei Hamburg
Streitberg G (1971) Jugendliche Exhibitionisten. Eine kasuistische Untersuchung anhand des Rorschach-Tests und des TAT's. Dissertation, Salzburg
Strunk P (1980) Manisch-depressive Erkrankungen. In Harbauer H, Lempp R, Nissen G, Strunk P (Hrsg) Lehrbuch der speziellen Kinder- und Jugendpsychiatrie. Springer, Berlin Heidelberg New York, S 468–480
Thorndike EL (1898) Animal intelligence. Psychol Monogr 2/8
Thorndike EL (1932) The fundaments of learning. Teacher's Coll Columbia Univ, New York
Tinbergen N (1940) Die Übersprungsbewegung. Tierpsychologie 4: 1–40
Tinbergen N (1951) The study of instinct. Oxford Univ Press, London
Tolman EC (1932) Purposive behaviors in animals and men. Appleton-Century-Crofts, New York
Ulrichs KH (1862, 1899) Vier Briefe. In: Jahrbuch für sexuelle Zwischenstufen 1: 36–70 (hrsg. unter Mitwirkung namhafter Autoren im Namen des wissenschaftlich-humanitären Comitees von M.Hirschfeld)
Vaihinger H (1911) Die Philosophie des Als Ob. Reuther & Reichhard, Berlin
Warnes H, Wittkower ED (1975) Transkulturelle psychosomatische Forschung. Boehringer, Ingelheim (Das medizinische Prisma, Bd 3)
Watzlawick P, Beavin J, Jackson D (1969) Menschliche Kommunikation. Huber, Bern
Weizsäcker V von (1951) Der kranke Mensch. Eine Einführung in die medizinische Anthropologie. Koehler, Stuttgart

Wickler W (1966) Ursprung und biologische Deutung des Genitalpräsentierens männlicher Primaten. Z Tierpsychol 23: 422–437
Willi J (1985) Koevolution. Die Kunst des gemeinsamen Wachsens. Rowohlt, Reinbek bei Hamburg
Wilson GD (1981) Sexual deviations. Br J Hosp Med 26: 8–14
Winnicott DW (1945, 1976) Die primitive Gefühlsentwicklung. In: Winnicott DW (Hrsg) Von der Kinderheilkunde zur Psychoanalyse. Kindler, München, S 57–74
Winnicott DW (1953) Transitional objects and transitional phenomena: A study of the first note-me position. Int J Psychoanal 34: 89–97
Young WC, Goy RW, Phoenix CH (1964) Hormones and sexual behavior. Science 143: 212–218
Zamble E, Hadad GM, Mitchell JB (1985) Pawlovian conditioning of sexual arousal: Unsuccessful attempts with an ejoculatory US. Bull Psychonomic Soc 23: 149–152

Namenverzeichnis

Sachverzeichnis